여자가
우유를
끊어야 하는 이유

일러두기

이 책은 2000년에 초판이 발행되었으며, 2007년에 방대한 분량의 업데이트 부록이 추가
된 개정 4판이 발행되었다. 한국어판은 개정 4판을 번역하였으며 의학전문가들의 감수를
받아 최신 자료를 보완했다.

본문의 각주는 대부분 옮긴이가 적은 것이며, 저자의 각주는 '저자의 주'라고 표기하였다.

영어판에는 50쪽에 달하는 참고 문헌 목록이 있으나 한국어판에는 주요한 목록만 실었다.

여자가
우유를
끊어야 하는 이유

영국을 대표하는 여성 과학자의
유방암 투병기

제인 플랜트 지음 ㅡ 조남주 옮김

윤출판

감사의 말

. . .

나의 아이들 마크, 엠마, 톰에게

이 책이 나오기까지 가족, 친구, 동료들이 보내준 도움과 지원에 감사한다. 특히 원고를 읽고 발전적인 의견을 제시해준 딸 엠마에게 고마운 마음을 전한다. 의사인 막내아들 톰과 나눈 수많은 흥미진진한 토론 덕분에 유방암이라는 주제에 대해 더 잘 알게 되었다. 캐시 페어히스트 양은 초고를 타이핑해주었고, 진실을 찾아가는 동안 영국 왕립의사협회의 마가렛 스프래클링 박사가 도움을 주었다. 누구보다도 헨리 해슬램에게 감사한다.

이 책에 대한 더 자세한 정보는 아래 웹사이트에서 얻을 수 있으며 이메일로 문의하기 바란다.

- info@yourlifeinyourhands.co.uk
- www.plantprogramme.com
- www.janeplant.com
- www.cancersupportinternational.com

한국어판 서문

• • •

1980년대 후반부터 2000년대 초까지 나는 한국 지질자원연구원과 공동으로 한국의 광산 활동을 비롯한 환경 관련 문제를 연구한 적이 있다. 처음 한국을 방문했을 때에는 사람들이 어찌나 따뜻하고 친절한지 놀라울 정도였다. 한국인 동료들과 함께 아늑하고 따뜻한 방바닥에 앉아 매콤하면서도 맛있는 다양한 전통 음식을 먹었다. 한국 음식은 주로 쌀밥에, 여러 가지 채소를 듬뿍 넣고 약간의 해산물이나 고기를 곁들인 것이 많았다.

불행히도 이런 모습은 시간이 흘러 미국의 표준식단이 한국의 식탁을 지배하면서 달라졌다. 한국에서 마지막으로 참석한 연회는 온통 서양 음식뿐이었다. 코스의 첫 번째는 버섯크림 수프였고 주요리는 감자튀김이 곁들여진 겉을 태운 스테이크였는데, 그냥 식탁을 떠나고 싶었다. 디저트로는 초콜릿 층 사이에 생크림과 체리를 넣은 블랙포레스트 케이크와 아이스크림이 나왔다. 내가 이 모든 음식을 다 거절하자 주최측 사람들은 혹시 내가 어디 아픈 게 아닌지 물어왔다. "몸은 괜찮아요. 단지 이런 음식을 안 먹거든요, 특히 유방암을 다섯 번이나 앓은 뒤로는요." 내가 이렇게 대답하자 한국 음식을 대신 준비해주었고 나는 감사히 받아들였다. 주최측 사람들은, 처음에는 내가 그저 한국 음식에 대해 예의를 차리느라 그런 게 아니었을까 생각했다며 놀라워했다. 서양 음식을 대개 부유함이나 세련됨과 연관지어 생각하는데 내가 서양 음식을 나쁘다고 하자 이상하게 생각하는 눈치였다.

　한국의 유방암 발생률 통계를 보면 안타깝게도 산업화된 동물성 단백질, 특히 유제품의 섭취가 증가하는 데 대한 대가를 치르고 있는 것 같다. 국제암연구소에 따르면 연령표준화 기준으로 한국의 유방암 발생률은 2000년에 10만 명당 24명이던 것이 2012년에는 50명 이상으로 높아졌는데, 12년 만에 2배 이상 증가한 것이다.* 신뢰할 만한 암 통계가 만들어진 1950년대 이래 유방암과 전립선암의 비율이 항상 매우 낮았던 중국이나 동양의 다른 나라들도 사정이 거의 비슷하다.

　동양에서 호르몬과 관련된 암이 극적으로 증가한 것에 대해서는 다른 설명을 내놓는 사람이 분명히 있겠지만, 콜린 캠벨 교수**

----

* 한국에서 매년 유방암에 걸리는 환자 수는 2000년 5,400여 명에서 2012년 17,000여 명으로 3배 이상 증가했다.
** 미국 코넬대학의 영양 생화학 명예교수로 식이요법과 암 연구로 유명하다. 음식과 질병과의 상관관계에 대한 광범위한 조사, 연구를 집대성한 저서 『무엇을 먹을 것인가The China Study』를 아들과 함께 집필했다.

와 같은 저명한 과학자나 딘 오니시 박사*와 같은 훌륭한 의사들과 마찬가지로 나 역시 서구식 식습관이 이 같은 질병의 주요 원인이라는 것에 대해서는 한 점의 의혹도 없다. 그러므로 나의 책 『Your Life in Your Hands』의 한국어판이 나오게 되어 기쁘게 생각한다.

한국 사람들이 건강에 해로운 먹거리를 팔려는 장사꾼들의 유혹에 넘어가지 않기를, 그리하여 본래의 맛있고 건강한 식습관으로 돌아가도록 하는 데에 내 책이 도움되었으면 좋겠다. 내가 여전히 사랑하고 기회 있을 때마다 먹는 바로 그 음식으로.

— 런던에서 제인 플랜트 박사

....

* 미국 내과의사로 클린턴 대통령의 자문의사를 역임하기도 했다. 지방과 콜레스테롤 섭취를 제한하고 동물성 식품과 가공식품을 최소화한 식단과 운동을 통한 심장병 치료를 주장했다.

2장 ▪▪▪

암은 어떻게 생기는 걸까

5장 ▪▪▪

유방암과 전립선암을 예방하는 식습관 10가지

6장

유방암과 전립선암을 예방하는 생활방식 10가지

7장

삶은 내 손에 달려 있다

들어가는 말

• • •

이 책은 무언가 해답을 원하는 여성들과 나누었던 수많은 대화의 산물이다.

유방암이란 위험하고 알 수 없는 주제이다. 다섯 번이나, 그것도 마지막엔 림프절까지 침범할 정도로 심각한 유방암을 앓은 사람으로서 나는 그게 얼마나 끔찍한 일인지 잘 알고 있다. 유방암이 많은 여성을 위협하는 주제인 것은 맞지만 이 책은 전혀 무섭지 않다. 오히려 낙관적이며 힘을 준다. 희망에 대한 이야기이기 때문이다.

지난 세기 동안 서구 여성은 다양한 분야에 진출해 엄청난 성과를 거두었다. 그 결과 선거권을 갖게 되었고 가족계획을 실현할 출산 조절 수단이 생겼으며 영아 생존율도 크게 높아졌다. 또한 어떤 분야든 남녀 차별 없이 배울 수 있게 되었다. 그러나 이 모든 가치 있는 향상이 무색할 정도로 유방암의 급속한 증가는 우리 여성들의 행복을 위협하게 되었다. 그뿐만 아니라 여성성과 모성의 상징을 파괴하고 생명까지 위험에 빠뜨리기도 한다.

그 실상은 냉혹하고 충격적이다. 성인 여성(25~75세)의 사망 원인 중 첫째가 암인데 서구는 유방암 사망률이 특히 높다. 우리 주변의 여성 10명 중 1명꼴로 유방암에 걸린다고 보면 된다.* 이런 숫자만으로는 상황의 심각성을 제대로 이해할 수 없다. 왜냐하면 유방암은 생각보다 많은 사람에게 영향을 주기 때문이다. 남편과 자식, 부모, 친구와 동료 등 사랑하는 사람들의 삶을 무너뜨리는 것을 보면 유방암이 얼마나 심각한 문제인지 깨닫게 될 것이다. 서구 여성 중 유방암의 위험으로부터 안전하다고 자신하는 사람은 아마 한 명도 없을 것이다. 솔직히 풍요로워질수록 문제는 더 악화되는 것 같다. 대부분의 질병은 고학력의 부유한 사람보다는 가난한 사람의 발생률이 더 높지만, 유방암과 전립선암은 다르다. 이 두 가지는 사회경제적 지위가 더 높은 사람에게서 주로 나타나는 것 같다.[1] 실제로 중국에서는 유방암이 주로 서구 중산층 생활방식을 따르는 여성들에게서 발생하기 때문에 '부자 사모님병'이라고 부르기도 한다.

여성들은 너무 오랫동안 우리 중 누군가는 유방암에 걸릴 수밖에 없다는 것을 피할 수 없는 사실로 받아들여 왔다. 자연히 유방암 예방에 소극적일 수밖에 없었고, 수많은 여성의 목숨을 앗아가는 질병을 막기 위해 우리가 할 수 있는 일은 아무것도 없다고 생각해왔다. 게다가 의학과 과학, 정치, 경제적 측면에서의 모든 노력도 유방암을 진단하고 치료하는 데에 집중되었을 뿐, 이 끔찍한 질병을 예방하는 데에는 별 관심이 없었다.

그러나 이 책의 메시지는 다르다.

....

* 한국유방암학회 보고서(2011년)를 보면 한국 여성이 평생 유방암에 걸리는 비율은 25명 중 1명꼴이다.

모든 여성은 최상의 정보를 알 권리가 있으며, 그 정보에 근거해 자기 자신을 위한 결정을 내릴 수 있어야 한다고 생각한다. 이 책을 쓰는 목적은 중요한 정보를 명확하고 알기 쉽게 전달해, 독자 스스로 유방암에 걸릴 위험을 획기적으로 줄일 수 있도록 하려는 것이다. 한 가지 안타까운 점은 대부분의 여성이 스스로를 지키는 방법을 잘 모른다는 사실이다. 우리는 이미 흡연이 폐암 위험을 키운다거나 일광욕을 너무 많이 하면 피부암의 위험이 커진다든가 하는 것을 잘 알기 때문에 그 앎을 근거로 자기 행동을 선택할 수 있다. 그러나 유방암에 대해서만큼은 어떻게 예방할 수 있는지 거의 들은 얘기가 없으므로 무력감을 느끼기 십상이다. 유방암의 위험요인이라는 것에 대해서는 많이 알고 있지만 그것이 실제 행동수칙과 어떻게 연결되는지는 모른다. 그야말로 속수무책인 것이다.

나는 이 책에서 유방암의 근본 원인에 대한 설득력 있는 증거를 모든 여성이 이해할 수 있게 제시했다고 자부한다. 이러한 정보를 이용해 누구든 자기 자신 혹은 가까운 사람의 유방암을 예방하거나 치료할 수 있기를 바란다. 이 책에는 또한 유방암의 진단과 치료 등 실제적인 일에 대해 내가 경험하고 얻은 쓸모 있는 정보도 많이 담겨 있다. 한 가지 덧붙이자면, 유방암 연구 과정에서 얻은 전립선암 관련 데이터와 정보를 보면 그 원인과 치료 방법 면에서 유방암과 유사한 결론에 도달하게 된다. 이 책을 읽는 여성들이 자기 옆의 남성에게로 관심을 확대하기를 기대하며 전립선암에 대한 내용도 일부 포함했다. 또한 우리 사회 전체가 이 같은 질병의 원인을 줄일 수 있도록, 환경을 생각하는 삶의 가치나 생활방식에 대한 제안도 담고 있다.

 이 책은 계속 악화되기만 했던 다섯 번의 유방암을 겪어낸 내 여정의 기록인 동시에, 내가 어떻게 과학자로서의 경험과 훈련을 이용해 그 질병과 치료를 견뎌냈는지에 대한 보고서이기도 하다. 나는 과학자로서의 경험과 훈련을 통해 모든 것을 관찰하고 기록하는 것을 배웠고, 모든 정보를 조각조각 파헤쳐 관련이 있는 것과 없는 것을 구별하고 합리적인 것을 비논리적인 것으로부터 구별해내는 법을 배웠다. 그리고 과학의 가장 핵심적인 질문 두 가지를 끊임없이 던지도록 교육받았다. 그것은 바로 "왜?"와 "어떻게?"이다. 이 책은 유방암에 관해, 이 두 가지 질문에 대한 나의 대답을 담고 있다.

 맨 처음 유방암 진단을 받기 2년 전에만 이런 책이 나왔다면 내가 유방암에 걸리는 일 따위는 절대로 없었을 거라고 확신한다. 그런 만큼 이 책을 읽는 독자들도 자신의 생활 속에서 여기 담긴 정보를 최대한 활용하기를 간절히 바란다.

질병에 대한 진단과 치료는
환자와 의료진의 공동 책임이다.
어떤 종류의 식이요법이든지 간에
사전에 건강상 특별한 문제는 없는지,
혹시 식습관에 변화를 주면 안 되는
의학적인 문제는 없는지
반드시 확인해야 한다.

― 제인 플랜트 ―

과학자의 눈으로
유방암을 보면

대부분의 사람들처럼

나 역시 암에 걸릴 거라고는 생각해본 적이 없었다.

담배를 피운 적도 없고 일광욕도 하지 않았다.

...

그러던 어느 금요일 저녁, 내 삶이 완전히 바뀌었다.

. . .

1장에서는 먼저 자연과학자인 내가 유방암 문제에 대하여 왜 의사나 의과학자들과는 달리 접근하게 되었는지 이야기를 해야 할 것 같다. 이어서 과학자로서의 훈련과 경험 덕에 유방암 환자가 겪는 외과 수술이나 방사선치료, 항암화학요법 등도 견뎌낼 수 있었다는 점을 설명하는 게 이 책을 이해하는 데 도움이 될 것 같다. 또한 유방암 치료법에 대한 알기 쉬운 설명과 함께 항암주사 치료 때 탈모를 예방할 수 있는 방법 등 실질적인 조언도 실어두었다.

자기 자신이나 가족, 친구가 캄캄한 터널 속에 있는 것처럼 답답하고 막막한 상태라면, 이 책이 터널 끝 빛을 향해 나아가도록 힘이 되어줄 것이다.

. . .

과학자는 때로 유별난 사람으로 보이기도 하는데, 사실 이는 교육과 훈련의 결과이기도 하다. 대학에서 강의할 때 첫 시간이면 학생들에게 들려주는 이야기가 있다. 다들 알고 있는 생텍쥐페리의 『어린 왕자』. 이 매혹적인 책을 보면 코끼리를 집어삼킨 보아 뱀 그림이 나온다. 어린 왕자는 어른들에게 자기 작품을 보여주면서 무섭지 않냐고 물어보는데, 어른들은 "모자가 뭐가 무서워?" 하는 반응을 보인다. 학생들에게 이 이야기를 하는 이유는, 훌륭한 과학자가 되려면 모자 그림을 보고도 코끼리를 집어삼킨 보아 뱀을 상상할 수 있어야 하기 때문이다.

나는 그 책을 읽으며 밀림 속의 신비로운
위험에 빠져들어 한참을 생각했다.
그리고 색연필로 내 생애 첫 그림을
그리기 시작했다.

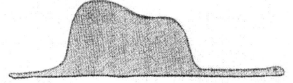

　과학사에서 유명한 사례를 떠올려보자. 사과가 나무에서 떨어
지는 걸 보고, 지구에 끌어당기는 힘이 있는 게 아닐까 생각해서
마침내 만유인력이라는 개념을 만들어낸 사람은 도대체 어떤 유
형일까? 또 다른 예도 있다. 실험에 쓰려고 유리판에 감광제를 바
른 채 어두운 서랍에 집어넣고는 깜빡 잊어버렸다고 하자. 한참
뒤에 꺼내보니 표면이 변질되어 있었다. 그러면 대부분 "맙소사,
이건 실험에 못 쓰겠군."하고 내다 버리지 않을까. 그런데 표면이
변질된 게 혹시 서랍에 같이 넣어둔 화강암 때문이 아닌지, 화강
암에서 어떤 광선이 나와서 감광현상을 일으킨 건 아닌가 하고 추
리한 끝에 방사선을 발견한 과학자 이야기는 어떤가? 한 가지 예
를 더 들어보자. 배양접시에서 세균을 배양하던 중 곰팡이가 폈다
면 역시 버리기 십상이지 않은가. 하지만 누군가는 못쓰게 된 배
양접시를 들여다보고 곰팡이 주변으로는 세균이 자라지 않는 것
을 발견한다. 곰팡이에서 생긴 어떤 물질이 세균을 죽인다는 것을
알아챈 것이다. 이것이 바로 항생제 개발로 이어지게 된 페니실린
의 발견이다.
　예를 든 이 세 사람은 아이작 뉴턴과 앙리 베크렐, 알렉산더 플

레밍이다. 뻔한 사실도 다른 시각에서 보기 때문에 때로는 과학자가 괴짜처럼 보인다. 그러나 바로 이런 괴짜 과학자들 덕분에 자연계에 대한 우리 인간의 이해 수준이 한 계단씩 높아져온 것이다. 새로운 발견에는 물론 지식이 필요하다. 그런데 지식은 교육을 통해 얻을 수 있지만, 창의적으로 생각하는 기질만큼은 타고나야 한다.

이 책 역시 '다른' 관점을 적용한 결과이다. 오늘날 여성은 매우 위험한 질병에 노출된 채 살고 있다. 일단 걸리기만 하면 목숨을 잃을 수도 있을뿐더러 치료 방법이라고는 절제수술이나 끔찍한 부작용이 있는 방사선치료, 항암주사밖에 떠오르지 않는, 이병은 바로 유방암이다. 많은 사람이 연구비만 충분히 쏟아부으면 언젠가는 확실한 유방암 치료법을 발견하게 될 거라고 기대해왔다. 미안한 얘기지만, 그럴 거라면 이미 오래전에 유방암을 정복했어야 마땅하다.

나는 이 책에서 유방암에 관해 좀 다른 이야기를 하고자 한다. 다섯 차례나 유방암을 겪어야 했던 나 자신의 경험담도 물론 들어 있지만, 더욱 중요한 것은 유방암을 어떻게 이해하고 치료할 것인가에 대한 '새로운' 관점이다.

이 책의 목적은 두 가지다. 첫째는 이 책을 읽는 독자에게 실질적인 도움을 주는 것이다. 이를 위해 유방암을 예방할 수 있는, 누구나 쉽게 따라 할 수 있는 생활방식을 소개하려고 한다. 또 지금 유방암을 앓고 있는 사람이라면 이 책에서 병을 이겨낼 수 있는 새로운 정보와 고통스러운 치료를 견디는 방법도 찾을 수 있을 것이다. 두 번째, 정말 중요한 목적은 의과학 연구 분야에서 논쟁을 불러일으키는 것이다. 과학의 본질은 질문과 반박이다. 논쟁 없이는 과학의 진보도 없다. 이 책은 유방암과 전립선암의 원인에 대해 새로운 시각을 제안하고 과학적 증거로 이를 입증하고자 한다.* 결론부터 말하면, 현재의 병원 치료에 살짝 보태기만 해도 환자의 생존율을 상당히 높일 수 있는 방법이 있다. 심장병이나 당뇨병 환자에게 식이요법을 강조하는 것처럼 유방암 환자에게도 바람직한 식이요법을 제공하는 것이다. 유방암의 고통을 예방하고 수많은 생명을 구하는 길이 있는데 망설일 필요가 있을까. 바로 증거를 확인하고 실천에 옮기도록 하자.

과학자는 '원인'을 찾는 사람이다

내가 유방암 연구를 하게 될 거라고는 꿈에도 생각하지 못했다. 그러나 지금 생각해보면 유방암 연구가 내 운명이었던 것 같다.

과학을 전공한 건 내가 타고난 남녀평등주의자였기 때문이다. 학창 시절 우리 지역 인문계 학교에서는 고교자격검정시험의 선택과목이 남학생은 라틴어와 예술, 자연과학이었지만 여학생은 라틴어, 예술, 요리였다. 내가 가장 잘하는 과목이 라틴어이긴 했지만 10대인 나로서는 별반 중요해 보이지도 않는 과목에 그토록 엄청난 시간을 쏟아부어야 한다는 게 억울할 따름이었다. 그래서

....

* 이 연구 결과가 발표된 뒤 많은 논쟁이 있었지만 누구도 저자의 주장을 뒤집지 못했다. 플랜트 박사는 의학 발전에 기여한 공로를 인정받아 2005년에 왕립의학협회의 종신회원이 되었다.

여학생에게도 남학생과 동등한 선택권을 달라는 운동을 벌였고, 우리 요구가 받아들여지자 내 말에 스스로 발목 잡히는 격으로 자연스럽게 자연과학을 택하게 되었다. 나도 모르게 '과학자'의 길로 들어선 것이다.

고등학교에 다니는 동안에는 내가 저지른 일이 후회스러울 때도 있었지만 대학에 들어가서는 자연과학, 그중에서도 지구화학이라는 학문에 완전히 빠져들었다. 대학의 아너스 프로그램*에서 지구화학을 전공한 여학생은 나밖에 없었다. 대학 시절 나는 정말로 최선을 다했지만 완벽주의자 기질 탓에 하마터면 큰 사고를 칠뻔했다. 졸업 시험을 친 뒤 시험을 망쳤다는 생각에 학교에서 도망쳐 나와버린 것이다. 다행히 지도교수가 나를 찾아내서는 1등급으로 학위를 받게 되었다고 알려주었다.

대학 졸업 후, 나는 당시 육군에서 정신과의사 수련을 하고 있던 젊은 의사와 결혼했고 아들 마크를 낳았다. 그러나 결혼은 오래가지 못했고, 길고 고통스러운 양육권 싸움 끝에 같은 정신과의사와 재혼한 남편에게 아들을 빼앗기고 말았다. 이 사건 이후 나는 30여 년 동안 심한 만성적 스트레스를 겪게 된다. 이혼하고 4년 뒤에 지금의 남편인 피터와 재혼했다. 피터는 나처럼 지구과학을 연구하는 과학자인데 우리는 남매를 두었다. 딸 엠마는 지금 스물여섯, 아들 톰은 열아홉 살인데 아이들 얘기는 뒤에 다시 할 기회가 있을 것이다.

....

* **아너스 프로그램**(Honours Programme) 소수의 학생들로 대개 세미나 형식의 수업을 진행한다. 공부의 깊이와 강도가 센 편이다.

영국 지질연구소에 취직한 건 나로서는 정말 큰 행운이었다. 연구소 역사상 나는 두 번째 여성 연구원이었다. 지구화학은 지구의 화학원소를 연구하는 학문이다. 내 전공 분야는 그중에서도 지표 연구인데, 천연자원이 묻혀 있는 광상(鑛床)이나 오염물질 매립지의 화학적 조성을 다룬다. 그러다 보니 종종 생화학자나 수의사, 전염병학자, 그리고 질병의 지리적 분포를 연구하는 지리병리학자들과 공동으로 환경 속의 화학물질이 농작물과 동물, 사람들의 건강에 어떤 영향을 끼치는지 관찰하곤 했다. 연구 생활 초기에는 영국학술원의 '지구화학과 건강 위원회'에도 참여했다. 영국 지질연구소의 우리 연구팀은 환경과 건강 문제에 대해 폭넓은 관심을 기울이고 있었다.

우리는 지표면의 화학물질 분포를 나타내는 고해상 지도를 작성하는 방법도 개발했다. 우주에서 찍은 원격탐사 사진으로 지구의 지형을 관찰하는 것인데, 컴퓨터 화면에서 여러 가지 화학물질, 예컨대 잠재적 독성 물질인 비소와 우라늄 또는 사람과 동물에게 꼭 필요한 필수 미량원소인 아연과 철 등의 분포를 볼 수 있다. 이들 영상은 지질학 연구를 위한 것이었지만 수의학계에서도 큰 관심을 보였다. 환경이나 영양소 때문에 발생하는 가축 질병을 연구하는 데에 화학물질 분포 지도가 아주 유용했기 때문이다. 그때 처음으로 지구화학과 생화학 연구가 긴밀히 연관되어 있다는 사실을 깨달았다. 그 후 내가 유방암에 걸렸을 때에도 일반 의학 서적이 아니라 생화학에 기초한 수의학 책에서 가장 핵심적인 설명을 찾을 수 있었다.

우리 연구팀에서는 환경 속의 미량원소 함유량과 질병의 관계를 밝히는 작업을 수행했는데, 지금은 이 분야에서 세계 최고의 팀으로 인정받고 있다. 미량원소 중 비소나 불소의 함유량이 많으면 동물과 사람에게 질병을 일으키고, 셀레늄이나 요오드, 아연, 코발트 같은 미량영양소가 결핍되면 건강에 해를 준다. 특히 여러 개발도상국에서 이런 문제로 어려움을 겪고 있다. 연구팀에서는 방글라데시에서 우물물의 비소 오염 문제를 조사한 적이 있는데, 주민들이 식수원으로 쓰는 우물물의 비소 함량이 매우 높게 나왔다. 이 때문에 많은 주민이 피부가 검게 변하고 두꺼워지는 문제를 겪었다. 그중 상당수는 피부암으로 발전될 소지도 있었다.

환경오염에 대해 이와 같은 추적 조사를 거듭하는 동안 내가 깨달은 것은, 문제의 근본 원인을 알아내지 못하면 병을 치료할 수 없다는 사실이었다. 유방암도 근본 원인을 찾아내 확실히 제거하지 않는 한 '완치'를 이야기할 수 없다.

유방암이라니 심장이 멎는 것 같았다

1987년이 될 때까지 암은 내 관심사가 아니었다. 대부분의 사람들처럼 나 역시 암에 걸릴 거라고는 생각해본 적이 없었다. 담배를 피운 적도 없고 일광욕도 하지 않았다. 술도 거의 안 마셨고 식사는 전문가들이 건강식이라고 말하는 음식 위주로 먹었다. 화장품도 해로운 화학 성분은 없는지 반드시 확인하고 썼다. 물론 정신없이 바쁘긴 했지만 다른 여성들보다 특별히 스트레스가 더 많은 건 아니었다.

그러던 1987년 9월 어느 금요일 저녁, 내 삶이 완전히 바뀌었다.

캐나다 토론토에서 중요한 학회가 열리고 있을 때였는데, 나는 학회 참가에 앞서 캐나다 북부 지역의 금광을 조사하고 있었다. 지구상에서 가장 희귀한 금속원소인 금이 특정한 장소에서는 어떻게 만 배나 집적될 수 있는지 그 이유를 찾는 중이었다. 마침내 결정적인 실마리를 찾았다는 생각에 스스로 흡족해하며 호텔로 돌아온 날이었다. 실제로 뒷날 이 결과를 논문으로 발표했고 나의 새 이론은 지구화학 교과서에도 실렸다. 어쨌든 그날 광산에서의 작업으로 나는 녹초가 되어 있었다. 소음과 먼지는 말할 것도 없고 온종일 더운 데서 일하느라 땀투성이에다 흙투성이였던 탓에, 일을 마치자마자 곧장 뜨거운 목욕물과 향기로운 비누, 깨끗한 수건을 고대하며 호텔로 돌아왔다.

샤워를 하고 물기를 닦으며 욕실에서 나왔는데 브래지어가 보이지 않았다. 호텔 창으로 비치는 저녁 햇빛 속에서 가슴을 드러낸 채 이리저리 브래지어를 찾다가, 우연히 왼쪽 가슴에 콩알만 한 멍울이 생긴 것을 보았다. 순간, 극심한 공포가 엄습했다. 입이 바짝 마르면서 토할 것 같았다. 의심할 여지 없이 유방암이었다. 그 후 일주일쯤 지나는 동안 계속해서 그 멍울을 만져보았다. 손끝에 딱딱한 고무공 같은 암 덩어리의 감촉이 느껴졌다. 나 자신에게 화가 났다. 왜 미리 유방암 검사를 받지 않았을까. 실은 유방암 같은 건 나와는 상관없는 일이라고 생각했던 것 같다. 내 나이겨우 마흔둘, 암에 걸리기에는 너무 젊지 않은가. 내게는 사랑하는 가족이 있고 일에서도 연구 성과를 내는 중이었다. 이제 왕성하게 활동하는 행복한 나날만이 펼쳐질 거라고 예상했다. 그런데 암이라니, 심장이 멎는 것 같았다. 일순간 모든 것이 정지했다.

최초의 충격이 어느 정도 가라앉은 뒤, 나는 무엇을 해야 할지 곰곰 생각했다. 남편은 그때 일 때문에 자메이카에 있었는데, 지질학자들에게는 흔한 일로, 연락할 전화번호도 없었다. 두 아이는 시어머니가 봐주고 계셨는데 이런 소식으로 놀라게 할 수는 없었다. 가장 먼저 오랜 친구 같은 의사인 존 캐맥 선생에게 전화를 걸었다. 캐맥 선생은 우리 엄마의 주치의로 어린 시절 내내 나를 돌봐 주었었다. 영국은 그때 이미 한밤중이었을 텐데 선생은 더할 나위 없이 친절한 태도로 전화를 받아주었다. 캐맥 선생의 지시에 따라 세심하게 자가검진을 해보았다. 선생은 내 성향을 잘 알고 있었기에 괜한 거짓말로 나를 안심시키려고 하지 않았다. 우리 두 사람은 내 가슴에 생긴 멍울이 아마도 암일 거라는 데에 의견 일치를 보았다. 하지만 국소 종양인 듯하니 귀국하는 대로 수술을 하면 될 거라고 결론 내렸다. 우선은 학회에서의 책임을 다하기 위해 캐나다에 남기로 했지만 캐맥 선생의 조언대로 그 사이에 병원에 가서 정확한 진단을 받아보기로 했다. 캐나다에 사는 친구가 토론토에 있는 유명한 병원을 소개해주었다.

그리하여 그다음 일주일은 과학자 회의를 주재하거나 800여 명의 청중 앞에서 강의하는 한편, 유방외과의 환자가 되어 조직검사를 포함한 여러 가지 검사를 받으며 지냈다. 최종적으로 유방암이라는 진단이 내려졌다. 나는 때때로 주위에 사람이 있건 없건 상관없이, 무서운 일이 닥칠 것 같아 겁에 질린 다섯 살짜리 아이처럼 앉아 있곤 했다. 사람은 저마다 매력적인 신체 부위가 있지 않은가. 다리가 늘씬하거나 머릿결이 좋거나 눈이 아름답거나 하는 등등. 나의 매력 포인트는 가슴이었다. 잘록한 허리에 적당히 크고 예쁜 가슴. 그런 가슴을 잃는다니 생각만으로도 너무 끔찍했다. 내가 동정의 대상이 되는 건 아닐까. 사람들은 한쪽 가슴이 없는 나를 어떻게 생각할까.

내가 귀국할 즈음에는 런던의 내 주치의가 런던대학 부속병원인 차링크로스 병원 유방암 클리닉에 진료 예약을 잡아둔 상태였다. 유방암 클리닉에 간 첫날, 그곳에서 본 장면은 절대로 잊지 못할 것이다. 대기실은 잔뜩 긴장한 표정의 여성들과 보호자들로 만원이었다. 공포와 불안으로 분위기는 무겁게 가라앉아 있었다. 말을 거는 사람은 아무도 없을뿐더러 서로 눈길이 마주치는 것조차 피했다. 대체로 말쑥하게 차려입은 모습들이었는데 찬찬히 둘러보니 연령대도 다양하고 체형이나 가슴 크기도 다 달라 보였다. 그중에는 흑인 여성이 둘, 인도 사람으로 짐작되는 이와 중동 출신으로 보이는 여성이 한 명씩 있었다. 하지만 동양 여성은 보이지 않았다. 돌이켜 생각해보니 그때 이미 내 나름대로 유방암 환자들 사이에 어떤 공통점이 있는지 알아보려고 했던 것 같다. 물론 유방암의 원인을 찾아내는 게 그렇게 쉬운 일이라고는 생각지 않았지만, 과학자의 본능 같은 것이었다. 대기실에서 겁에 질린 얼굴들을 보면서, 나 역시 똑같은 두려움에 사로잡힌 채, 유방암이 얼마나 가까이에 있는 질병인지 확실히 깨달았다. 또 환자는 물론 그 가족이나 주변 사람들의 삶까지 얼마나 끔찍하게 파괴하는지도.

그날 이후 이 치명적인 질병이 내게는 또 하나의 연구 과제가 되었다. 위기가 닥치면 사람은 대개 자기가 가장 잘 아는 것, 가장 믿는 것을 찾게 마련이다. 신앙에 의지하기도 하고 가족이나 가까운 친구에게 손을 내밀기도 한다. 재앙이 닥쳤을 때 내가 가장 의지하는 것은 바로 과학이다. 그리고 결국 과학이 내 목숨을 구했다.

나무만 보고 숲은 보지 못하는 연구들

앞에서 훌륭한 과학자는 세상을 좀 다른 눈으로 본다는 이야기를 했다. 일단 내 경험에 근거해서 과학 연구라는 게 어떻게 이루어지는지 설명해보겠다. 그러면 유방암에 대해서도 다른 관점을 취할 수밖에 없는 이유를 이해할 수 있을 것이다.

대학에서 강의할 때 학생들에게 과학을 커다란 떡갈나무—학문의 나무—에 비유해보도록 주문하곤 한다. 시작점은 깊은 땅속 가장 말단의 뿌리로, 무수히 많은 새로운 사실들이 끊임없이 발견되는 지점이다. 이들 새로운 발견이 모여 조금 더 굵은 뿌리를 형성하고, 그 뿌리가 점점 자라서 드디어 커다란 나무줄기, 즉 완전한 지식 체계를 이루게 되는 것이다. 여러 가지 정보 조각들이 쌓여 새로운 지식이 되고 이를 근거로 다시 새로운 이론이 생겨나며 때로 극적인 발견을 만들어내기도 한다. 위대한 발견은 그 문제에 관한 온갖 정보를 하나로 통합해낼 수 있는 재능 있는 과학자가, 적절한 순간 적절한 장소에 있게 되는 행운에 힘입어 달성하는 것이다. 마침내 나무줄기에 집적된 새로운 지식은 가지와 잎으로 뻗어나가 세상에 모습을 드러내고, 좋든 나쁘든 간에 사람들이 이것을 이용하게 된다.

떡갈나무 비유가 복잡하고 역동적인 과정을 지나치게 단순화한 것이기는 하지만, 과학이 어떤 식으로 그 노고의 결실을 사람들에게 전달하고 있는지 이해하는 데에는 도움이 되리라 생각한다. 하지만 최근 들어서는 상황이 크게 바뀌었는데, 결코 바람직한 방향은 아니다. 요즘은 너 나 할 것 없이 뿌리 끝에서 이루어지는 연구에 온통 관심과 자원(돈, 사람, 시설, 장비 등)을 쏟아붓는다. 이런 연구는 주로 어마어마한 비용이 드는 최첨단 기술을 동원하는데, 세부적인 것에서 시작해서 위로 올라간다는 뜻으로 흔히 '상향식 접근 방법'(반대말은 전체에서 시작해서 세부로 내려가는 '하향식 접근 방법')이라고 부른다.

현대 과학의 여러 분야에서는 다양한 현상을 기본적인 하나의 원리나 요인으로 설명하려는 공통적인 경향이 나타났다. 바로 환원주의라는 것인데 지금은 다소 비판적인 의미로 쓰는 용어다. 오늘날과 같이 첨단 기술에 의존하는 환원주의 과학만 강조하다 보면 아주 작은 부분만 엄청나게 자세히 알게 될 것이다. 다시 말해 돈은 점점 더 많이 들이지만 앎의 범위는 점점 더 좁아진다. 이는 '코끼리와 장님' 이야기에 비유할 수 있다.

옛날 인도 어느 마을에 여섯 장님이 살았다. 이들은 모두 날 때부터 앞을 보지 못했지만 학자가 되어 저마다 학식을 뽐내곤 했다. 어느 날 여섯 장님은 코끼리라는 동물에 관심을 갖게 되었다. 그래서 길잡이를 구해 코끼리가 있는 곳까지 찾아갔다. 첫 번째 장님이 코끼리 쪽으로 다가가다가 코끼리 몸통에 부딪쳤다. 첫 번째 장님은 손으로 이리저리 더듬어보더니 코끼리가 커다란 벽처럼 생겼다고 말했다. 두 번째 장님은 팔을 뻗어 우연히 상아를 만지고는 코끼리는 창과 같다고 주장했다. 세 번째 장님은 코를 잡아보고는 코끼리가 커다란 뱀처럼 생겼다고 말했다. 네 번째 장님은 다리를 쓰다듬어보고는 코끼리는 기둥과 같다고 우겼다. 다섯 번째 장님은 귀를 만지더니 코끼리가 커다란 부채처럼 생겼다고 말했다. 여섯 번째 장님은 꼬리를 만지게 되었는데 코끼리는 밧줄 같다고 목소리를 높였다. 여섯 명의 눈먼 현자는 각자 자기가 만진 것만 철석같이 믿고 코끼리의 실체에 관해 끝없는 논쟁을 벌였다. 한 마디로 이들의 주장은 부분적으로는 모두 옳지만 전체적으로 보면 잘못된 것일 수밖에 없다.

지나치게 세부적인 요소에만 매달리면 나무를 보되 숲을 보지 못한다는 속담처럼 전체 그림을 놓칠 수도 있다. 암 연구로 친다면 암 발생 과정 전체가 아니라 점점 더 작은 부분, 예컨대 세포생물학이나 분자생물학에서 유전자 하나 또는 그 유전자가 만들어내는 단백질을 파고드는 것과 같다. 연구가 전문화할수록 타 분야 연구자들은 알 수 없는 특수 용어가 난무하고 학문 간 장벽이 높아지게 된다. 하지만 이같이 세분화된 암 연구로는 우리 사회가 기대하는 성과를 만들어낼 수 없다. 사업에 비유하자면 막대한 투자 규모에 비해 성과가 너무 미미하다는 것이다. 회사였다면 주주들이 진작에 경영진을 해고하고 전략을 바꾸었을 것이다.

환원주의는 어마어마한 연구 결과를 생산해내고 있다. 이것은 사실 현대 과학이 안고 있는 고질적인 문제이기도 하다. 너무 많은 사람이 너무 많은 정보를 생산하는 반면, 그걸 다 읽고 소화해낼 여력이 있는 사람은 거의 없다. 이미 누군가가 다해놓은 연구인 줄 모른 채 똑같은 작업을 반복하고 있는 사람들이 있을지도 모를 일이다. 이렇게 해서 쏟아져 나오는 그 방대한 연구 결과들은 어떻게 될까? 일단 논문이 학술지에 실리고 이름이 나면 후속 연구를 위한 자금 지원을 받을 수 있다. 그런데 현재 행해지고 있는 연구 중에 암 환자에게 정말로 쓸모가 있는 연구가 얼마나 될까? 실망스럽겠지만 그다지 많지 않은 것 같다.

기적의 암 치료제는 존재하는가

환원주의를 따르면 암 연구의 목적은 '마법의 탄환'을 발견하는 것이다. 마법의 탄환이란 단 한 발로 암을 완치할 수 있는 특효약을 가리킨다. 암에 관한 현대의 의학 연구는 화학식으로 명확하게 정의할 수 있는 순수 화합물을 발견하는 데에 초점을 두고 있다. 그러면 임상 연구를 통해 화합물의 용량에 따라 병의 예후가 어떻게 달라지는지 입증할 수 있다.

하지만 과연 '마법의 탄환'은 존재하는가?

'마법의 탄환'은 그저 우리 환상 속에서나 존재하는 게 아닐까? 환상이라면 아무리 많은 노력과 비용을 들인다 하더라도 결코 찾아내지 못한다는 뜻이다. 결국 아무런 성과도 없이 돈과 시간, 그리고 뭇 여성들의 목숨만 희생시키고 말 것이다.

마법의 탄환을 찾아 헤매는 사이 유방암 치료의 제일선에서는, 물론 많이 개량되고 정밀해지긴 했지만, 1950년대 이래로 여전히 외과 수술과 방사선치료, 항암주사가 타목시펜 같은 호르몬 치료제와 함께 사용되고 있다. 치료 방법 면에서는 발전한 게 사실이

지만 유방암의 발생 자체를 억제하거나 유방암 환자의 장기 생존에 미치는 효과는 크지 않았다.[*]

유방암에 대한 환원주의적 연구로는 점점 더 큰 비용을 들이더라도 성과는 그만큼 나타나지 않는 수확체감의 법칙을 따르게 될 것이다. 암 연구기관은 갈수록 더 많은 연구비가 필요하다. 그들은 '연구비 수천억 원만 있으면 10년 안에 유방암을 완치할 수 있는 치료법을 발견할 수 있다'고 주장한다.

그럴지도 모른다. 하지만 그렇게 해서 치료법을 개발하더라도 모든 유방암 환자들에게 다 처방할 수 있을지는 의문이다. 영국만 하더라도 막대한 개발비가 든 값비싼 신약 처방 때문에 국민건강보험은 이미 재정적 어려움을 겪고 있다.

신약 개발을 위한 연구에는 엄청난 비용이 들어가게 마련이고 이는 고가의 치료제로 귀결된다. 투자비 회수를 위해 제약회사는 인터넷을 통한 직접 개인 판매 등 온갖 마케팅 수단을 동원한다. 환자들이 그 약을 써서 고작 한두 달 생명을 연장할 뿐이라 하더라도 상관하지 않는다. 그러다 보니 신약 사용을 둘러싸고 보건 당국 대 환자 간에 한 치 양보 없는 논쟁이 벌어진다. 환자는 누구나 최신 치료를 받고 싶어한다. 반면에 보건 당국은 고가의 최신 치료법을 쓴다 해도 어떤 환자들에게는 그다지 효과가 없는데 과연 이를 위해 고액의 의료비를 감당해야 하는지 의문을 제기한다. 어쨌거나 이 같은 신약 개발 경쟁이 진정으로 유방암 환자들에게

....

[*] 최근 서구 여러 나라에서는 유방암 사망률이 꾸준히 감소해왔다. 유방암의 조기 진단과 치료 방법의 발전에 따른 결과이다. 그러나 엄밀히 말해 이것은 유방암을 '예방'하는 방법은 아니다. - 저자의 주

도움이 될까?

의학계가 지나치게 기적의 특효약이라는 환상에만 빠져 있다고 지적하는 이도 있다. 대단한 기대를 품고 '기적'에 투자하는 반면, 건강한 식사와 생활방식 같은 평범한 전략에는 별 관심이 없다는 것이다. 그러나 과거 자료를 객관적으로 분석하면 암, 심장병, 당뇨병 등 이른바 '풍요병'과의 전쟁에서는 투자한 만큼 성과를 내지 못하고 있다. 그런데도 사람들은 기적의 특효약에 대한 찬양을 멈추지 않는다. 천문학적인 연구비를 쏟아부었음에도 가장 일반적인 고형암* 환자의 생존율이 그에 비례해서 높아진 것도 아니다.

유방암 특효약 연구에서는 여성 호르몬 에스트로겐의 혈중 농도가 높으면 유방암 위험이 커진다는 점에 주목했다. 혈중 에스트로겐 농도를 낮추는 해결책으로는 식이요법보다 타목시펜**이라는 강력한 약제가 추천되는데, 심지어 아무 문제가 없는 건강한 여성도 유방암 예방을 위해 타목시펜을 먹는 게 좋다는 주장까지 나왔다. 이 정도면 그야말로 장사꾼 심보라는 생각이 든다.

현대적인 암 연구는 미국 닉슨 대통령이 1971년 연두교서에서 '암과의 전쟁'을 선포했을 때 새로운 기원이 열렸다고 할 수 있다. 그러나 연구 방법 면에서는 애초부터 환원주의 사고방식이 지

....

* **고형암** 세포로 꽉 찬 종양을 말하는데, 유방암, 폐암, 대장암 등 대부분의 암이 이에 속한다. 혈액암처럼 액체 상태인 암과 구별되는 개념이다.
** **타목시펜** 에스트로겐이 유방암 세포와 결합하는 것을 막아주는 항호르몬제. 외과 수술과 방사선치료 등을 마친 유방암 환자에게 재발을 억제하기 위해 투여한다. 타목시펜을 복용하는 여성들은 자궁내막암이나 심부정맥혈전증, 폐색전증이 생길 위험이 커진다고 한다.

배적이었고, 언제나처럼 성공이 바로 코앞이라며 그럴듯한 말로 거액의 연구비를 조달했다. 1984년 미국 국립암연구소 소장은 2000년이 되면 미국에서의 암 사망이 절반으로 줄어들 거라는 예측을 하였다. 그러나 이는 지나치게 낙관적인 전망이었다. 거액을 들였음에도 1992년까지 암 사망률은 오히려 6퍼센트 이상 증가했다. 어떤 이들은 엄청난 물량 공세를 퍼붓고도 패배한 베트남전쟁에 빗대어 닉슨의 암과의 전쟁을 '의학계의 베트남전쟁'이라 부르기도 한다.

물론 커다란 성과를 낸 성공 사례 역시 분명히 존재한다. 예를 들어 소아암, 특히 백혈병은 이제 치료 효과가 매우 높아서 급성 림프구성백혈병으로 진단받은 아이 중 75~80퍼센트는 나을 수 있다. 하지만 이렇게 긍정적인 내용이 별로 없다는 게 문제다.

기적의 신약 개발에 지나치게 의존하지 않는다면, 대안은 무엇인가? 보통 사람에게도 실질적인 혜택이 돌아갈 수 있는 대안이 존재하는가? 이 질문에 대한 답은 역사에서 찾을 수 있다. 위대한 지성과 예민한 감각 그리고 폭넓은 상식만 있다면 적은 비용으로도 중요한 의학적 발전을 이룩할 수 있음을 보여주는 사례가 있다.

오래전부터 전염병 극복은 인류 최대의 과제였다. 인류가 전염병을 극복하는 데에 가장 크게 기여한 것은 항생제가 아니라 깨끗한 식수와 영양 개선, 주거 환경 정비 같은 공중위생 환경의 개선이라는 주장을 반박할 의사는 거의 없을 것이다. 전염병의 감염 원인과 경로를 좇다 보니 결과적으로 공중위생 환경을 개선하게 된 것이다. 이에 대한 선구적인 연구 사례로 존 스노우 박사의 콜레라 연구를 들 수 있다. 스노우 박사는 질병 발생의 패턴을 알아내면 문제를 해결할 수 있다는 것을 증명했다.

1854년 9월, 런던 중심부에 콜레라가 돌았다. 스노우 박사는 이때 사망자가 발생한 지역을 점으로 나타낸 유명한 점 분포지도를 만들어냈다. 지도에 사망자를 점으로 표시하고 급수 펌프가 있는 곳에는 십자 표시를 했다. 해당 지역의 급수 펌프는 모두 11개였다. 지도 위의 점 분포를 자세히 관찰해보니 콜레라는 대부분 브로드가의 급수 펌프 근처에 사는, 즉 그 물을 마시는 사람들에게서 발생한 것으로 나타났다. 박사는 즉각 오염된 펌프를 폐쇄함으로써 500명 이상의 목숨을 앗아간 전염병을 종식했다. '의학계의 탐정' 같은 이러한 일을 하는 분야가 전염병학 또는 역학이라는 분야다. 전염병학은 질병의 원인을 규명하고 예방을 위해 사람들의 습관을 바꾸는 등 공중 보건에 크게 이바지했다.

암과 관련해서는 1950년대에 리처드 돌 교수가 수행한 대규모 폐암 역학조사를 들 수 있다. 이는 20세기 암 연구의 새 지평을 연 사건으로, 돌 교수는 역학조사를 통해 흡연이 확실히 폐암과 관련된다는 것을 밝혀냈다. 즉 신의 저주나 나쁜 유전자 때문이 아니라 사람들의 어떤 행위가 폐암을 일으킨다는 것이다. 이는 암에 대해 근본 원인이 무엇인지 처음으로 과학적인 이해를 하게 된 연구라고 할 수 있다. 이 연구 덕분에 사람들은 흡연 여부를 선택할 때 담배가 폐암 발생 위험을 심각하게 높인다는 점을 고려할 수 있게 되었다. 더 나아가 많은 사람이 금연을 선택했고 폐암으로 인한 사망률도 절반 가까이 줄어들었다. 그 후 다른 암에 대해서도 이와 같은 합리적인 설명을 찾아냈다. 예를 들어 폐를 둘러싸고 있는 흉막에 생기는 암인 흉막중피종은 석면 가루를 많이 마셔서 생기고, 피부암은 비소 중독이나 자외선 때문에, 자궁경부암은 성적 접촉으로 인해 인유두종 바이러스에 감염되었을 때 발생한다는 것 등이다.

이런 지식은 그동안 학문적 토론 거리로만 여겨왔었는데, 나 자신이 유방암 진단을 받게 되자 갑자기 생생한 의미를 띠게 되었다.

나는 왜 유방암에 걸렸을까

캐나다 병원에서 유방암 진단을 받은 뒤 맨 처음 한 일은 질문지를 작성하는 것이었다. 분석 결과 나는 유방암에 걸릴 위험이 낮은 유형이었다. 캐나다 유방암학회와 캐나다 통계청은 유방암의 주요 위험요인을 다음과 같이 밝히고 있다.

- 유방암 가족력. 어머니나 딸, 자매뿐 아니라 할머니, 이모나 고모, 사촌 같은 친척도 다 포함한다. 어머니나 자매 가운데 폐경 전에 유방암이 생긴 사람이 있으면 유방암 위험이 6배 높아진다.
- 임신 출산 경험이 없거나 초산이 30세가 넘는 경우에는 그렇지 않은 여성보다 유방암 위험이 약간 크다.
- 초경이 빠르거나 폐경이 늦은 여성이 유방암 위험이 크다.
- 그 외에도 초산 전에 피임약을 장기간 복용했거나 양성 유방 종양이 있는 경우, 호르몬 대체요법을 받았거나 과도한 음주를 하는 여성, 비만, 고령인 여성에게서 유방암 발생률이 높다.

그런데 위에 열거한 위험요인이라는 건 대부분 서구 중산층 여성의 특성이기도 해서 사실상 큰 의미를 부여하기 어렵다. 돌 교수가 흡연과 폐암의 연관성을 밝혀내기 전에는 폐암에 대해서도 유방암과 흡사한 형태의 폐암 위험요인 목록이 있었다. 그 목록에는 남성(당시에는 여성 흡연자가 거의 없었다), 노동자 계급, 음주, 나이 듦, 폐암 가족력(부모가 흡연자인 경우 자식도 흡연자가 될 가능성이 커진다) 등이 포함되었다. 하지만 이 중 어떤 것도 폐암의 '원인'은 아니다. 이 목록은 그저 흡연 인구의 특성일 뿐이다. 유방암 위험요인이라는 것도 마찬가지다. 그것들은 유방암의 '원인'이 아니라 유방암에 걸린 사람들의 공통된 특성을 묘사한 것에 지나지 않는다.

　유방암이나 전립선암 같은 비전염성 질병을 노화로 인한 불가피한 문제로 간주하는 의사들도 많다. 실례로 최근에 영국 의학학술지에 실린 한 논문에서는 선진국이나 개발도상국에서 인구 노화에 따라 비전염성 질병이 증가하고 이 때문에 의료재정 부담이 가중되고 있다고 지적한다. 또한 어느 나라든 조기 사망이나 장애의 주요 원인은 대개 암이나 심혈관 질환, 신경정신 질환, 사고로 인한 부상 등이라고 설명한다.[2] 이 논문 어디에도 서구형 식사와 생활방식에 대한 언급은 없다. 이 논리대로라면 나이를 먹는 게 암 발생의 일차적인 원인이다. 믿기 힘든 결론이다.

　맨 처음 암 진단을 받은 날부터 나의 힘겨운 여정은 시작되었다. 나는 지금까지 모두 다섯 차례의 진행성 유방암*을 겪었는데 마지

....

* **진행성 유방암** 재발하거나 신체의 다른 부분으로 전이된 유방암.

막엔 림프절에까지 퍼진 상태였다. 나는 왜 유방암에 걸렸고 어떻게 하면 나을 수 있는지, 이에 대한 과학적인 답을 찾아나섰다.

이 일을 처음 시작했을 때에는 정말로 겁에 질려 있었다. 하지만 곧 내가 받아야 하는 치료의 과학적 근거에 대해 끊임없이 질문을 던지고 결과 데이터를 모았다. 또한 여러 가지 대체의학에 대해서도 나 스스로 이론적 근거와 효과를 평가해보기도 했다. 담당의사는 몹시 괴로웠겠지만 내게는 아주 긍정적인 효과가 있는 작업이었다. 무엇보다도 희생자가 된 듯한 기분에서 헤어나올 수 있게 해주었으니까. 돌이켜보면 이런 노력 덕분에 살 수 있었던 것 같다.

하지만 매우 혼란스러울 때도 있었다. 특히 유방 전절제술과 보존수술(부분절제술)을 놓고 의사들 사이에서도 의견이 엇갈릴 때에 그랬다. 의학계에서는 유방촬영보다 항암치료를 개선하는 데에 더 투자해야 한다는 문제를 두고도 논쟁이 벌어졌다. 게다가 현대의학과 대체의학 간에 보이지 않는 전쟁도 있다. 누구 말을 들이야 할지 헷갈릴 수밖에 없다.

나는 어떻게 해야 할까? 내가 이해하고 믿을 수 있는 유일한 행동 지침은 과학자로서의 경험을 따르는 것이었다. 과학자들은 몇백 년 동안 논리적이고 윤리적인 관점을 견지해왔다. 그리고 꼭 같은 방법으로 나도 유방암에 대한 도전을 시작했다.

이 책은 유방암에 걸리고 나서 내가 발견한 사실을 기록한 것으로서, 실제 유방암과 전립선암에 영향을 미치는 요인에 대한 수십 년간의 축적된 연구 성과를 포함하고 있다. 처음에는 이미 상당한 연구 성과가 축적되어 있다는 사실을 알고 깜짝 놀랐다. 하지만 더욱 놀라운 것은 그 내용이 사람들에게 그다지 알려지지 않았다는 점이었다. 이른 초경과 늦은 폐경, 가족력, 나이를 먹는 것 등이 유방암 위험요인인 것은 맞지만 이것들은 우리가 마음대로 통제할 수 있는 게 아니다. 그러나 위험요인 중에는 마음만 먹으면 얼마든지 조절할 수 있는 '통제 가능한' 것도 많다. 요컨대 생활습관을 바꾸는 것만으로도 유방암을 예방하거나 치료하는 데에 도움이 될 수 있다.

내가 하고 싶은 말은 '진행성 유방암도 극복할 수 있다'는 것이다. 내가 해냈기 때문에 자신 있게 말할 수 있다.

확률로 따지면 그리 놀랄 일도 아니다

유방암 진단을 받은 뒤 벌어진 일에 관해 이야기해보려 한다. 내가 무엇을 잘못했고 무엇을 잘했는지, 또 지금 내가 알고 있는 것을 그때 알았더라면 어떻게 달라졌을지 하는 것들이다. 더불어 오늘날 유방암 치료의 이론적 근거와 유방암 환자가 된다는 게 어떤 느낌인지도 정확하게 전달할 수 있을 것이다.

당시 첫 번째 의문은 유방암에 걸린 다른 많은 여성과 마찬가지로 "왜 나지? 왜 나한테 이런 끔찍한 일이 생긴 걸까?" 하는 것이었다. 결국 나는 이 질문에 대한 해답을 찾아냈다. 하지만 그 내용은 매우 불온하다고 할 만한 것이었다. 그전까지 건강한 생활방식이라고 믿었던 행동이 오히려 나를 위험에 빠뜨렸다는 뼈아픈 자각이 찾아왔다. 결론적으로 말하면, 서구 여성의 '어떤' 생활방식이 유방암의 위험을 높인다는 사실을 발견한 것이다. 그리고 이 위험은 해마다 증가하고 있다.

서구 여성에게 가장 흔한 암이 바로 유방암이다. 유럽의 예를 보아도 여성의 암 발생률 2위인 대장암에 비해 유방암으로 인해 고통받는 사람이 3배나 더 많다. 환자의 연령대를 보면 25세 이하는 비교적 드물고 80퍼센트 이상이 50세 이상이다.* 또 서구 여러 나라의 사망 원인을 보면 40~55세 사이 여성들의 암 사망 원인 중 1위가 여전히 유방암이다. 아주 드물지만 남자도 유방암에 걸릴 수 있다. 2006년에만 미국에서 1,720명의 남성 유방암 환자가 발생했고, 460명의 남성이 유방암으로 목숨을 잃었다.[3]

여성이 평생 유방암에 걸릴 위험은 미국과 영국이 8명 중 1명**으로 남부 유럽에 비하면 상당히 높은 수치다. 걱정스러운 점은 과거 수십 년 동안 유방암 발생률이 상당히 증가했다는 사실이다. 미국의 예를 들면 1960년대에는 20명 중 1명이던 유방암 환자가 1991년에는 9명 중 1명으로 늘어났고 지금은 8명 중 1명꼴이다. 머지않아 7명 중 1명이 될 정도로 계속 늘어나는 추세다. 영국은 1979년부터 1987년 사이 유방암 발생률이 해마다 대략 2퍼센트씩 증가했다. 그러던 것이 1988년부터 1992년 사이에는 연간 증가율이 거의 4.5퍼센트에 달했다.*** 이 책의 초판

....

* 서구 여성은 나이가 많을수록(미국의 경우 75세까지) 유방암 발생 빈도가 증가하는 경향을 보이지만, 한국 여성은 50대 중반까지 증가하다가 그 이후로는 감소하는 경향을 보인다(한국유방암학회, 유방암 백서 2014).
** 미국 암학회(2009-2011), 영국 암학회(2010) 자료.
*** 1980년대 후반 국가검진 프로그램의 도입으로 진단 미확정 암까지 포함되면서 유방암 연간 증가율이 일시적으로 상승했으나, 1990년대 중반 이후부터 다시 연간 1~2퍼센트 증가율로 돌아갔다.

을 쓰고 있을 때 영국 여성이 평생 유방암에 걸릴 위험은 10명 중 1명이었는데 2003년에는 9명 중 1명, 다시 10여 년 뒤에는 8명 중 1명이 된 것이다. 특히 폐경기 여성이 가장 높은 증가율을 보였다.

그러니 확률상으로는 내가 유방암에 걸린 게 그리 놀랄 일은 아니었다. 진짜 놀라운 것은 서양인과 동양인이 유방암 발생률에서 확연한 차이를 보인다는 점이다. 뒤에서 다시 이야기하겠지만, 동양인의 유방암 발생률은 서양보다 훨씬 낮다. 그래서 나는 흡연자들에게 폐암이 많이 생기는 것처럼 혹시 유방암에 대해서도 그와 같은 '원인'이 있지 않을까 하는 의문을 품게 되었다. 이에 대해서는 뒤에서 자세히 설명하기로 하고, 여기서는 먼저 일반적인 치료 방법을 살펴보도록 하겠다. 유방암의 종류와 경과에 따라 정도의 차이는 있지만 치료 방법은 거의 비슷하다.

가장 일반적인 암 치료 방법은 수술과 방사선치료, 항암화학요법이다. 나 역시 예외가 아니었다. 근치적 유방절제수술*을 포함한 4번의 수술과 방사선치료 35번, 항암주사 12번을 맞았고, 난소 기능을 정지시켜 에스트로겐 분비를 억제하기 위해 난소에도 방사선을 5번 쬐었다. 융단폭격을 퍼부은 것이나 한가지다. 실제로 어떤 사람들은 환자의 몸이라는 전장에서 암과 의료진이 전투를 벌이는 것으로 묘사하기도 한다. 이는 암 연구기관이나 의사들에게서 흔히 들을 수 있는 표현은 아니나, 수술과 마취, 방사선치

----

* **근치적 유방절제수술** 유방뿐만이 아니라 주위 근육, 신경, 혈관, 림프절 등 대부분의 조직을 잘라내는 것.

료와 항암주사는 우리 몸에 심각한 타격을 입힌다는 사실을 반드시 알아야 한다. 특히 항암주사가 너무 힘들어서 치료를 중단하거나 포기하는 사람도 있고, 항암주사 때문에 백혈구 수치가 떨어져서 쉽게 감염되기도 한다. 한편 유방암 전문 병원이나 연구 자료가 모두 여성을 위한 것이다 보니 남자 환자라면 훨씬 더 힘들 수밖에 없다. 고통스러운 치료 과정을 견뎌내려면 신체적, 정신적 준비를 잘해야 한다. 나는 식이요법 등을 통해 가능한 한 좋은 영양 상태를 유지하기 위해 노력했다. 또한 과학 지식을 활용해 검사나 치료 때문에 받아들인 방사성물질이나 항암주사 찌꺼기를 최대한 빨리 몸 밖으로 몰아내는 방법을 찾아냈다. 구체적인 방법은 이 장 마지막 부분 〈항암치료를 위한 조언〉에 실어두었다.

좋은 의사, 나쁜 의사

암 환자는 때로 자기한테 암에 걸릴 만한 어떤 특별한 '문제'가 있었던 것으로 생각하는 경향이 있다. 흔히 유전적인 문제나 과거에 자신이 했던 어떤 행위 때문에 암이 생겼다거나 너무 소심한 성격 탓이라고 느끼기도 한다. 하지만 이는 사실이 아니다. 연구 결과를 보면 암에 잘 걸리는 성격 따위는 없다. 또한 차례차례 치료 단계를 밟아나가는 기나긴 과정을 거치다 보면 도대체 이 치료를 왜 받고 있는지 알 수 없는 상태가 되어버리기 십상이다. 물론 심리적으로도 매우 나약한 상태다. 끝없이 이어지는 고통스러운 과정에서 스스로 판단하고 결정하는 힘을 잃어버리기 일쑤이다. 그럼에도 환자가 결정권을 갖고서 의사와 바람직한 파트너십을 구축하는 것이 무엇보다 중요하다. 나는 더 이상 의사에게 책임을 미루지 않고 끊임없이 나를 죽음으로 떠다미는 암이라는 놈의 실체를 파악하기 위한 작업에 착수했다.

유방암 치료에서 의사와 의과학자는 각기 다른 역할을 한다. 의사는 사람을 연구하는 생물학자라고도 할 수 있다. 의사가 될 때 다짐하는 히포크라테스 선서에는 의사의 고귀한 전통과 명예를 유지하겠노라는 내용이 들어 있다. 일반적으로 의사들은 임상시험을 통해 정립된 표준적인 치료 방법을 적용한다. 어떤 화학물질이나 기술을 적용할 것인가 하는 문제는 통제된 조건에서 세포 배양이나 동물실험을 하고, 최종적으로 환자를 대상으로 하는 임상시험을 거쳐 검증된다. 의사에 대한 소송이 증가하는 상황에서 표준적인 치료 방법을 따르지 않는 것은 점점 더 어려울 수밖에 없다.

음식으로 병을 다스릴 수 있다는 생각은 기원전 400년경 고대 그리스의 히포크라테스까지 거슬러 올라간다. 당시 사람들은 무언가 신비롭고 초자연적인 힘이 작용해 병이 생긴다고 믿었다. 하지만 히포크라테스는 이런 생각을 비판하고 모든 일에는 합리적인 원인이 있다고 주장했다. 즉 병이 생기는 원인도 공기나 물, 음식에서 찾을 수 있다는 것이다. 히포크라테스는 우리 몸에 자연치유력이 있다는 점에 주목하고 공기와 물, 음식만 올바르게 유지하면 병이 나을 수 있다고 주장했다. '내가 먹은 음식이 곧 나 자신'이라는 속담이 있다. 히포크라테스의 말을 따른다면 여기에 물과 공기만 추가하면 될 것이다.

다른 직업과 마찬가지로 의사 중에도 잘하는 사람과 못하는 사람이 있다. 나 역시 두 부류의 의사를 모두 경험했는데, 다행히도 나는 보통 환자들과는 달리 의사에 대한 경외감이 거의 없는 편이었다. 심지어 과학자가 되기 전부터 이미 의료계의 치료 관행 등에 대해 의문을 제기할 만한 싹을 가지고 있었다. 이는 아마도 우리 아버지가 받았던 정신과 치료에서 비롯된 것 같다. 아버지는 아주 명석한 분이었지만 불행히도 조울증을 앓고 계셨다. 때로 심한 발작이 일어나기도 했다. 1950년대와 60년대 초에 걸쳐 조울증으로 정신과 치료를 받았는데 엄청난 치료비가 들었다. 아버지의 치료비를 대느라 어머니는 허리가 휠 지경이었다. 그런데 내 기억 속 아버지를 치료한 의사들은 권위만 내세우며 다른 사람의 고통을 이용해 돈을 버는 장사꾼에 지나지 않았다. 심한 환각을 일으키는 마약인 엘에스디(LSD)를 복용하거나 전기충격 치료를 받고서 괴로워하던 아버지의 모습이 아직도 눈에 선하다. 당시에는 전기충격기 자체도 조악한 수준이어서 환자의 뇌에 얼마만한 전류와 전압이 가해지는지 아무도 알지 못했다. 비참하게도 아버지의 인격과 지능은 산산이 부서졌고 어린애처럼 행동하셨다. 제발 병원엔 데려가지 말라고 애원하던 아버지의 모습을 잊을 수가 없다. 그런데 당시에 이미 고통이 훨씬 덜한 조울증 치료법이 있었다. 리튬을 이용한 방법이었는데, 아버지를 치료한 의사들은 전기충격기 같은 고문도구만 작동시켰을 뿐 조울증 치료에 리튬이 효과가 있다는 얘기를 들어나 보았을까? 아마 몰랐을 거다. 훗날 다른 의사들과 우울증 얘기를 한 적이 있는데 그 누구도 전기충격기를 사용하는 이유에 대해 이해할 만한 설명을 내놓지 못했다. 뇌 화학작용을 전공한 어떤 사람은 전기충격요법을 텔레비전이 안 나올 때 발로 툭툭 차는 것에 비유하기도 했다. 반면에 리튬을 이용한 치료법은 논리적인 설명이 가능하다. 리튬이 혈액 속에 녹아 뇌세포로 전달되면 뇌의 신경전달물질을 제어하는 일종의 '펌프 시스템'에 영향을 미쳐서 우울증을 일으키는 물질을 퍼내게 된다는 것이다.

아버지를 치료한 의사들과 정반대에 있는 의사가 바로 앞서 말한(캐나다에서 내가 전화를 걸었던) 존 캐맥 선생이다. 캐맥 선생은 내가 만난 의사 중에서도 실력이 아주 뛰어나고 현명한 사람이었다. 아버지가 돌아가신 뒤 어머니는 심한 외로움과 슬픔에 빠져 있었다. 그런데 캐맥 선생은 어머니에게 항우울제를 처방하는 대신 예쁜 강아지를 한 마리 사 주었다. 그러고는 매일같이 들러서 어머니가 강아지와 어떻게 지내는지 이야기를 건넸다. 머지않아 어머니도 기운을 차리게 되었는데, 어머니가 그렇게 빨리 나을 수 있었던 건 전적으로 캐맥 선생 덕분이었다. 실제로 우울증에 약이 아니라 강아지가 더 효과적일 수도 있지 않을까? 어쨌든 캐맥 선생의 처방이 특이했던 것만은 사실이다.

영국 환자협회에 따르면 영국의 암 환자들은 '예의'를 지키느라 죽어가고 있다고 한다. 최선의 치료를 위해 의료진을 다그치지 못한다는 것이다. 서구 다른 나라들에 비해 영국의 암 생존율이 낮은 게 의사 말이면 무조건 수긍하는 '예스, 닥터' 증후군 때문이라는 말도 있다. 하지만 유방암 환자가 담당의사와 치료 방법에 관해 제대로 된 의논을 할 수 있으려면 좀 뻔뻔스럽고 공격적이 될 필요도 있다. 이를 위해 환자 자신도 여러 치료 방법에 대해 알고 있어야 한다. 이 책의 목적 중에는 그런 정보를 제공해주는 일도 포함되어 있다.

사실 유방암을 다스리는 데에는 의사와의 관계가 결정적인 영향을 미친다. 환자라면 불안하고 무서운 생각이 드는 게 당연하다 (나 역시 두려웠다). 그러나 환자 스스로, 건강을 회복하기 위해 의사와 '함께' 노력하고 모든 결정 과정에 주체적으로 참여하겠다는 생각을 드러내야 한다. 그렇게 의사와 믿을 수 있는 관계가 되는 게 중요하다.

그렇다면 좋은 의사인지 아닌지 바로 알아차릴 수 없을까? 내 나름대로 간단한 진단지를 만들어보았다. 과학적인 측정 도구라고 할 수는 없지만 어떤 점에 주목해야 하는지는 알 수 있을 것이다.

좋은 의사	나쁜 의사
상식이 풍부하고 무엇이든 분명하고 알기 쉽게 설명해 준다.	거만하고 참을성 없는 태도로 환자를 대하며 질문을 하면 복잡한 전문용어로 대답한다.
사람들을 위하는 일이 자신의 천직이라고 생각한다.	항상 권위를 내세우며 환자에게 이래라 저래라 지시하는 걸 좋아하고, 질문을 하면 화를 낸다. 환자에게 문제가 있다는 식으로 말한다.
최신 정보를 알고 있다.	전문가로서 당연히 알아야 할 것조차 모른다.
철저한 진단과 검사에 필요한 실력을 갖추고 있다.	필요한 검사를 놓치거나 불필요한 검사를 시킨다.
환자를 동등하게 대우하며 식이요법이나 생활습관 등에 대해서 조언을 해 준다.	병의 근본 원인보다 그저 증상을 가라앉히는 수단에만 관심이 있다. 환자의 말이 미처 끝나기 전에 처방전부터 쓴다.

환자로서는 전문용어를 남발하는 의사를 보면 일부러 못 알아듣게 하려고 저런 말을 쓰는 건가 하는 생각이 들곤 한다. 실은 2,400여 년 전 고대 그리스의 의사 히포크라테스도 "신성한 것(의학)은 오직 신성한 자(의사)들 사이에서만 써야 한다."고 말했다. 그리고 과학의 비법을 완전히 전수받은 후에야 신성한 것을 세속의 사람들에게 알려주는 것이 허락된다고 했다. 오늘날까지도 정말 많은 의사가 히포크라테스의 충고를 따른다. 의사가 되기 위해서는 의대생 시절 먼저 비밀스러운 언어를 배워야 한다. 지금은 사라져버린 고대 그리스어나 라틴어에서 유래한 의학용어만 해도 배워야 할 게 대략 만 개가 넘는다. 그런데 가려움증 대신 소양증, 콧물 대신 비루라는 말을 써야만 하는 이유가 있는가? 환자는 의사가 하는 말을 확실히 이해해야 한다. 의사가 처음 듣는 전문용어를 사용하면 환자는 그게 정확하게 무슨 뜻인지 쉽게 설명해달라고 요구하고, 모든 세부 사항까지 명확히 이해하기 위해 예를 들어달라든가 그림을 그려달라고 할 수도 있다. 이렇게 하면 자기 병의 진단이나 치료 방법을 평가하고 결정할 때 훨씬 중요한 위치에 있을 수 있다. 내가 정부 기관에서 일하는 과학자라는 걸 알게 되자 의사들은 내 질문을 참고 들어주었고 무엇이든 답을 해주려고 애썼다. 그러나 아무리 해도 충분히 이해가 되지 않았다. 의사들이 뭔가를 숨기고 있었던 때문은 아니다. 단지 의사들과 나의 접근 방법이 아주 달랐던 탓이다.

유방 자가진단이 내 목숨을 구했다

왜 미리 유방암 검사를 받지 않았는지 스스로에게 화를 낸 적이 많다. 정기적으로 자가진단을 하거나 유방촬영을 받으라는 충고를 들었더라면 좋았을걸. 내가 진작 했어야 하는 일, 즉 누구든 자기 몸을 지키려면 해야 하는 일이 무엇인가?

유방 자가진단을 포함해 유방암 조기 검진에 대해서는 전문가들 사이에서도 평가가 나뉜다. 한쪽에서는 조기 발견으로 유방암 환자의 생존율이 상당히 높아졌다고 말한다. 다른 한편, 경험이 풍부한 일부 의사들은 아무리 조기에 발견한 것처럼 보여도 유방암은 암세포가 생긴 지 몇 년이 지나서야 발견된다는 점을 강조한다. 수천수만 개의 암세포가 종양을 형성하는데 암의 종류와 경과에 따라 환자의 생존이 좌우된다. 캐나다 유방암학회의 발표로는 종양 크기가 최소한 1cm는 넘어야 자가진단으로 찾아낼 수 있다고 한다. 이 정도면 약 10억 개의 암세포가 있는 셈이다.

나는 사실 자가진단 덕분에 목숨을 건졌다. 암이 어떤 느낌인지도 알고 가슴과 림프절, 간을 촉진(손으로 만져서 진단하는 일)하는 방법도 알기 때문에 지금도 정기적으로 자가진단을 하고 있다. 이 방법으로 다섯 번 모두 내가 먼저 암을 발견해 곧장 의사에게 도움을 청했다. 그중에는 암이 몇 주 만에 다시 나타난 적도 있다. 그러니 유방촬영 같은 정기검진만 기다리는 건 나한테는 그다지 효과가 없었다고 할 수 있다. 나이가 젊으면 대개 유방암도 더 빨리 자라기 때문에 50세 이전에는 검사를 더 자주 받아야 한다. 물론 이는 가슴에 쬐는 방사선량이 더 많아진다는 의미이기도 하다.

자기 몸에 관심을 두고 정기적인 검진을 꾸준히 해나가는 것이야말로 누구나 해야 하는 일이다. 그러면 문제를 빨리 발견할 수 있고 의료기관의 도움도 그만큼 빨리 받을 수 있다. 캐나다 유방암학회에 따르면 비교적 작은 2cm 미만의 종양이 있는 유방암 환자의 5년 생존율은 90퍼센트가 넘는다. 그러나 종양의 크기가 5cm가 넘으면 5년 생존율이 60퍼센트로 떨어진다. 또한 암을 빨리 발견할수록 과격한 치료를 줄일 수 있다.

나는 해마다 런던 차링크로스 병원에서 가슴과 겨드랑이, 폐, 간 검사를 받는다. 영국에서는 웰우먼 클리닉(여성 전문 진료소)이 있는 대부분의 종합진료소에서 이러한 검사를 받을 수 있다. 40세 이상의 여성이라면 최소한 1년에 한 번은 유방암 검사를 받는 게 좋다. 그리고 유방암은 환자 본인이 발견하는 경우가 많기 때문에(캐나다는 약 90퍼센트) 자가진단법을 가르치는 것이야말로 가장 경제적이다. 그러면 유방촬영 때문에 방사선을 쬐는 문제도 피할 수 있다. 그뿐만 아니라 정기적으로 가슴을 검사해 평소 상태를 알아두면 뭔가 변화가 생겼을 때 바로 알아차리고 의사를 찾아갈 수 있다. 첫 회엔 의사와 상담이 좀 길어질 수도 있지만 장기적인 관점에서는 사람들이 자기 몸을 이해하고 스스로 건강을 책임지게 함으로써 결국 의사의 총 진료 시간을 줄일 수 있다. 영국에서 사용되는 '유방암 자가진단 가이드'에는 다음과 같이 나와 있다.

모든 여성은 평생 자기 가슴에 주의를 기울여야 한다. 가슴이나 젖꼭지의 크기나 모양은 사람마다 매우 다르다. 평소 상태가 어떤지 알아야 뭔가 이상한 변화가 생겼을 때 바로 감지할 수 있다. 조기에 발견해서 치료하면 치료 효과도 더 좋아진다.

유방 자가진단은 일찍 시작할수록 좋지만 특히 40세 이후에는 정말 중요하다. 매월 규칙적으로, 생리가 끝나고 2, 3일쯤 지났을 때 해야 하는데 폐경이 되더라도 유방 자가진단은 계속하는 것이 좋다. 명심해야 할 것은 가슴에 생기는 대부분의 종양은 암이 아니라는 사실이다.

다음 유방 단면도를 보면 유두를 중심으로 15~20개 정도의 유관(젖샘관)과 유선(젖샘)이 방사상으로 퍼져 있다. 대부분의 유방암은 유관에서 발생하며 유관이나 유선 등 유선 조직(실질조직)

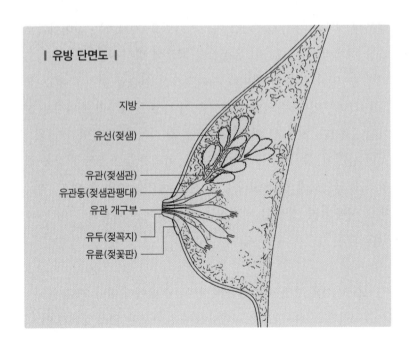

| 유방 단면도 |

지방
유선(젖샘)
유관(젖샘관)
유관동(젖샘관팽대)
유관 개구부
유두(젖꼭지)
유륜(젖꽃판)

이 아닌, 지지 역할을 하는 조직(간질조직*)에서 유방암이 생기는 일은 매우 드물다. 유방암은 대체로 딱딱하고 통증이 없는 게 특징이지만 부드럽게 만져지는 경우도 있다. 자가진단을 할 때에는 일정한 힘으로 고르게 만져야 한다. 뭔가 변화가 느껴진다면 일단 의사의 검진을 받아야 하겠지만, 이상이 생겼다고 해서 곧바로 유방암을 의심할 필요는 없다. 유방에 생긴 혹 중에서 약 90퍼센트는 아무런 해가 없는 양성 종양이다. 자가진단을 하는 구체적인 방법은 다음과 같다.

① 거울 앞에서 관찰한다. 양쪽 가슴을 비교해 서로 다른 점은 없는지 살펴보는데 차려 자세와 허리에 팔을 올린 상태, 그리고 두 손을 깍지 낀 상태로 머리 뒤로 올려 각각 관찰한다. 이때 유방의 크기와 모양, 피부색, 유두 함몰이나 피부 함몰이 있는지, 또 멍울이 있는지를 주의 깊게 살펴본다. 상체를 앞으로 숙이거나 자세를 바꿔 다양한 각도에서 유방을 관찰한다.

② 자리에 누워서, 검사하려는 유방을 반대편 손으로 만져본다. 2, 3, 4번 손가락 아래쪽 볼록한 부위로 유방과 겨드랑이 조직을 검사한다. 가슴 부위를 부드럽게 그러나 힘을 준 상태로 원을 그리듯 눌러보면서 평소와 다른 변화, 특히 단단한 멍울이 느껴지는지 알아본다. 그리고 쇄골 바로 윗부

....

* **간질조직** 사이질조직. 실질조직인 유관이나 유선 사이를 지지해주는 지방조직이나 혈관, 신경, 림프관 등의 조직.

분도 혹시 멍울이 생겼는지 만져본다.

③ 유두를 가볍게 짜서 피나 피가 섞인 액체가 흘러나오는지 살펴본다.

이와 같은 이상 징후들이 나타나면 암의 초기 단계일 수도 있지만 대부분 암과 무관한 증상일 때가 많다. 어쨌든 뭔가 이상이 발견되면 곧바로 의사의 진찰을 받아야 한다. 의사에게서 암이 아니라는 말을 듣더라도 이상 징후는 계속 관찰하는 게 좋다. 아무래도 뭔가 이상하다는 생각이 들면 바로 유방 전문 병원으로 보내 달라고 해야 한다. 나는 두 번씩이나 가슴에서 멍울을 발견했는데 그 변화를 관찰하기 위해 이른바 정량적인 측정방법을 사용한 적이 있다. 멍울의 상하좌우 끝에 잘 지워지지 않는 잉크로 조그만 점을 찍은 다음 캘리퍼*로 지름을 재 그 수치를 모눈종이에 표시했다. 한번은 이 기록을 근거로 뭔가 문제가 있다는 것(이에 대해서는 나중에 자세히 다룸)을 담당의사에게 전달하기도 했다. 캘리퍼는 화석을 측정할 때 많이 쓰는 도구인데 화석연구를 하는 동료가 빌려준 것이었다.

놀라운 일이지만 간에 종양이 생기고 꽤 진행되어서 의사가 촉진으로도 알아차릴 수 있는 정도가 되었는데 스스로는 아무것도 느끼지 못하는 경우도 있다. 간은 오른쪽 갈비뼈 바로 밑에 있는데 종양 크기가 크면 촉진도 가능하다. 그러니 해부학의 기초 정도는 모든 사람이 다 배워야 한다고 생각한다. 더불어 우리 몸이 정상일

* **캘리퍼** 자로 재기 힘든 물체의 두께나 지름을 재는 도구.

때는 어떤 상태인지도 알아야 한다. 그래야만 정기적인 자가진단을 통해서 뭔가 이상이 생겼을 때 바로 알아차릴 수 있다. (나는 자가진단법을 학교 생물 시간에 반드시 가르쳐야 한다고 생각한다. 이야말로 어릴 때부터 자신의 건강을 지키게 하는 쓸모 있는 교육이 될 것이다.)

그러나 사람들은 병의 진단에는 고가의 첨단 의료 기술이 필수적이라고 믿는다. 영국에서 유방암 검진 비용으로 국민건강보험이 지출하는 비용만 해도 매년 3,500만 파운드(약 600억 원)가 넘는데, 그 자원을 다른 곳에 써야 한다고 주장하는 의사들도 있다. 자가진단과 숙련된 간호사에 의한 검진만 효과적으로 결합해도 유방암 검사에 드는 돈을 절약해 암 치료를 위해 더 유용하게 쓸 수 있을 것이다. 일례로 항암주사를 투여하기 전에 환자의 암세포를 배양해 항암제에 대한 약물 감수성을 알아보는 등 개별 환자에게 가장 효과적인 항암제를 선택하는 일에 그 돈을 써야 한다는 의견도 있다. 그러면 치료 효과는 올라가고, 환자들이 필요 이상으로 겪는 괴로움은 줄일 수 있을 것이다.

여러 가지 유방암 검사를 받다

차링크로스 병원 유방암 클리닉에서는 방사선치료와 항암화학요법 전문의가 포함된 유방암 전문팀이 치료를 맡는다. 치료를 시작하기 전에 유방암의 종류와 진행 정도를 확인하기 위한 일련의 검사가 이루어졌다. 병원에서는 유방암의 진행 정도에 따라 병기를 구분한다. 종양의 크기가 작고 림프절이나 다른 장기를 침범하

지 않은 상태면 1기, 종양이 크고 림프절 전이가 발생했다면 2기
나 3기에 해당한다. 4기는 이보다 더 진행되어 림프절 외에 다른
조직이나 장기로 전이된 상태를 가리킨다. 유방암은 폐나 간, 뼈
로 전이되는 경우가 많고 매우 드물지만 뇌로 전이될 수도 있다.

혈압이나 소변검사를 비롯한 온갖 종류의 기본적인 검사 외에도
유방촬영과 침생검,* 흉부 엑스선, 간 초음파와 뼈 스캔을 받았다.

유방촬영은 엑스선을 이용한 것인데 성인 여성이라면 대부분
받아본 경험이 있을 것이다. 영국 국민건강보험에서는 50~64세
여성은 3년에 한 번 이상 유방촬영을 하도록 정했다.**

유방촬영이 유방암 조기 발견에 정말 유용한 방법인가에 대해
서는 상당한 논란이 있다. 국민건강보험에 유방촬영을 포함하지
말자고 주장하는 의사들은 유방암의 발견 시기보다는 유방암의
종류나 성질이 치료 결과에 더 큰 영향을 미친다고 생각한다. 유
방촬영은 암세포 주변에 옥살산칼슘이나 인산칼슘이 들러붙어서
생기는 미세석회화가 있을 때에 최고의 효과를 낸다. 반면 이 검
사 방법의 최대 약점은 엑스선을 뼈가 아닌 부드러운 연부조직에
쬐게 되므로 유방 조직이 치밀한 젊은 여성(50세 미만)의 경우에
는 악성 종양을 구별해내기가 쉽지 않다는 것이다. 또 생리주기에
따라 아무 해가 없는 멍울이 생겼다가 없어지기도 하고 유방 조
직 전반에 변화가 생길 수도 있기 때문에 유방촬영 결과를 해석하
는 게 어렵다. 그러다 보니 문제가 없는데 암 진단을 내리는 경우

....
* **침생검** 바늘이 꽂힌 장비를 이용해 이상 부위의 조직을 떼어내 검사하는 방법.
** 그 뒤 검진 대상이 50~70세로 확대되었는데 이를 다시 47~73세로 더 늘리는 방안이
추진 중이다.

도 있고 드물게는 암인데도 아니라고 판정하는 예도 있다. 또 다른 문제로, 엑스선을 반복해서 쬐는 것에 우려를 나타내는 의사들도 있다. 방사능이 우리 몸에 누적되어 다른 영향을 끼칠 수도 있기 때문이다. 50세 미만의 여성을 대상으로 할 때 유방촬영이 결정적으로 생명을 구하는 데 기여했다거나 암의 진행을 바꾸어놓았다는 증거는 별로 없다. 요컨대 유방촬영은 50~69세 여성들에게 가장 효과가 있는 방법이다. 전 세계적으로 유방암 발생률이 높은 편인 캐나다의 예를 들면, 이 연령층은 유방촬영 검사를 받은 집단이 검사를 받지 않은 집단에 비해 유방암 사망률이 30퍼센트 정도 낮다고 한다.

유방촬영은 좀 불편하긴 했지만 고통스러울 정도는 아니었다. 폐 전이를 검사하기 위한 흉부 엑스선이야 당연히 전혀 힘들지 않았다. 간 초음파는 엑스선보다는 조금 복잡한 검사였지만 역시 힘든 일은 없었다. 간 초음파는 임산부에게 하는 태아 초음파검사와 비슷했다.

뼈 스캔은 좀 더 복잡한 검사였는데 흥미로운 면도 있었다. 나는 그때 처음으로 방사선의약품인 디포스폰산 테크네튬 주사를 맞아보았다. 이 약품은 뼈에 달라붙는 성질이 있기 때문에 그 주사를 맞고 촬영을 하면 테크네튬에서 나오는 방사선으로 뼈를 관찰할 수 있다고 한다. 즉 컴퓨터로 뼈 스캔 영상을 모아 이상 부위가 없는지 살펴보는 것이다. 방사선의약품이 전신의 뼈에 골고루 흡수되기 위해서는 일정한 시간이 필요하므로 주사를 맞고 몇 시간 지난 뒤에 검사를 받게 된다. 나는 주사를 맞고 기다리는 동안 같이 간 친구와 병원 카페에서 차를 마시며 시간을 보냈다. 그런데 검사 지시사항을 제대로 읽지 않은 탓에 검사 전에 '방광을 완전히 비워야 한다'는 걸 몰랐다. 스캔 검사가 진행되는 내내 나는 마음을 졸이며 화면을 응시했다. 스캐너가 골반 부근을 비출 때였다. 내가 보기엔 척추 끝 지점쯤이었는데 아주 커다란 덩어리가 빛이 나는 것처럼 선명하게 나타났다. 암으로 불구의 몸이 되어 휠체어에 앉아 있는 내 모습이 퍼뜩 떠올랐다. 그런데 그때 방사선 촬영기사의 목소리가 들렸다. "화장실에 안 다녀오셨어요?" 방사선의약품은 일정 시간이 지나면 주로 소변을 통해 배출되는데 그때 내 방광에는 방사선 동위원소가 가득 차 있었던 것이다. 화장실에 갔다 와서 다시 보니 척추 끝에 생긴 암(?)은 사라지고 없었다. 검사를 마친 뒤에는 콜라를 여러 잔 마셨다. 콜라에 들어 있는 인산이 내 몸속의 디포스폰산 테크네튬을 빨리 없애는 데에 도움을 주기 때문이다. 이럴 때가 아니면 콜라 같은 탄산음료는 절대 마시지 않는다.

유방암의 종류는 어느 세포에 생겼는지와 암이 퍼진 상태, 암의 성질 등에 따라 15가지 이상으로 나뉘는데, 대부분의 유방암이 유관(젖샘관)과 유선(젖샘)에서 생긴다. 특히 유관암이 가장 흔하다. 모든 검사를 마친 뒤 나는 비침윤성 유방암* 1기 판정을 받았다.

....

* **비침윤성 유방암** 유방암은 발생 부위에 따라 유관과 유선 등 실질조직에서 생기는 암과 그 외 간질(사이질)조직에서 생기는 암으로 나눌 수 있다. 유관과 유선에서 발생하는 암은 다시 암세포의 침윤 정도에 따라 침윤성 유방암과 비침윤성 유방암(상피내암)으로 나눈다. 침윤성 유방암은 유관이나 유선의 기저막을 침범한 암으로 비침윤성 유방암보다 진행한 상태이므로 더 나쁜 예후를 보이고, 비침윤성 유방암은 자신의 구역 내에 한정되어 있는 초기의 암이다.

수술, 결정적 실수를 저지르다

이 모든 검사 결과에 대해서는 마지막으로 유방외과 의사가 친절하면서도 정확하게 설명을 해주었다. 의사는 방사선치료를 한 다음 부분절제술(유방 보존수술)로 문제를 완전히 해결할 수 있을 거라고 나를 안심시켰다. 부분절제술이 전절제술보다 유방암 재발률이 높을 수는 있지만 최종적인 사망률에서는 별 차이가 없다고 했다. 달리 말해서 유방암 초기 환자는 부분절제술에 방사선치료를 병행하거나 전절제술을 택하거나 간에 장기 생존율은 마찬가지라는 것이다. 따라서 가슴을 지키는 쪽을 택하더라도 생명을 위협받는 일은 없을 것 같았다.

그런데 그날 한 가지 실수를 범했는데, 바로 병원에 혼자 간 거였다. 안 좋은 결과에 정신이 산란해진 나머지 들고 간 소지품도 몇 가지 잃어버렸고 의사가 했던 말이 헷갈리기도 했다. 이런 일을 피하려면 의사를 만날 때 친구나 보호자가 메모지와 펜을 준비해서 꼭 함께 가는 게 좋다.

방사선치료를 앞둔 일요일 오후에는 정말로 후회스러운 결정적인 실수를 저지르고 말았다. 그날 생리전증후군이 유난히 심했는데 양쪽 가슴에도 욱신거리는 통증이 있었다. 이리저리 눌러볼수록 어디서나 종양이 만져지는 것 같았다. 절망적인 심정으로 병원에 전화를 걸어 진료 예약을 했다. 하지만 그처럼 촉박한 통보로는 내 담당 외과의와 예약이 안 되어서 다른 의사에게 진료를 받게 되었다. 당시는 전문가들 사이에서 부분절제술과 전절제술을 놓고 격렬한 논쟁을 벌이고 있는지 몰랐다. 물론 한 팀에 속한 의사들 사이에서 첨예한 의견 대립이 벌어지고 있다는 것도 (과학자들이 종종 그런다는 사실을 알고 있었는데도) 눈치채지 못했다. 새로운 의사는 내 원래 담당의와는 달리 확실한 전절제술 지지자였다. 그는 확신에 차서 나 같은 비침윤성 유관암은 전절제술을 해야 한다고 말했다. 그러지 않으면 3개월 안에 죽을 수도 있다고 경고했다. 과학자인 남편이 따져 물었지만 의사의 답변은 똑같았다. 의사는 최근에 유방암 분류를 주제로 박사학위논문을 썼다면서 자기가 발견한 사실에 근거해 전절제술을 권한다는 것이다. (나는 늘 뭔가를 설명하거나 분류하는 일에 전 생애를 다 바치는 과학자에 대해서는 그다지 신뢰가 없었다. 그보다는 근본적인 과정에 관심을 두는 과학자들을 더 좋아하는데, 그때는 왜 이걸 기억하지 못했을까.) 남편은 그 의사 말은 전혀 설득력이 없다며 무시해버리자고 했다. 하지만 나는 겁에 질린 채 진료실을 나서며 어린 자식들(당시 6세, 13세)을 생각해서라도 전절제를 해야겠다고 마음먹었다.

그다음 진료 때 내 원래 담당의를 만나 단호한 어조로 전절제술을 받겠다고 선언했다. 하지만 내가 왜 마음을 바꾸었는지는 설명할 수 없었다. 어떻게 내 담당의보다 그 새로운 의사 말을 더 신뢰하게 되었는지는 앞으로도 영영 알 수 없을 것 같다. 극심한 공포는 사람의 행동을 바꾸어놓는다. 평소에 이성적인 사람도 얼마든지 겁에 질린 어린애처럼 행동할 수 있다. 이성적으로 판단했다면 그때 담당의사에게 생각할 시간을 좀 더 달라고 했어야 옳다. 처음 얘기대로 부분절제술을 했더라면 어떻게 되었을까?

유방암 수술을 받다

수술은 오래된 유방암 치료 방법으로, 유방암 하면 제일 먼저 떠오르는 게 유방 절제에 대한 공포다. 유방암에 대한 기록은 고대 이집트까지 거슬러 올라간다. 그 시대 치료의 기본은 병변 조직을 불로 지지는 것이었다. 그 뒤 르네상스 시대에 벨기에의 해부학자 안드레아 베살리우스에 의해 유방 절제술이 개발되었다. 1800년대에는 유방암 환자에 대해 상세한 기록을 남긴 의사들이 있었다. 그 기록을 보면 유방 절제술을 받은 경우라 하더라도 특히 겨드랑이 림프절까지 암이 퍼졌을 때는 8년 내 재발하는 비율이 높았다. (림프절 관찰이 중요하다는 것은 18세기 말 프랑스 의사 르드랑이 처음 발견했다.)

19세기 말에는 할스테드 수술이라고 불리는 근치 유방 절제술이 행해졌다. 1890년 미국에서 시작된 이 수술은 유방을 포함해 주위의 가슴 근육과 겨드랑이 림프절까지 광범위하게 절제하는 방법이다. 이 정도로는 불충분하다고 생각해 어깨 근육까지 절제하는 의사도 있었다. 이 같은 광범위한 유방 절제술은 1927년 영국의 외과의사 제프리 케인스(케인스 경제학으로 유명한 경제학자 케인스의 동생)가 잔혹할 뿐 아니라 환자 생명을 단축시키는 방법이라고 비판할 때까지 외과 치료의 주된 방법으로 유행했다. 제프리 케인스는 유방암이 발견될 때쯤이면 암세포가 혈류를 타고 온몸을 돌아다녔을 거라 생각했다. 말인즉슨 암이 다른 데로 퍼진(전이된) 게 아니라면 그렇게 광범위하게 절제할 필요가 없고 만약 이미 여러 곳으로 퍼진 뒤라면 광범위한 유방 절제술조차 의미가 없다는 것이다.

유방 절제수술을 둘러싼 논쟁은 내가 수술을 받던 1980년대까지 계속되었다. 그래도 당시의 전절제술은 가슴 근육조직도 일부만 포함하는 등 과거에 비해 다소 완화된 방법이었다. 영국에서 부분절제술보다 전절제술을 더 많이 하게 된 데에는 방사선치료의 이미지가 별로 좋지 않았다는 점도 한몫한다. 영국과 달리 프랑스에서는 오래전부터 방사선치료를 즐겨 썼다(아마도 퀴리 부인의 영향인 듯). 국제적인 임상시험 결과를 보면 초기 유방암의 경우, 부분절제를 한 다음 방사선치료를 하는 것과 전절제수술을 하는 것이 생명 연장 측면에서는 차이가 없었다. 내 담당의사는 이 사실을 알았지만 그의 동료인 두 번째 의사는 오로지 자신의 학위논문에 근거해 반대 의견을 내놓았던 것이다. 이제야 그런 생각이 든다.

그러나 종양이 크거나 유방에 생긴 일차 종양(원발성 종양)이 두 개 이상이거나 가슴에 여러 개의 작은 종양들이 산재해 있는 경우라면 전절제술이 여전히 중요한 역할을 한다. 나에겐 해당되지 않은 조건이었다.

보통 사람들의 생각과 달리, 의사들 사이에서는 진단과 치료 방법을 놓고 때로 심한 의견 대립이 벌어진다는 사실을 직접 경험한 셈이다. 심지어 완전히 상반된 의견을 내놓는 경우도 있다. 예를 들어, 바로 얼마 전까지 사이클로트론을 이용한 방사선치료가 주목받았다. 사이클로트론이라는 원통형 기계로 가속한 중성자 입자선을 쬐어서 암세포를 폭격하는 것이다. 연구기관들은 고가의 기계를 사들이기 위해 수백만 파운드의 기금을 마련해야 했는데 당시 영국 총리도 이와 관련한 청원을 지지했다. 하지만 심각한 부작용에 대한 보고가 뒤따랐고 마침내 영국 의학연구협의회와 여러 암 전문가들은 이 방법을 폐기하도록 권고했다. 유방암 치료를 받게 되었다면 의사가 권하는 치료 방법에 동의하기 전에 다음과 같은 사항을 확인해보는 것이 필요하다.

- 그 치료 방법의 최종적인 성공률은 얼마인가? (그리고 이때 '성공'의 정의는 무엇인가?)
- 내가 그 치료를 받는다면 어떤 결과가 예상되는가?
- 그 밖에 다른 치료 방법에는 어떤 것들이 있는가? 그 방법들과 비교하면 어떤가?
- 내 담당의사의 치료 성적은 어떠한가? 해당 분야의 다른 의사들과 비교하면?
- 어떤 부작용(일반적인 부작용과 드물게 나타나는 부작용 모두)이 있는가?
- 치료 후에 내 삶의 질이 어떻게 달라지는가?

좋은 의사라면 이러한 질문에 성실하게 답변해줄 것이다.

그로부터 약 2주 후에 나는 유방 전절제술을 받았다. 수술 자체는 어렵지 않았다. 수술 전에 담당의사와 마취과의사의 진료를 받으면서 마음이 놓였다. 다만 한 가지, 내가 빤히 깨어 있는 상태에서 의사가 검정 사인펜으로 종양을 포함해 잘라낼 가슴 부위를 표시하는 건 다소 곤혹스러웠다. 하지만 마취에서 깨어나서 엉뚱한 데를 잘라냈다는 걸 발견하는 것보다는 백배 나은 일이다. 가슴에 표시하는 건 안정제가 투여되기 전에 이루어지는데, 안정제는 전신마취 전 불안감을 없애기 위해 놓는 것이다. 그런 뒤 열까지 세어보라는 마취의사의 말에 따라 수를 세기 시작했는데 깨어보니 회복실이었다.

병실로 돌아와 평평해진 왼쪽 가슴에 선명한 절개선과 그 위로 기다랗게 꿰맨 자국이 남아 있는 것을 보았다. 상처 부위에는 배액관이 삽입되어 있고 그 끝에 주머니가 달려 있었다. 피가 섞인 액체가 관을 따라 흘러나와 주머니에 고였다. 이는 수술로 인해 상처 주위에 심한 멍이 생기는 것을 방지하기 위한 것이었다. 왼쪽 팔과 수술 중 주삿바늘이 꽂혀 있던 같은 쪽 손등을 제외하고는 특별히 아픈 데는 없었다. 수술 3일 후에 가슴에 삽입한 관과 주머니를 떼어냈고(아프지는 않았다), 10일 후에는 봉합사를 제거했다(역시 통증은 없었다). 2, 3일쯤 지났을 때 매일 회진을 오던 담당의사에게서 내 유방 조직의 병리검사 결과를 들었다. 첫 번째 종양 외에 새로 발견된 암도 없고 림프절도 모두 깨끗하다는 것이었다. 겨드랑이 림프절은 암이 퍼지는 것을 막는 첫 번째 방어선이다. 따라서 림프절의 상태는 암세포의 전이 가능성을 판단하는 가장 믿을 만한 지표이다. 암의 진행 정도를 판단하는 데에도 유용한 근거가 된다. 과거에는 유방암 수술 시 겨드랑이 림프절을 무조건 절제했지만 최근에는 림프절 절제로 인한 림프부종(림프 흐름이 원활하지 않아서 나타나는 증상으로 수술 부위와 팔 안쪽이 붓고 아픈 증상)을 줄이기 위해 감시림프절 생검*을 실시한다. 림프부종은

---

* **감시림프절 생검** 유방암이 가장 먼저 퍼질 수 있는 림프절(감시림프절)을 찾아내 그 림프절의 유방암 전이를 검사하는 방법. 감시림프절 전이 여부에 따라 겨드랑이 림프절 절제술을 결정한다.

한번 생기면 완치가 쉽지 않으므로 조심해야 한다.

어쨌든 병리검사 결과 다른 문제가 없으니 더는 치료를 할 필요가 없다고 했다. 내가 수술을 받았던 1980년대 후반 영국에서는 숨어 있을지도 모르는 암을 치료하기 위한 예방적 항암주사라는 개념이 없었다. 지금은 수술 후 항암주사를 당연하게 생각하는데 유방암 사망률이 낮아진 데에는 이 같은 예방적 항암주사 영향도 있는 것 같다. 1980년대에 행해진 옥스퍼드대학의 연구로는 50세 이상 유방암 환자에게 항암주사와 타목시펜을 병행했을 때 5년 생존율이 25퍼센트 높아졌다고 한다.

수술 후에는 왼쪽 팔의 운동 능력을 향상시키기 위한 재활 운동에 한두 번 참여하기도 했는데, 하다 보니 내 시간에 맞춰 내게 맞는 속도로 하는 게 좋겠다는 생각이 들었다. 물론 사람에 따라서 더욱 체계적인 재활 운동이 필요할 수도 있다.

나는 그때도 타목시펜을 포함해 아무 약도 먹지 않았고 앞으로도 가능한 약은 먹지 않을 생각이다. 암이나 암 치료로 인한 여러 가지 부작용을 완화하기 위해 종종 스테로이드제를 처방하기도 하는데 나는 스테로이드제가 면역 기능을 억제한다고 생각하기 때문에 먹지 않는다. 항생제 또한 가능한 한 사용하지 않으려고 노력 중이다. 내가 마지막으로 진통제를 먹은 게 언제인지 기억도 안 날 지경이다. 물론 이들 중 어떤 약도 암을 일으키지는 않는다. 나는 다만 인공적인 화학물질을 최대한 피하고자 하는 것뿐이다.

치료의 첫 단계, 잘한 일과 잘못한 일

· · · · ·

유방암 치료의 초기 단계는 매우 중요하다. 이 시기에 내가 잘한 일과 잘못한 일을 돌아봄으로써 다른 사람들이 올바른 선택을 하는 데에 도움을 주고자 한다.

잘한 일
- 문제가 있다는 사실을 인정하고 그 어려움을 이길 수 있는 힘을 스스로 찾아냈다.
- 곧바로 의사와 상담하고 정보를 찾아서 막연한 공포심을 가라앉혔다.
- 주치의에게 일반 외과가 아닌 유방 전문 외과를 소개해달라고 했다.
- 기꺼이 나를 도와줄 준비가 되어 있는 가족, 친구를 참여시켰다. 어떤 친구들은 너무 무섭고 걱정된 나머지 차마 나서지 못했다는 것도 알고 있다.
- 지시에 따라 모든 검사를 받았다.
- 힘을 내게 하는 긍정적인 의견에 귀를 기울였다.
- 유방암에 대한 무시무시한 속설을 무시하고 과학에 근거한 합리적인 지식을 쌓아나갔다.

잘못한 일
- 온갖 끔찍한 일을 상상하며 공황 상태에 빠졌다.
- 사람들 얘기 중 안 좋은 사례에 주목했다.
- 유방암 진단을 받던 날 병원에 혼자 갔다. (남편이나 친구를 데려가서 의사가 하는 말을 적어 와야 한다.)
- 내 담당의사가 아닌 다른 의사 말에 너무 크게 흔들렸다.
- 다시 이런 경우를 당한다면 내가 잘 모르는 의사가 아닌 담당의사의 말을 들을 것 같다. 유방 절제수술이 부분절제술에 방사선치료를 병행하는 것보다 더 나은지 꼭 따져볼 것이다.

인조 유방을 맞추다

　수술 후 처음에는 인조 양모로 속을 채운 나일론 패드 유방을 썼다. 6주쯤 지나 상처 부위가 거의 아물었을 때 실리콘젤을 삽입한 인조 유방을 맞추러 갔다. 그곳 여직원이 친절하고 전문가다운 태도로 치수를 재어주었다. 과거에는 새 모이주머니 같은 인조 유방을 썼는데, 지금은 유방 절제수술 직후나 수술 후 오래지 않아 유방 재건수술을 하는 환자들이 많다. 병원에서 내게도 몇 번 수술을 권했지만 웬일인지 통 시간이 나지 않았다. 유방 재건술에는 환자 자신의 등 근육으로 유방을 만드는 방법과 실리콘 같은 보형물을 이용하는 방법 등이 있는데 나라면 당연히 전자를 택했을 것이다. 실리콘젤을 넣은 내 인조 유방은 2년쯤 지나자 내용물이 새어나오기 시작했는데, 그런 끈적끈적한 물질을 몸속에 넣는 건 상상조차 하고 싶지 않다. 오래지 않아 나는 인조 유방도 사용하지 않게 되었다. 브래지어도 상점에서 파는 일반적인 걸 착용한다. 다만 수영복만은 인조 유방을 넣을 수 있게끔 주머니가 부착된 것을 산다. 무더운 날씨에 인조 유방을 하고 있으면, 특히 야외에서 일하는 지질학자라면, 불쾌감이 심할 수밖에 없다. 면 소재의 커버를 씌우는 것 정도가 해결 방안이다. 그런데 사실 인조 유방의 더 큰 문제는 분실 가능성이다. 나는 심지어 병원에 정기검진을 받으러 갔다가 두고 온 적도 있다. 다행히 병원에서 찾아서 보내주었지만 유방클리닉 간호사들은 아직도 그 일을 두고 농담을 걸어오곤 한다.

　유방암이나 유방 절제수술에 대해 다른 사람에게 얼마나 솔직해야 할까? 나는 사실을 이야기하되 아주 구체적인 상황은 굳이 밝히지 않기로 했다(남의 문제로까지 괴로움을 느끼고 싶은 사람은 별로 없다). 유방암 환자 중에는 유방 절제 사실을 알리고 싶어하지 않는 사람이 많다. 유방암이라고 하면 무조건 절제수술을 받았겠거니 짐작하게 될까 봐 암에 걸렸다는 것조차 밝히길 꺼린다. 얼마나 공개할 것인가 하는 문제는 전적으로 환자 본인이나 가족이 의논해서 결정하면 된다.

5년 만에 유방암이 재발하다

병원에 입원해 있는 동안 의사나 간호사들에게 유방암을 일으키는 원인이 무엇인지, 또 재발을 막으려면 어떻게 해야 하는지 묻곤 했다. 그럴 때마다 여성 호르몬 에스트로겐 얘기를 하길래, 식이요법으로 에스트로겐 섭취를 줄이거나 몸속 에스트로겐 농도를 줄일 수 있는지 물어본 적도 있다. 의사나 간호사에게서는 좀처럼 속 시원한 대답을 듣지 못해 영양사를 찾아갔다.

영양사는 내 질문에 약간 당황한 것 같았다. 알아보고 연락해주겠다더니 아무런 소식이 없었고 내 전화도 받지 않았다. 결국, 유방암이라는 건 잊고 최대한 긍정적으로 생활하는 방법밖에는 없다는 말인가? 병원 의료진은 치료에 대한 모든 '결정'은 전문가인 자신들이 할 터이니 걱정하지 말고 전부 맡겨두라는 식이다. 긍정적인 생각이 치료에 도움이 된다는 믿음과 좋은 의도에서 그런다는 것은 알고 있다. (다행스럽게도 이제는 치료 방법에 대해 환자에게 충분히 설명하고 결정 과정에 가능한 한 환자를 참여시키는 방향으로 변화했다.)

그러나 단순히 긍정적인 생각만 하고 있을 수는 없었다. 과학 연구에 대한 그간의 내 경험에 비추어 문제를 해결하려면 먼저 그 문제를 정확히 파악해야 한다고 생각했다. '다 잊어버리고 긍정적으로 생각하자'라는 건 내 스타일이 아니었다. 그래서 나 혼자서 의학 서적을 보기 시작했다. 정통 의학서는 물론 대체의학에 대한 책도 찾아보았고 맥스 거슨 박사와 알렉 포브스 박사의 연구에 대해서도 알게 되었다. 이 두 사람은 항암 식단을 만들어낸 의사인데, 당시의 모든 암 치료 방법 중에서도 식단을 바꾼다는 점이 내게는 아주 설득력이 있었다. 나는 식단과 생활방식을 『브리스톨 식이요법』 책에 나오는 대로 바꾸었다. 브리스톨대학의 포브스 박사가 제안한 이 식이요법은 영국에서 가장 잘 알려진 항암 식이요법이다. 포브스 박사는 책에서 좋은 영양소에 대해 설명하면서 콩을 비롯한 곡물, 그중에서도 발아현미처럼 정맥하거나 가공하지 않은 식품을 많이 먹으라고 권한다. 또한 조리할 때에는 일반 버터 대신 인도식 기버터(크라리피에 버터, 정제 버터)를 쓰고, 요구르트와 데운 우유를 먹는 것은 괜찮다고 하였다. 나는 브리스톨 식이요법이 정말로 좋은 방법이라고 생각했기 때문에 차링크로스 병원의 의사건 누구건 간에 관심을 보이기만 하면 이 식이요법에 대해 설명을 해주었다. 나는 이제 다시는 유방암 때문에 괴로움을 겪는 일은 없을 거라고 확신했다.

수술 후 5년 동안 정기적으로 검사를 받았고 긍정적인 마음가짐으로 생활했다. 그런데 언젠가부터 눈에 보이진 않지만 피부밑에서 뭔가 고약한 것이 생겨나고 있는 건 아닐까 하는 불안감이 엄습했다.

언제 처음 발견했는지는 정확히 기억나지 않지만 어느 날 왼팔 아래쪽 수술 흉터 부위에 크고 단단한 혹 같은 게 만져졌다. 수술 당시 배액관을 삽입했던 자리였다. 검진받을 때마다 그 얘기를 했지만 의사들은 봉합 부위의 피부가 두꺼워지기도 한다면서 나를 안심시켰다. 의사들 말을 순순히 받아들였던 건 브리스톨 식이요법의 신봉자로서 건강한 식단과 생활방식을 고수하고 있었으므로 절대 암일 리가 없다고 생각했기 때문이다. 그러나 내 예상은 빗나가고 말았다.

마침내 1992년 정기검진을 받고 난 뒤 멍울의 크기를 기록해 봐야겠다는 생각이 들었다. 그러면 정말로 자라고 있는지 아닌지 알 수 있을 테니까. 나는 캘리퍼와 지워지지 않는 잉크를 사용해 크기를 재나갔다. 그리고 1993년 초 정기검진을 받으러 가면서 그 그래프용지를 가져갔다. 멍울은 자라고 있었다. 비록 1년 새 2mm가 조금 못 되었지만 자란 것만은 분명했다. 내 정기검진을 담당하던 젊은 여의사에게 그래프를 보여주며 걱정이 된다고 털어놓았다. 의사는 침생검을 해보자고 했고 결과는 악성이었다. 그리하여 며칠 만에 다시 병원에 가서 종양 제거 수술을 받았고, 2주 뒤에는 또 다른 종양을 제거하기 위한 수술을 받았다. 흉터 부위에 생긴 두 번째 종양 역시 내가 찾아냈는데 악성이었다. 이로써 모두 세 번의 유방암을 내가 발견한 셈이다.

1987년 처음 유방암 진단을 받았던 때와 마찬가지로 이번에도 역시 수술 후 일련의 검사가 뒤따랐다. 암이 전이되었다는 징후는 보이지 않았지만 병원에서는 방사선치료를 몇 차례 받는 게 좋겠다고 했다. 나도 방사선치료를 받으면 내 '버섯밭'이 깨끗해질 수 있으리라 생각했다. 나는 암이 자꾸 생기는 밋밋한 왼쪽 가슴을 버섯밭이라고 부르곤 했다.

35번의 방사선치료, 이젠 끝낼 수 있을까

방사선치료라고 하면 많은 사람이 겁을 내는데 당연히 그럴 만하다. 치료에 쓰는 방사선은 유방촬영이나 엑스선, 뼈 스캔 같은 진단의학에서도 많이 사용한다. 영국 정부 기구인 국립방사선방호위원회에 따르면 영국인이 받는 이온화 방사선(건강에 손상을 입힐 수 있는 방사선) 중 약 12퍼센트가 이 같은 의료 행위로 인한 것이고 원자력 산업에서 나오는 것은 1퍼센트 미만이라고 한다. 사실 우리가 감마선이나 알파 입자선 형태로 받고 있는 이온화 방사선은 대부분(약 60퍼센트) 자연계에서 온다. 토양이나 암석, 또는 그와 같은 건축자재를 사용한 건물에서 새어나오는 라돈 가스에서 방출되는 것이다.

방사선치료가 가능할 수 있었던 것은 방사능을 처음 발견한 앙리 베크렐과 그의 제자였던 마리 퀴리 덕분이다. 퀴리는 우라늄에서 생성되는 방사성 동위원소 라듐 226을 최초로 분리해냈다. 그런데 마리 퀴리는 암으로 세상을 떠났다. 오랜 시간에 걸친 방사선 피폭으로 인한 안타까운 결말이었다. 그때는 방사능의 위험성이 미처 밝혀지지 않은 때라 안전장치 따위는 생각조차 할 수 없었다.

오늘날 방사선치료는 강한 엑스선을 암 부위에 쬐는 방식으로 이루어진다. 엑스선은 눈에 보이지는 않지만 아주 강력한 전자파 에너지인데 이를 외부에서 쪼이거나 때로는 훨씬 강력한 감마선을 방출하는 방사능 물질을 주입하기도 한다. 방사선이 암세포를 죽이는 과정에 대해서는 아직 정확히 알려지지 않았지만 유전적 손상을 입혀서 세포를 직접 죽이거나 세포가 스스로 죽는 세포 사멸이라는 것을 일으키는 것 같다. 정상 세포와 달리 대부분의 암세포는 세포분열이 매우 빠르게 진행되므로 방사선을 쪼이면 암세포는 죽게 되지만 주변의 건강한 세포는 방사선에 노출되더라도 쉽게 회복될 수 있다고 한다.

방사선치료는 암을 제외한 주변 조직을 그대로 보존할 수 있기 때문에 절제 부위를 최소화하거나 신체 손상을 덜 입힌다는 점에서 유리하다. 또한 수술로 미처 제거하지 못한 미세한 암세포가 있다면 방사선치료로 죽일 수도 있다. 특히 고령이거나 허약한 환자라면 괜찮은 선택일 수 있다. 그러나 방사선치료 역시 수술과 마찬가지로 국지적인 치료 방법이며 방사선을 쪼인 뒤에도 암세포가 남아 있는 경우가 있다. 따라서 다른 장기로 전이가 일어난 3기나 4기 암 환자에게는 별 효과가 없지만, 때로 증상을 완화할 목적으로 쓰기도 한다. 만약 전신에 방사능을 조사해 온몸에 퍼져 있는 암세포를 완전히 죽이겠다고 한다면 생존에 필수적인 세포 조직들까지 다 죽이고 말 것이다.

방사선치료를 위해 찾아간 방사선종양학과 의사는 썩 마음에 들었다. 내 병력을 확인하는 과정에서 아주 세심한 부분까지 신경을 썼고 표면해부학(신체 표면을 통해 근골격계와 같은 몸속 구조물의 위치와 기능을 이해하는 학문)에도 일가견이 있는 사람이라 금방 믿음이 갔다. (그동안 내가 의사들에게 림프절의 위치를 얼마나 많이 물어보았는지 모른다.) 그 의사는 앞으로 어떻게 될 것인지 명확하게 설명해주었고 참을성 있게 나의 모든 질문에 충분한 답변을 해주었다. 좋은 의사의 조건을 충족한 셈이다. 나는 선형 가속기라는 기계로 강력한 엑스선을 발생시켜 쪼이는 방사선치료를 받기로 했다.

면담 후 방사선 조사 각도와 심도를 결정하기 위해 치료실로 갔다. 007 영화에나 나올 법한 첨단 시설이 갖추어진 방이었다. 방사선 기사의 전문적이면서 친절한 태도 덕분에 두려움을 떨쳐낼 수 있었다. 치료 위치를 표시하기 위해 아주 작게 검은색으로 문신해서 지워지지 않게 했다. 자세히 봐야 알 수 있긴 하지만 아직도 흔적이 남아 있다. 그때 방사선이 폐 조직에도 영향을 미치기 때문에 치료 후 폐 기능이 15퍼센트 정도 감소하게 될 거라는 이야기를 들었다.

일주일 뒤 방사선치료를 시작했다. 매일같이 병원에 가서 접수하고, 잠깐 기다리는 동안 다른 환자들과 이야기를 나누곤 했다. 방사선 조사 부위에는 옷이나 금속 물질이 있으면 안 되기 때문에 탈의실에서 깨끗하고 헐렁한 가운으로 갈아입은 뒤 치료실로 들어갔다. 방사선치료기에 눕자 방사선 기사가 내 왼쪽 가슴에 생리식염수 주머니를 올려놓았다(식염수 주머니는 부분절제술을 받았다면 남아 있었을 내 가슴 대신이었던 것 같다). 조사 준비를 마친 다음 방사선 기사는 방을 나갔다. 하지만 방사선을 조사하는 내내 친절한 말투로 나를 안심시켰다. 방사선 조사는 매번 세 방향에서 이루어졌는데 왼쪽 가슴에 남아 있을지도 모를 암세포는 최대한 제거하고 폐에 미치는 피해는 최소화하도록 설계된 것이었다.

처음에는 방사선치료로 인한 영향을 거의 느끼지 못했다. 하지만 시간이 지나자 방사선 조사 부위의 피부가 일광욕을 심하게 한 것처럼 붉게 변했다. 실제로 방사선치료를 받는 동안에는 일광욕을 하지 말라고들 하는데 지금까지도 나는 햇볕에 노출되면 방사선을 쬐었던 자리가 사각형 모양으로 드러나곤 한다. 방사선 조사 부위의 피부가 가렵거나 따가울 때 이를 완화하는 방법으로 특히 대체의학 쪽에서 권하는 해결책이 많은데, 나는 허브 약제라 해도 방부제가 들어 있어 증상을 더 악화시킬 거라 생각했다. 그래서 연고를 바르는 대신 브리스톨 식이요법을 잘 지키고, 우주비행사가 우주에서 받은 방사선을 빨리 내보내기 위해 먹는 약과 비슷한 성분이 들어 있는 음식을 많이 섭취하기로 했다(상세한 설명은 뒤에서). 샤워할 때에는 자극이 없는 무색무향의 비누를 썼는데 붉게 변한 치료 부위에는 그것조차 닿지 않게 하고 샤워기를 약하게 해서 물로만 씻었다. 의사들은 방사선치료 끝난 뒤, 내 피부의 회복 속도가 빠르고 상태도 아주 좋다며 칭찬해주었다.

방사선치료와 항암화학요법을 혼동하는 사람도 많은 것 같다. 그러나 이 두 가지는 일단 부작용이 다르다. 나는 방사선치료를 받는 동안에는 치료 부위의 홍반 말고 다른 문제는 없었다. 유방암 때문에 방사선치료를 받은 사람 중에 머리카락이 빠졌다든가 구역질이 난다든가 하는 부작용을 겪은 사람은 보지 못했다(머리나 소화기관 쪽에 방사선을 조사하게 되는 다른 암의 경우에는 이런 증상이 나타나기도 한다). 방사선치료를 받는 동안에는 피검사를 해서 치료를 계속해도 되는지 확인했다. 방사선치료 장비도 정기적인 검사를 받아야 한다. 방사선치료 장비를 제대로 유지하지 않으면 심각한 위험을 초래할 수 있기 때문에 장비의 점검이 특히 중요하다. 나는 약 7주 동안 35번의 방사선치료를 받은 뒤 철저한 전신 검사를 받았다. 그리고 나서 6주 후에 전신 검사를 다시 받았는데 암세포는 전혀 발견되지 않았다. 안도감과 행복감을 느끼며 이를 축하하기 위해 친구들과 점심을 함께했다. 이번에야말로 암을 이겨낸 것이다.

그런데 그로부터 다시 6주쯤 지난 7월 어느 금요일 아침, 연구소에서 선배와 가벼운 이야기를 나누던 중 무심코 오른손으로 쇄골 바로 위쪽의 목을 만졌다.

림프절이 있는 위치에서 작고 단단한 혹이 만져졌다. '또 생겼구나.' 암이 재발했다는 것을 직감했다.

재발, 또 재발

그때의 느낌은 도저히 설명할 수 없을 것 같다. 무서운 공포 영화에서 초자연적인 살인마가 절대 죽지도 않고 끈질기게 나타나 사람들을 해치는 걸 본 적이 있는데 그보다 몇 배는 더 무서웠다. 이 괴물은 왜 나를 그냥 내버려두지 않는 거지? 암과 싸워서 분명히 물리쳤는데… 세 번이면 되지 않았나? 그러나 의심할 여지 없이 다시 암이었다. 암이란 놈은 결국 내 목숨을 차지할 때까지 나를 괴롭히겠구나 하는 생각이 들면서 온몸이 오싹해졌다. 황급히 전화기를 찾아 방사선종양학과 의사에게 연락을 취했다. 메시지를 남기고 30분 남짓 지났을 때 의사에게서 전화가 걸려왔다. 의사는 내가 당장 진료를 받으러 간다 해도 유방클리닉의 검사 장비를 쓸 수 없으면 아무 소용이 없다며 다음 주 화요일 오후로 약속을 잡아주었다. 이제 와서 드는 생각이지만, 화요일 진료 때 의사가 나를 진찰했을 때에는 이미 암이라는 것을 알았을 것 같다. 어쨌든 또다시 침생검 검사를 받게 되었다. 의사는 설령 암이라고 해도 여전히 치료 방법이 있으니 너무 걱정하지 말라고 했지만 나로서는 도저히 그렇게 생각할 수가 없었다.

암을 제거하는 수술을 받긴 했지만 비교적 간단한 것이어서 입원은 하지 않았다. 그런데도 나는 완전히 진이 빠져 아무 생각도 할 수가 없었다.

수술 뒤에는 유방암 재발을 막기 위해 타목시펜을 복용하는 게 좋겠다는 말을 들었지만 나는 타목시펜이 자궁내막암 같은 다른 암을 일으킬 수도 있다는 점 때문에 이를 마다했다. 타목시펜을 복용한 환자가 여러 가지 부작용으로 실컷 고생한 뒤 결국 암으로 세상을 떠났다는 얘기도 들은 적이 있었다. 이처럼 사람은 누구나 통계자료가 아닌 얻어들은 정보에 근거해 판단할 때가 많다. 타목시펜을 거부하자 에스트로겐 같은 호르몬 분비를 억제하기 위해 난소에 방사선을 조사하는 방법을 권했다. 물론 이렇게 하면 폐경을 하게 된다.

에스트로겐 분비를 억제하는 방법으로 난소 절제수술을 하거나 방사선치료로 난소 기능을 정지시키는 것이다.* 나는 방사선치

....

* 에스트로겐에 의존적인 유방암의 성질을 이용해, 에스트로겐이 생성되지 않게 하거나 몸에서 만들어진 에스트로겐이 작용을 못 하도록 수술을 하거나 약을 투여한다. 예전에는 외과 수술로 난소를 절제하거나(외과적 난소절제) 난소에 방사선을 조사하는 방사선 난소절제 치료 방법을 많이 썼지만 오늘날에는 약물을 주로 이용한다.

료를 택했지만 이번이 가슴 방사선치료 때보다 훨씬 두려웠다. 무엇보다도 폐경이 그렇게 앞당겨지면 한순간에 늙어 보일 것 같았다. 흰머리에 피부는 얇아지고 뼈도 약해져서 쉽게 부러질 수 있다. 게다가 갱년기가 되면 대부분의 여성이 뱃살 두둑한 '아줌마 몸매'로 체형이 달라진다. 호르몬 변화로 인한 체형 변화는 남성보다 여성에게서 더 크게 나타난다. 체중이 늘면 가슴이나 엉덩이보다 허리 쪽에 쌓이게 되고 그 결과 허리가 잘록하던 전형적인 여성 몸매가 폐경이 되면서 사라져버리는 것이다. 폐경 후에는 때때로 열감이 나타나기도 했는데 이는 내가 '새로운' 식이요법을 시작하면서 없어졌다. 학회 같은 데서 다른 사람들이 종종 내게 생리대를 빌려달라거나 자궁경부암 검사나 일상적인 진료를 받을 때 늘 생리는 언제 했는지 물어보는 걸 보면 아직은 젊어 보이는 게 분명하다. 몸매는 지난 20년 동안 변화가 없고 머릿결이나 피부, 손톱 상태는 오히려 전보다 더 좋아졌다. 단언컨대 이는 내가 식습관을 바꾸었기 때문이다. 회춘 효과를 가져다준 식이요법에 대해서는 나중에 자세히 설명하겠다(힌트: 동양 여성은 대부분 서양 여성보다 훨씬 천천히 나이 든다).

목 부위 종양 제거 수술을 받은 지 2주 뒤 봉합사를 빼러 갔다. 수술을 맡았던 의사는 검사 결과 그 종양이 역시 유방암이었다는 얘기를 아무렇지도 않게 들려주었다. 그러더니 나한테 잠깐 거울 앞으로 가서 서보라고 했다. "아주 잘 꿰매지 않았어요?" 의사 말대로 흉터는 거의 보이지 않았다. 그러나 나는 솜씨가 좋다며 그 의사를 치켜세우고 싶은 마음은 조금도 들지 않았다. 오히려 그의 무신경함에 화가 치밀었다. 암이 세 번째 재발했으니 내가 얼마나 충격에 빠져 있을지 전혀 짐작도 못 하는 것일까. 그런데 사실 나중에는 그 외과의사가 수술을 얼마나 잘했는지 감탄하게 되었다. 미용적인 측면을 고려해 수술해준 덕분에 목에 흉측한 상처가 남지 않았다는 점을 생각하면 고마운 마음이 든다. 인제 돌이켜보면 그 의사는 나름 위로를 하려고 했던 것 같다. 다시 한 번 철저한 전신 검사가 이루어졌고 남아 있는 암세포는 없다는 판정을 받았다.

그랬다, 이제 더 이상의 암은 없다. 암세포는 모두 수술로 제거했거나 방사선으로 없애버렸고 가장 큰 위협이라 할 만한 에스트로겐은 거의 분비되지 않게 만들었다.

정말로 그렇게 되었더라면….

봉합사를 제거하고 약 2주 뒤, 폐경을 유도하기 위한 방사선치료가 끝난 지도 2, 3일쯤 지났을 때였다. 수술 부위에 지난번보다 더 큰 덩어리가 생겨나더니 부풀어오른 데가 가려웠다. 혹 주위로는 통증이 있었지만 혹 자체는 아프지 않았다. 작은 새알을 삶아 반으로 잘라 목 아랫부분에다 붙여놓은 것처럼 보였다. 뭔가 감염이 생겼구나 싶어서 방사선종양학과 의사를 찾아갔다. 의사는 내 목을 살펴보더니 더할 나위 없이 친절하고 조심스러운 태도로 암이 재발했다고 말했다. 나는 불길한 예감에 휩싸였다.

'이제 희망이 없구나.' 그만 포기하고 바로 죽었으면 싶었다. 이 싸움을 계속해야 할 아무런 이유도 찾을 수 없었다.

더 이상 도망칠 데라곤 없는 처지에 몰린, 서부 영화 「내일을 향해 쏴라」의 두 주인공이 생각났다. 은행 강도였던 두 사람은 보안관들의 끈질긴 추격을 받는다. 아무리 도망치려 해도 뒤따르는 추격자들을 피하지 못하는 그들의 신세가, 아무리 달아나려 해도 결국 암에 덜미를 잡히고 마는 내 처지와 비슷하게 느껴졌다.

그러나 이때에도 그 방사선종양학과 의사는 정말 훌륭했다. 내 기분을 알아차리고서는 내가 뭐라고 억지 반론을 펴더라도 다 받아주며 항암화학요법을 받으라고 정성스럽게 나를 설득했다. 결국 가족과 함께 지낼 시간을 조금 더 연장할 뿐이라 하더라도 그것만으로도 충분한 가치가 있다는 생각이 들어 항암주사를 맞기로 했다. 의사는 3일 뒤에 치료를 시작하자고 말했다.

마지막 선택, 항암주사

항암주사는 생각만으로도 정말 무서웠다. 항암주사 하면 떠오르는 이미지가 머리가 완전히 빠진 비쩍 마른 사람들이 심한 구역질과 구토로 고생하는 모습이었다. 그중에서도 머리카락을 잃는다는 게 가장 두려웠다. 나는 이 문제에 대한 해결책으로 믿을 만한 회사에서 나온 아주 좋은 가발을 장만하기로 했다. 항암화학치료를 앞둔 사람들에게 내 경험에 근거해 한 가지 귀띔을 하자면 단골 미용사와 의논을 하라는 것이다. 미용사는 나한테 어울리는 색깔이나 재질의 가발을 고르도록 도와주었고 내 원래 헤어스타일과 거의 똑같게 손질해주었다. 항암치료를 시작하고 나서 가발 손질을 위해 가끔 미용실에 들르기는 했지만 실제 가발을 쓴 적은 없다. 나는 머리카락이 빠지지 않았다.

내가 다니던 차링크로스 병원은 항암화학치료로 꽤 유명했다. 흔히 항암주사라고 불리는 항암화약요법은 약물을 투여해 그것이 혈액을 따라 온몸을 돌며 눈에 보이지 않는 암세포를 치료하게 하는 전신 치료 방법이다. 이미 여러 종류의 항암제가 사용되고 있고 계속해서 새로운 약제가 개발되고 있다. 항암화학 약물은 세포가 DNA를 복제하지 못하도록 해서 암세포의 분열과 증식을 막는 것이다. 항암제 중에는 방사선치료에서처럼 암세포가 스스로 죽는 세포 사멸을 일으키게 하는 것도 있다. 그러나 불행히도 항암화학 약물은 암세포뿐만 아니라 세포분열을 하는 정상 세포까지 공격한다. 소화기관의 점막이나 머리카락 모근, 골수 같은 조직은 암세포처럼 세포분열이 빠르게 일어나므로 암세포와 마찬가지로 공격의 대상이 된다. 이런 이유로 구역질이나 구토, 탈모, 빈혈 같은 부작용이 동반되는 것이다. 특히 골수 안에 있는 조혈모세포에 손상을 주므로 적혈구와 백혈구, 혈소판(혈액 응고 작용을 하는 세포)이 제대로 생성되지 않아 빈혈을 일으킬 뿐 아니라 감염에 대한 저항력도 떨어지고 내출혈이 일어날 위험도 커진다.

항암화학 약물은 1940년대에 나치가 화학전에 사용하기 위한 약물을 만들어내던 중 그 부산물로 처음 개발되었다. 초기 항암치료는 한 가지 약물을 단독으로 사용했는데 충분한 효과를 보지 못했다. 그러다가 1960년대 들어 여러 가지 약을 섞어서 쓰는 게 백혈병을 비롯한 몇몇 암에 효과가 있다는 것이 밝혀졌다. 그러나 유방암과 같은 고형암은 항암화학 약물만으로는 치료가 어려우므로 보조 요법으로 사용한다.

항생제를 쓰다 보면 그 항생제에 내성이 생긴 세균이 출현하듯 어떤 암은 얼마 지나지 않아 항암화학 약물에 대해 내성을 갖게 된다. 어떤 때는 한 가지 약물을 투여했을 뿐인데도 다른 여러 가지 항암화학 약물에 대해 내성을 발휘하는 암도 있다. 나는 메토트렉세이트와 플루오로우라실, 사이클로포스파미드, 이 세 가지 약물로 치료를 시작했다. 앞의 두 가지 약물은 세포분열에 필요한 물질인 것처럼 작용한다. 예를 들어 메토트렉세이트는 화학구조가 세포분열 시 DNA 복제에 필요한 엽산과 비슷하므로 엽산을 대체함으로써 DNA 복제를 방해한다. 사이클로포스파미드(미국 국립과학재단에 의해 발암물질로 지정됨)는 세포 DNA 내 특정 그룹을 공격해 DNA, RNA, 단백질 합성을 저해하여 항암 효과를 나타낸다. 방사선치료와 마찬가지로 암세포는 영구 손상을 입어 죽게 되지만 정상 세포는 회복 능력이 남아 있는 차이를 이용한 치료 방법이다.

나는 6개월 동안 12번의 항암화학치료를 받았다. 2주 연속 목요일마다 항암주사를 맞고 약 3주간 쉬는 사이클로 진행되었다. 치료는 순조롭게 진행되었고, 의료진은 항암치료로 인한 환자의 고통이나 불안감을 덜어주기 위해 최선의 노력을 기울이고 있었다. 하지만 나는 여전히 암담한 심정이었다. 앞으로 내게 남은 시간이 얼마나 되는지 정직한 답을 듣고 싶었다. 그래야 아이들도 미리 마음의 준비를 시키고 그들 장래를 위해 뭔가 해둘 수 있을 것 같았다. 의사는 내게 3개월, 운이 좋으면 6개월 정도 남았을 거라고 말해주었다.

매번 항암화학치료를 하기 전에는 체중을 재고 소변검사와 피검사를 해서 치료를 받을 수 있는 몸 상태인지 확인했다. 적혈구와 백혈구 수치가 너무 낮으면 항암제를 견딜 수 없기 때문이다. 그런 다음 검사 결과가 나오면 그걸 보고 의사가 항암제를 처방해주었다. 그러면 바쁜 의료진 대신 환자가 직접 병원 약국에서 항암제를 받곤 했다. 곧 이야기하겠지만 이는 사실 굉장히 중요한 일이다. 항암주사는 저마다 다른 항암제를 맞는 여러 유형의 암 환자들로 가득 찬 항암치료실에서 맞는다. 나는 손등 정맥에 주삿바늘을 꽂아 메토트렉세이트를 맨 먼저 맞고 이어서 다른 항암제가 든 비닐 백을 연결해 수액을 맞듯이 주사를 맞았다.

항암주사의 괴로움에서 벗어나는 길은 없다. 주사를 맞고 병원에서 나온 지 네다섯 시간쯤 지나자 극심한 구역질이 밀려왔다. 더는 게워낼 게 없는데도 계속 구토가 일어났다. 그런데 구토 억제제를 온단세트론으로 바꾸자 한결 괴로움이 덜해져서 이틀 정도면 연구소로 돌아갈 수 있었다. 구토 억제제는 뇌가 구토 욕구에 반응하지 않도록 해주는 약이다.

항암주사와 관련해 내 경우는 아니었지만 엄청난 사건을 목격한 적이 있다. 언젠가 항암치료를 받는 친구가 있어서 다른 병원에 동행한 적이 있는데, 그때 정신없이 바쁜 병원에서는 환자나 보호자가 가능한 한 모든 일에 최대한 관심을 기울이는 게 얼마나 중요한지 깨닫게 되었다. 이는 아무리 좋은 병원이라 해도 마찬가지다. 내 친구의 검사 결과를 넘겨받은 의사는 항암제 처방을 위해 컴퓨터에 결과치를 입력하고 친구의 몸무게를 기준으로 해서 주사 용량을 계산했다(항암제는 환자의 키와 몸무게를 기준으로 용량을 계산한다). 그런 다음 우리는 병원 약국에 들러 의사가 처방해 준 주사약을 받았는데, 나는 과학자로서의 오랜 습관대로 무심코 주사약 라벨을 들여다보다가 항암제 농도가 지난번의 두 배쯤 되는 걸 발견했다. 친구는 체중이 줄고 있었기 때문에 항암제 농도도 조금씩 줄어들고 있었다. 나는 항암주사실의 수간호사에게 약을 건네면서 뭔가 잘못된 것 같으니 주사를 놓기 전에 항암제 용량이 정확한지 다시 한 번 확인해달라고 부탁했다. 한 시간쯤 기다렸다가 다시 항암주사실로 갔다. 수간호사는 먼저 병원을 상대로 법적 조치를 하지 않겠다는 약속을 해달라고 간청하더니 사실은 의사가 항암제의 농도를 기준치의 2배로 잘못 처방했다고 시인했다. 의사와의 면담을 돌이켜보니 어떻게 된 건지 감이 잡혔다. 의사가 검사 결과를 입력할 때 신장 칸에 체중을 입력했던 것이다.

　물론 그 젊은 의사를 비난할 마음은 없었는데 그건 지금도 마찬가지이다. 어느 병원이든지 유방클리닉 의사들은 믿기 힘들 정도로 심한 압박에 시달리며 일하고 있다. 그러므로 의사의 실수를 잡아내거나 방지할 수 있는 철저한 작업관리 시스템을 갖추어야 한다. 예컨대 컴퓨터로 약제량을 계산할 때 경고를 보내거나 입력을 거부할 수 있게 프로그래밍이 되어 있어야 한다. 인간이라면 3주 만에 키가 두 배가 될 수는 없으니까. 나는 친구 사건에 대해 그 병원에 편지를 써서 보내면서 영국 지질연구소의 우리 실험실 예를 들었다. 우리 실험실에서는 해마다 수천수만 개의 바위나 토양, 물 표본을 처리하는데 실수를 방지하기 위한 엄격한 작업관리 시스템을 갖추고 있다. 지질연구소의 돌멩이에도 일어나지 않는 일이 어떻게 국민건강보험에 속한 병원 중에서도 손꼽히는 곳에서 발생할 수 있다는 말인가! 영국의 국민건강보험은 흔히 정보기술 면에서 아주 취약할 뿐 아니라, 당시만 해도 의사나 간호사 중에서 정보기술 관련 교육을 제대로 혹은 전혀 받지 못한 사람들도 많았다. 이 글을 쓰고 있는 지금까지도 국민건강보험 예산 중 정보기술에 들어가는 돈은 채 2퍼센트가 안 된다. 비교하자면 우리 연구소는 예산의 25퍼센트를 정보기술과 관련한 일에 쓰고 있다. 정보기술에 대한 투자는 점점 늘어만 가는 정보를 더욱 효율적이고 경제적으로 수집하고 정리하기 위한 것이다.

만약 친구가 그때 잘못 처방된 대로 항암주사를 맞았다면 어떻게 되었을지 물어봤는데, 그랬다면 간이나 신장 기능 손상으로 죽을 수도 있었다고 한다. 그 이후에 실제로 항암치료를 받던 중 간이나 신장 기능 손상으로 사망한 사람이 있다는 얘기를 듣기도 했다. 다행히 내가 다니던 차링크로스 병원에서는 아니었지만. 부디 병원의 컴퓨터 시스템이나 소프트웨어가 부실한 탓에 목숨을 잃는 사람은 단 한 명도 없기를 바란다. 그 사건이 있을 즈음 친구는 이미 내가 만든 식이요법을 따르고 있었고 남아 있는 암세포도 없었다. 더는 필요하지도 않은 항암치료 때문에 죽을 뻔하다니, 정말 어처구니없는 일이라는 생각이 든다.

내가 항암화학치료를 시작하고 얼마 지나지 않아 암세포는 없어졌지만 병원에서는 예정된 치료를 끝까지 하라고 권했고 나도 그 말을 따랐다. 구토 말고는 항암주사로 인한 심각한 부작용은 없었다. 다만 구강 발진(생마늘로 치료)이나 손톱 아래쪽 부분에 염증이 생기기도 했는데(따뜻한 소금물에 담그면 효과가 있다) 이는 항암주사 때문에 면역력이 떨어진 탓인 것 같았다. 또 구강 내 염증이 몇 군데 생겨서 치과 치료를 받기도 했다. 물론 내가 유방암 환자이며 이러저러한 항암치료를 받고 있다고 치과의사에게 자세히 얘기했기 때문에 그에 따른 적절한 처치를 받을 수 있었다. 또한 구토 억제제 때문에 변비가 아주 심해졌고 그로 인해 치질까지 생겼는데 이는 유기농으로 재배한 아마씨유를 먹고 해결할 수 있었다. 아마씨유는 암과 싸울 때 또 다른 이점이 있다(상세 내용은 5장에서).

암 치료의 열쇠는 따로 있었다

마침내 다섯 번째 암까지 치르고 나자 노력의 대가가 있었다. 암은 사라지고 더 이상의 재발도 없었다. 더불어 내가 소중히 여기던 머리카락을 잃는 일도 없었다. 오히려 머리카락이 더 굵어지고 색깔도 전보다 짙어졌는데 아마도 새로운 식이요법과 생활방식을 실천한 덕분이라고 생각한다. 내가 제안한 식이요법을 따라한 다른 암 환자들 역시 항암치료를 받을 때 머리가 빠지지 않았다. 나의 단골 미용실 원장은 파마를 하면 머리가 우수수 빠져버릴 거라고 걱정했지만, 나는 아랑곳하지 않고 오랫동안 내 머리를 손질해온 미용사 데이비드에게 늘 하던 대로 스트레이트파마와 염색을 해달라고 했다. 데이비드는 만에 하나 잘못된다 해도 괜찮다는 내 약속을 믿고 내가 원하는 대로 해주었다. 내가 좋아하는, 차분하게 붙는 헤어스타일을 하기 위해서는 숱을 좀 쳐내기까지 했다. 데이비드는 이제 자기 고객 중에 누가 암이라고 하면 내 식이요법을 알려준다.

내 식이요법이 어떤 식으로 탈모를 방지할 수 있는지 정확하게 설명하는 건 힘들지만 몇 가지 가설은 있다. 예컨대 엽산 함유량이 높은 식품을 섭취하면 엽산과 화학구조가 비슷한 항암제 메토트렉세이트가 치료 목적을 달성하자마자 곧바로 엽산이 그 자리를 차지함으로써 약의 체외 배출이 빨라지게 되는 것이다.*

　방사선종양학과 의사는 항암화학요법이 끝나갈 즈음에 암이 흔적도 없이 사라진 것 같다며 기뻐했지만, 항암주사가 끝나면 혹시 또 재발하지나 않을까 걱정하는 눈치였다. 하지만 그런 일은 일어나지 않았다. 그 후 7년이 지나도록 더 이상의 재발은 없었다. 그때 내가 맞은 항암제는 당시로써는 가장 값이 싼 표준 약제였다. 최근의 의학서를 읽어보면 그 항암제만으로 암이 치료되었을 가능성은 매우 낮다.

　건강을 되찾고 2년이 지났을 때 차링크로스 병원으로부터 진일보한 새로운 항암치료를 받아보라는 권유를 받았는데 이번 치료는 아주 비싸다고 했다. 아마도 내가 치료에 적극적인 태도를 보이고 또 예상보다 훨씬 오래 생존하고 있었기 때문에 최대한 나를 도와야겠다고 생각한 것 같다. 하지만 나는 그 권유를 거절했다. 암 치료의 열쇠는 따로 있다는 것을 깨달았기 때문이다.

　다음 장부터는 내가 어떻게 암이 나았는지, 그리고 치료보다 더 중요한 것, 바로 어떻게 재발 없이 잘 살고 있는지 이야기하겠다.

　한 가지 마지막으로 강조할 것이 있다. 내가 구체적으로 어떤 치료를 받고 어떤 치료를 거부했는가 하는 것은 순전히 내 선택이고 나에게만 해당하는 내용이다. 즉, 어떤 치료 방법을 택할 것인가 하는 것은 환자마다 다를 수 있으므로 의사와 충분히 의논해서 결정해야 한다.

....

* 저자가 처방받은 항암주사약(CMF)은 탈모가 가끔 일어나는 것으로 알려졌다. 항암주사 때문에 머리카락이 빠진다 하더라도 치료가 끝나면 다시 자라기 시작한다.

항암치료에 대한 조언

· · · · ·

일반적인 사항

- 유방외과(일반 외과가 아닌)와 방사선종양학과, 항암화학요법 의사로 구성된 유방암 전문 의료진의 치료를 받는다.
- 의사와 상담할 때에는 남편이나 친구 등 보호자를 동반한다. 당사자인 환자 대신 상담 내용을 기록하게 해서 나중에 기억나지 않거나 헷갈리는 일이 없도록 한다.
- 유방 전절제술이냐 부분절제술에 방사선치료를 할 것이냐와 같이 되돌릴 수 없는 중대한 결정은 최대한 안정적인 상태에서 내려야 한다. 몹시 두렵거나 지나치게 감정적인 상태라면 생각할 시간을 갖는 것이 필요하다.

진단 검사

- 검사 시 지시 내용을 잘 듣고 그대로 따른다. 그래야 불필요한 중복 검사를 피할 수 있고 방사능이나 검사 약물에 대한 노출도 최소화할 수 있다.
- 뼈 스캔을 한 뒤에는 인산이 함유된 콜라 음료를 마셔서 검사를 위해 주입한 방사성의약품이 가능한 한 빨리 몸 밖으로 배출되도록 한다. (뼈 스캔에 사용되는 방사성의약품은 인산염이 많은 뼈에 잘 흡수되는 성질을 이용한 것이다.)

외과 수술

- 수술 전 환자의 의식이 있는 상태에서 집도 의사가 절제할 유방이나 종양을 사인펜으로 뚜렷이 표시하도록 한다.

방사선치료

* 방사선 조사 부위는 물줄기를 약하게 해서 물로만 씻고 비누는 사용하지 않는다. 샤워 후에는 크림 대신 올리브오일을 바른다. 허브크림에도 방부제 같은 자극성 물질이 들어 있을 수 있기 때문에 피하는 게 좋다.
* 매일 유기농 달걀 1개와 해조류, 마늘을 많이 먹는다. 마늘에 들어 있는 시스테인 유사 물질이 DNA 손상을 회복시켜 주는데 이 물질은 우주비행사가 우주 방사선의 영향을 피하도록 하는 데에도 사용된다.

항암화학요법

* 단골 미용사의 조언을 받아 가발을 장만하고 평소 헤어스타일대로 꾸민다. 엽산이 많이 든 주스를 마시면 항암치료로 인한 탈모를 방지하거나 최소화할 수 있다.
* 면역력이 떨어져 있는 상태이므로 설사를 하거나 다른 질병의 원인이 되는 미생물이 몸에 들어오지 않도록 끓여서 정수한 물만 마신다.
* 하루 4~6회 정도로 소량의 음식을 자주 먹는다.
* 손 닿는 곳에 간식거리(씨앗이나 견과류, 생과일이나 말린 과일 등)를 두고 내킬 때마다 먹는다.
* 고형의 음식을 먹기가 힘들다면 수프나 주스, 허브차나 녹차를 마신다.
* 새로운 음식이나 조리법 등으로 메뉴를 다양화한다.
* 식사 시간 전에 가벼운 산책을 해서 식욕을 자극한다.
* 가족이나 친구와 함께 식사한다. 혼자 먹을 때면 라디오를 듣거나 TV를 보면서 먹는다.

2장

암은 어떻게
생기는 걸까

내가 암의 공포에서 벗어날 수 있었던 것은

암과 치료 방법에 대해 과학적으로

이해할 수 있었던 덕분이었다.

. . .

내가 맨 처음 유방암 진단을 받았을 때 암이 어떻게 생기는지 그 원리를 알았더라면…. 2장의 내용은 최근의 과학 논문에 근거한다. 쉬운 말로 설명했으니 지레 겁먹지 않았으면 한다.

. . .

암의 공포에서 벗어나려면 알아야 한다

암에 걸렸다는 사실을 어머니에게 털어놓자 "우리 집안에는 '그런 병'에 걸린 사람이 아무도 없는데!"라고 말씀하셨다.

어머니 얘기에 처음에는 좀 놀랐다. 그런데 생각해보니 나이든 사람들은, 젊은 사람이라고 다르지는 않지만, 암에 걸렸다는 것을 뭔가 수치스러운 일, 집안의 비밀로 여겼던 것 같다. 한때 성병이나 정신병이 그랬던 것처럼 암 또한 어떤 희생을 치르더라도 비밀에 부쳐야만 하는 병이었다. 부고란에도 누군가가 암으로 세상을 떠났다고 쓰지 않고 '숙환으로'라며 돌려 말하곤 했다. 미신이나 두려움 때문이었을 것이다.

이 같은 공포는 상당 부분 암에 대한 기본적인 이해 부족 탓이라고 생각한다. 실상 지금도 대부분의 사람은 여전히 암에 대해 무지한 것 같다. 어떤 면에서는 아주 쉽게 이해할 수 있는 게 암이다. 간단히 말해 우리 몸의 일부 세포가 못된 짓을 하기 시작한 것이다. 그렇다면 암세포가 보이는 이상 또는 비정상, 악성 행태라는 것은 무엇인가? 우리 몸의 세포는 정상적인 상태라면 제멋대로 증식하거나 다른 조직을 공격해서 먹어 치우거나 하지 않는다. 또한 엉뚱한 데서 무리를 형성하는 일도 없다. 그러나 암세포는 정상 세포가 하지 않는 이 같은 행태를 보인다.

암이 왜 이렇게 치료하기 어려운지 이해하려면 암세포에 대해 조금은 더 자세히 알 필요가 있다. 이쯤 되면 유난히 짧은 이 장을 건너뛰고 싶은 유혹을 느낄 수도 있을 것이다. 물론 재미난 이야기는 아니지만 시험공부 하듯이 할 필요도 없으니 일단 읽어보길 권한다. 아는 것이 힘이니까. 암에 대해 기본적인 지식만 있다면 누구든 여성을 위협하는 최대의 적으로부터 자기 자신을 지킬 수 있는 유리한 위치에 서게 된다. 만약 유방암 환자라면 치료 과정에 깊숙이 참여할 수 있을 테고 늘어나는 사회적 논의에서 중요한 역할을 할 수도 있다. 유방암과 직접 대면한 과학자로서 나는 유방암이라는 적에 대해 최대한 많은 것을 알아야겠다고 생각했다. 최신 정보를 알수록 쓸데없는 괴담을 머릿속에서 지워버릴 수 있었다. 내가 암의 공포에서 벗어날 수 있었던 것은 암과 치료 방법에 대해 과학적으로 이해할 수 있었던 덕분이었다.

정상 세포와 암세포의 차이

이미 알고 있는 것처럼 우리 몸은 수많은 세포로 이루어져 있으며 세포 간에 여러 가지 복잡한 상호작용이 일어난다. 정상적인 세포는 세포 수가 일정한 수준까지 늘어나면 다시는 증식하지 않는다. 또 정상적인 상태라면 세포마다 자기 영역을 벗어나지 않는다. 즉 소장이나 대장 내 장관 점막세포나 가슴 유관세포가 엉뚱하게도 폐나 간 같은 다른 기관에 나타나서 증식하는 일은 일어나지 않는다. 그러나 앞서 말한 대로 암세포는 정상 세포가 하지 않는 바로 이런 일들을 하므로 위험한 것이다.

사람 몸에서 떼어낸 암세포를 실험실에서 배양할 때도 암세포는 정상 세포와 아주 다른 양태를 보인다. 예를 들어 정상 세포는 알맞은 영양물질을 공급해주어야 하지만 암세포는 영양물질 없이 증식하기도 한다. 또한 정상 세포는 서로 닿게 되면 다시 분열하지 않는(접촉억제 현상) 반면 암세포는 계속 증식해서 덩어리를 형성한다. 이는 암세포가 텔로메라아제*라는 물질을 생성해 세포의 분열 횟수를 감지하지 못하도록 하기 때문이다.

그렇다면 암세포는 왜 이처럼 나쁜 행태를 보이게 되었는가? 무한 증식을 하며 제때 손쓰지 않으면 멀리 떨어진 기관까지 옮아가 전이를 일으키는 이유는 무엇인가? 먼저 우리 몸에서는 필요할 때마다 새로운 세포가 만들어진다는 단순한 사실을 상기해보자. 물론 어떤 조직은 필요할 때라는 게 '계속'일 수도 있다. 어쨌든 시간이 지나면 세포가 늙거나 손상을 입고 죽게 되며 이를 새로운 세포가 대체하게 되는 것이다. 이러한 과정을 세포분열 혹은 전문적인 용어로 유사분열(체세포분열)이라고 부른다.

....

* **텔로메라아제(끝분절효소)** 세포가 분열하는 횟수는 염색체 말단의 보호성 덮개인 말단소체에 의해 결정된다. 말단소체는 세포의 나이를 나타내는데 세포가 분열할 때마다 길이가 짧아진다. 이 말단소체가 특정한 길이로 줄어들면 그 세포는 죽거나 분열을 멈춘다. 그러나 암세포에서는 끝분절효소가 계속해서 말단세포를 다시 만들기 때문에 세포가 분열 중단 신호를 받지 못하는 것이다.

세포가 성장해 일정한 크기와 상태에 이르면 두 개의 새로운 세포로 나누어지는데 이것을 딸세포라 부른다. 딸세포는 어미세포의 유전정보를 그대로 복제해 받는다. 세포분열 주기는 저마다 다르다. 예를 들어 성인의 간세포는 정상적인 상태에서는 분열하지 않는다. 하지만 수술로 간의 일부를 떼어내거나 하면 세포분열을 해서 원래 크기를 회복한다. 반대로 세포분열이 거의 항상이라고 할 만큼 빨리 일어나는 조직이 바로 골수 줄기세포이다. 적혈구 세포의 평균 생존 기간은 120일에 지나지 않는다. 성인의 몸에는 약 25조 개의 적혈구 세포가 있는데 이 숫자를 유지하려면 1초마다 250만 개의 적혈구 세포가 새로 만들어져야 한다. 계산하면 성인의 몸에서는 하루에 적혈구 세포분열이 일어나는 횟수가 무려 2조 번에 달한다. 이는 초당 2,500만 번에 해당한다!

　우리 몸속의 세포는 고도로 진화한 복잡한 시스템에 의해 신체 각 조직의 크기와 모양을 평생 일정한 비율로 유지할 수 있다. 즉 주변 세포가 허용하는 범위 안에서만 분열, 증식이 일어나므로 눈이나 귀, 발, 다리 등 신체 각 부분이 다른 부분과 균형을 이루는 것이다.

　그러니 이러한 분열, 증식 과정에 문제가 생기면 어떤 일이 벌어지게 될지 쉽게 상상할 수 있다. 세포가 필요 이상으로 빠르게 분열, 증식한 것이 바로 종양이다. 이렇게 증식이 되더라도 그 세포 덩어리가 다른 조직을 침범하지 않고 원래 조직 내로 제한되면 '양성', 인접 조직이나 멀리 떨어진 조직까지 침범(전이)하는 것을 '악성'이라고 한다. 신체 다른 조직으로까지 뻗치는 이 같은 이상 세포 증식을 고대 그리스의 히포크라테스는 '게(crab)'를 의미하는 '카르키노스(karkinos)'라고 불렀는데, 바로 여기에서 암 (cancer)이라는 단어가 유래했다고 한다. 암 종양의 모습(부어오른 정맥혈관 같은)이 게의 집게발과 같다거나 종양이 자라나서 퍼진 모습이 게와 같다고 한 데서 붙여진 이름이다.*

뜨개질 본(유전자 배열)이 잘못되면

세포분열 과정에 문제가 생겼다는 건 그 과정을 통제하는 조절 기구의 이상을 의미한다. 정상적인 체세포분열은 일정한 주기로 일어난다. 첫 번째 시기인 간기에는 세포가 자라서 새로운 단백질 을 생성한 다음 염색체 쌍이 만들어진다. (염색체는 유전정보를 가진 DNA가 실 모양을 이룬 것으로, 눈동자 색이나 주근깨 같은 신체의 모든 형 질을 결정한다.) 뒤이어서 염색체 쌍이 두 줄로 정렬했다가 마침내 둘로 나누어진다. 이렇게 해서 원래 세포와 완전히 똑같은 세포가 만들어지는데 이 일련의 과정은 전부 세포의 유전자에 프로그래 밍되어 있다.

우리 몸의 세포 하나하나에는 수많은 유전자가 들어 있어서 눈 동자나 머리 색깔 같은 신체 형질에 대한 정보는 물론이고 세포분 열이나 세포의 성장, 죽음 등에 대한 상세한 지침까지 모두 포함 하고 있다. 세포 내 유전자 배열은 뜨개질 본이나 컴퓨터 프로그 램에 비유할 수 있는데 암세포는 여기에 뭔가 오류가 생긴 거라고

....

* 한자 암(癌)은 암세포가 바위같이 딱딱하다는 사실에 빗대어 붙인 이름이라고도 한다.

할 수 있다. 즉 뜨개질 본이 잘못되면 결국 스웨터의 무늬를 잘못 짜게 되는 것과 비슷하다.

대부분의 세포는 모양이나 기능에 상관없이 세포질이라는 끈적한 물질이 세포막에 둘러싸여 있다. 그리고 적혈구 세포를 제외한 모든 세포에는 사령탑 구실을 하는 세포핵이 있다. 이 세포핵 안에 염색체가 있는데 염색체는 DNA라는 특수한 물질 다발이며 DNA에 유전자가 포함되어 있다. 유전자는 특정 단백질을 합성하는 데 필요한 유전정보로서, 유전자에 스위치가 켜지면(활성화되면) 그와 연관된 특정한 단백질이 만들어진다. 그런데 돌연변이(유전자에 이상이 생긴 것)가 생기면 결국 단백질의 종류나 양이 다르게 생성되어 잘못된 메시지를 보내게 되는 것이다. 이처럼 잘못된 유전정보를 가진 세포가 세포분열을 시작하면 잘못된 본에 따라 스웨터를 짜는 것 같은 일이 벌어지고 만다.

유방이나 전립선 세포를 비롯해 온갖 종류의 세포 표면에는 수용체가 있는데 특정한 호르몬이나 성장인자와 선택적으로 결합해 메시지를 전달한다. 수용체의 한쪽 끝은 세포막 바깥의 세포외액 속으로 돌출해 있고 다른 쪽 끝은 세포질 속으로 뻗어 도관이 형성되는데 이 도관을 따라 세포 외부의 메시지가 안쪽으로 전달된다. 예를 들어 성장인자가 알맞은 수용체와 결합하면 그 성장인자의 메시지가 직접 세포질로 전해지고 이렇게 세포질로 들어온 정보는 단백질에서 단백질로 전달되다가 마침내 세포핵에 도달한다. 이 같은 정보 전달은 정해진 신호 전달 경로를 따라 일어난다. 세포핵에 도달한 메시지는 유전자의 스위치를 켜서 세포의 분열, 증식이 일어난다.

그런데 정상 세포에 있는 세 가지 유전자군에 변이가 일어나면 암이 발생하게 된다. 첫 번째 종류는 발암유전자로 '자랄 수 있는' 원형암유전자*, 두 번째 종류는 세포의 비정상적인 증식을 억제하는 종양억제유전자, 세 번째는 손상된 DNA를 복구, 수리하거나 아예 자기파괴를 일으키게 하는 DNA 복구유전자다.

그간의 연구를 보면, 암세포는 종양이 발견되기 이미 몇 년 전에 비정상적인 복제 프로그램이 생긴 어떤 세포에서 시작된다고 한다. 말하자면 잘못된 뜨개질 본에 따라 스웨터를 짜나가는 것처럼 원형암유전자나 종양억제유전자, DNA 복구유전자에 이상이 생기면 세포분열을 거듭할수록 오류가 쌓이고 결국 암세포가 된다는 것이다. 원래 우리 몸에는 변이를 찾아내고 제거하는(때로는 손상된 세포로 하여금 스스로 죽게 하는) 복잡한 품질관리 시스템이 있다. 그런데 생명체를 보호하는 이 품질관리 시스템을 벗어나서 암세포가 만들어지고 이상증식에 돌입하는 것이다. 웬일인지 DNA 복구 메커니즘이 정상적으로 작동하지 않고 우리 몸의 면역체계도 암세포를 비정상으로 인식하지 않기 때문에 암세포를 공격하거나 죽이지 않는 것이다. 또한 최후의 수단인 세포 사멸조차 일어나지 않는다. 이 같은 일련의 사태를 보면 암은 확실히 여러 가지 실패가 중첩된 결과라고 할 수 있다. 최초의 시작은 뜨개질 본의 오류, 즉 유전자 변이이다.

이 같은 유전자 오류를 돌연변이라고 하는데 대부분의 암은 앞

---

* **원형암유전자** 암을 유발하는 종양유전자와 구조적으로 유사한 유전자가 정상 세포 내에도 존재한다. 이 원형암유전자는 유전자 돌연변이 등 특정한 조건에서 암유전자로 변환될 수 있다.

에서 말한 세 가지 유전자 중 하나 이상에서 돌연변이가 생긴 결과이다.

세 가지 유전자의 돌연변이

▬ 원형암유전자

최초의 변이는 원형암유전자에서 생긴다. 이 유전자는 정상 세포의 경우라면 세포 외부의 수용체에서 '세포분열하고 증식하라'는 메시지가 전해지면 차례차례 단백질을 생성해 메시지를 세포핵까지 전달한다. 그러나 단백질을 만들어내는 유전자가 손상을 입으면 종류가 다른 단백질을 만들거나 이상증식을 일으켜 세포 성장에 문제를 일으킨다.

수용체와 세포핵 간의 정보 전달은 신호 전달 경로를 따라 진행된다. 신호 전달 경로는 세포외액에 존재하는 성장인자가 세포의 수용체에 달라붙으면 활성화된다. 즉 '성장' 메시지의 전달 릴레이가 시작되는 것이다. 암세포는 단백질 릴레이를 멈추어야 하거나 스위치를 꺼야 할 때조차 활동을 그치지 않는다. 유방암의 원인 중에도 원형암유전자의 변이로 인해 '성장하라'는 메시지를 전달하는 스위치가 꺼지지 않고 계속되는 경우가 많다.

제약회사에서는 유방암을 일으키는 변이 세포의 성장인자 수용체를 차단할 수 있는 약물을 개발하고 있다. 성장인자의 수용체를 차단해 암세포의 증식을 억제하는 방법이 사람에게도 효과가 있는지는 아직 확인되지 않았지만 실험으로는 이미 증명된 바 있다. 예를 들어서, 캐나다 몬트리올의 주이시 종합병원 마이클 폴락 박사 팀의 실험은 유방암과 관련이 있다고 알려진 인슐린유사 성장인자-1(IGF-1)과 결합하는 단백질(IGF 결합 단백질 3)이 인슐린유사 성장인자-1의 활동을 억제해 암세포의 증식을 중지시킨다는 것을 보여주었다. 현재는 유방암 환자의 IGF 결합 단백질 3의 생성을 강화하거나 활동을 증가시킬 수 있는 약물 연구가 진행 중이다. 유방암이나 전립선암의 증식에는 인슐린유사 성장인자-1이 중요한 작용을 하는데 4장에서 인슐린유사 성장인자-1과 음식의 관계에 대해 살펴보겠다.

▬ 종양억제유전자

변이를 일으켜 암을 유발하는 데 관여하는 두 번째 유형의 유전자는 종양억제유전자이다. 종양억제유전자는 세포의 증식을 억제하는 단백질 서열 정보를 암호화하는데, 세포외액을 통해 주변 세포에도 억제 신호를 전달한다. 그래서 어떤 세포가 이상증식 현상을 보이면 이 종양억제유전자가 일련의 단백질을 생성해 증식하지 말라는 신호를 세포핵에 전달하는 것이다. 유방암과 관련이 있는 종양억제유전자 BRCA-1과 BRCA-2*의 변이는 유전성이 있어서 전체 유방암 중 5~10퍼센트는 이 같은 유전자 변이형을 가진 사람에게서 발병한다고 한다. 유전자 변이형은 가계 내에서 남녀 구별 없이 세대에서 세대로 전해진다. 그러나 유방암 유전자를 가졌다고 해서 누구나 암에 걸리는 것은 아니다. 그뿐만 아니라 가까

....
* **BRCA** Breast Cancer(유방암).

운 친척 중에 유방암 환자가 있다는 게 바로 가계의 유전성을 의미하는 것도 아니다.

그런데 BRCA-1 유전자의 손상이 반드시 가족력 때문은 아니라는 주장도 있다. 말하자면 후천적으로 유전자에 손상을 입을 수도 있다는 이야기이다. 다른 암 유전자가 세포 깊숙한 곳, 곧 세포핵 가까이에서 단백질을 생성하는 것과는 달리 BRCA-1 유전자는 세포 표면에서 일련의 단백질을 만들어 세포외액으로 분비한다. 정상적인 BRCA-1이 만든 단백질은 세포분열이 제멋대로 일어나는 것, 즉 암으로부터 유방을 보호한다고 알려졌다. 한 가지 덧붙이자면 유전성 유방암에 관여하는 이 유전자가 유전성 전립선암과도 관련이 있다는 증거도 존재한다. 케임브리지대학의 연구에 따르면 손상된 BRCA-2 유전자를 가진 남성들은 전립선암에 걸릴 가능성이 4, 5배쯤 높다고 한다.

자신이 유방암에 걸리기 쉬운 종양억제유전자의 변이형을 가졌는지 알고 싶어하는 사람도 있다. 손상된 유전자를 물려받았는지 궁금하다면 적절한 의료 기관에 문의하면 된다. 종양억제유전자가 손상되었다는 것은, 속담에 비유하면 소를 잃었을 때 외양간을 고칠 수 없다는 것을 뜻한다. 그러나 음식과 생활방식만 바꾸어도 암세포의 분열, 증식에 관여하는 성장인자나 호르몬 또는 호르몬 유사물질에 대한 노출을 감소시켜 유방암 위험을 낮출 수 있다.*

....

* 할리우드의 유명 배우 안젤리나 졸리는 손상된 BRCA-1 유전자를 가지고 있다고 해서 2013년 예방 차원에서 유방 절제술을 받았고 최근에는 난소암 예방을 위해 나팔관과 난소 절제술을 받았다고 한다. 개인의 상황과 조건에 따른 선택을 존중하지만, 그녀도 이 책을 읽었으면 한다.

━ DNA 복구유전자

암과 관련이 있는 세 번째 유형의 유전자는 손상된 DNA의 복구를 지휘하는 DNA 복구유전자이다. 이 유형 중 대표적인 것이 p53 유전자인데 많은 암에서 p53 유전자의 손상이 나타난다. p53 유전자는 '게놈의 수호자'라고 불리는 단백질을 만들어냄으로써 손상된 DNA를 복구하거나 DNA가 손상된 채 복제되는 걸 방지한다. 그뿐만 아니라 DNA가 아주 심하게 손상된 경우에는 세포 사멸을 유도하기도 한다. 그러므로 p53 유전자에 문제가 생기면 손상된 DNA를 가진 세포가 없어지지 않고 그대로 복제되어 쌓이게 되는 것이다.

암과 관련된 몇몇 유전자들은 대개 세포의 심층에서 단백질을 만들어낸다. 그러나 유방암과 관련된 유전자는 이들과 달리 세포의 표면 가까이에서 단백질을 만들어 세포외액으로 분비함으로써 성장을 촉진하거나 억제하라는 메시지를 전달한다고 한다. 이는 곧 음식이나 생활습관의 변화에서 비롯된 우리 몸의 생화학적 변화가 비교적 쉽고 빠르게 유방암에 영향을 미칠 수 있을 거라는 점을 시사한다. 이에 대해서는 5장과 6장에서 더 살펴보겠다.

유전자가 있다고 모두 암에 걸리는 건 아니다

암이 발생하는 데에는 분명하고도 확실한 유전적 요인이 있기 때문에 전문가든 일반인이든 간에 암을 유전적인 질병이라고 정의하는 것을 당연하게 생각하는 것 같다. 이렇게 생각하게 되는 과정은 다음과 같다.

1. 암은 유전자 변이 때문에 생긴다.
2. 그러므로 암은 유전적인 질병이다.
3. 유전자는 내 마음대로 어찌할 수 없다. 따라서 암 발생 위험을 낮추기 위해 할 수 있는 일도 없다.
4. 결국 암 치료는 유전자치료이다. 엄청난 비용을 투자해 유전자치료법을 연구한다면 언젠가는 성공할 수 있을 것이다.

이와 같은 추론은 한 마디로 비과학적이고 비논리적이다. 문제는 그 누구보다 잘 알고 있어야 할 전문가 중에서도 이처럼 잘못된 추론 과정을 신뢰하는 사람이 적지 않다는 점이다.

원형암유전자라는 말만 해도 그렇다. 마치 우리 몸속에 숨어서 오로지 암을 일으킬 기회만 노리는 유전자가 있는 것 같지만 사실 이것은 세포의 정상적인 분열, 증식에 필수적인 유전자이다. 다만 이들 유전자에 변이나 이상이 생겼을 경우에만 암을 유발하게 되는 것이다. 이는 원형암유전자라는 이름과는 전혀 어울리지 않는다. 폐암을 유발하는 담배나 석면으로 피해를 본 사람 중 상당수는 이 같은 발암물질에 노출되지 않았더라면 아무런 문제도 없었을 거라 생각한다. 마찬가지로 많은 여성이 유방암을 일으킬 가능성이 있는 유전자를 갖고 있지만 유방암의 원인이 되는 그 무언가에 노출되지 않으면 암은 생기지 않을 것이다.

최근에는 암에 대한 유전자치료가 특히 과대 선전되고 있다. 유전자치료는 이상이 생긴 유전자를 바로잡기 위해 건강한 새 유전자나 단백질을 주입하는 것이다. 그러나 이 때문에 사망에 이를 수 있다는 지적도 있다. 다음은 「뉴 사이언티스트」지에 게재된 닐 보이스의 논문에서 발췌한 내용이다.

미국에서 유전자치료를 관리 감독하는 유전자치료감시위원회 위원들은 유전자치료로 인한 사망이 제대로 보고되지 않는 상황에 우려를 표명한다. 미국은 유전자치료를 시행하면 그로 인한 부작용이나 사망 사실을 관계 당국(국립보건연구소 DNA재조합 사무국)에 제출하게 되어 있다. 하지만 재조합 유전자를 제공하는 제약회사들은 기록 공개를 반대한다. 심지어 유전자치료로 인해 사망했다는 증거가 없으면 아예 보고서 자체를 제출할 필요가 없다고 주장하는 사람들도 있다. 미국 식품의약청은 유전자치료가 환자에게 해를 끼친다는 증거가 있다면 연구를 중단시키겠다는 입장인데, 실제로 1999년에 뉴저지주 소재 제약업체인 셰링플라우사가 간암 환자를 대상으로 진행하던 유전자치료를 금지한 바 있다. 셰링플라우사는 감시위원회에 부작용을 보고하면서 이를 비공개로 해달라고 요청했지만 위원회에서는 그 요청을 기각했다.

그런데 유전자치료가 왜 효과가 없을까? 이른바 새로운 치료법은 어떤 것이든 항암화학요법이 직면한 것과 같은 문제에 부닥칠 테고 수많은 유사한 장애를 극복해야 할 것이다. 즉 정상 세포를 손상하는 일 없이 암세포만을 찾아내 침투한 다음 그 암세포를 변형시키거나 파괴해야 한다.

최근의 주요한 연구 결과를 보면 암세포와 정상 세포 간의 차이가 정말 크지 않다는 것을 알 수 있다.[4] 암세포는 수많은 유전자 중에서 극소수의 유전자가 손상을 입거나 변이가 생긴 것이다. 그런 까닭에 정상 조직은 공격하지 않고 암에 걸린 조직만 골라서 공격할 수 있는 치료 방법을 개발하는 것은 지극히 어려운 일일 수밖에 없다.

　　실험실 배양접시나 때로 동물실험에서는 효과를 보이는 치료법도 있다. 그러나 화학 제재이든 생물 제재이든 상관없이 어떤 항암제를 사람에게 적용할 수 있으려면 암세포를 찾아내는 건 물론이고 심각한 부작용 없이 효과적으로 종양에 침투하는 방법도 알아내야 한다. 예를 들어 고형암의 경우에는 종양 안으로 약물을 전달할 만큼 충분한 혈액이 공급되지 않는다든가 약물이 혈관을 따라 쉽게 퍼져나가지 못한다든가 하는 여러 가지 장애가 있을 수 있다. 또 약물 자체의 독성이나 부작용도 문제지만 그 약에 대해 내성이 생긴다거나 생물 제재 즉 외부 단백질의 유입을 항원으로 인식해 체내에 항체를 형성한다든가 하는 등의 문제도 흔히 일어난다. 게다가 암세포는 유전자가 불안정한 상태이기 때문에 빠르게 변이가 일어나 면역을 이용하는 것은 그다지 효과가 없고 화학요법이나 유전자치료 등에 대해서는 쉽게 내성이 생길 수 있다. 마지막으로 1장에서 얘기한 바와 같이 '기적의 치료법' 개발에는 어마어마한 비용이 들어가므로 약이 개발된다 해도 엄청나게 고가일 수밖에 없다. 그러니 유방암 환자에게 실제로 사용할 수 있는 치료약이 개발된다 하더라도 비용 때문에 모든 환자가 그 혜택을 누릴 수도 없다.

암 치료를 위해 여러 가지 새로운 방법들은 계속 개발되고 있다. 그중에는 손상된 유전자를 복구하는 유전자치료법이나(비록 현재는 암세포에 필요한 유전자를 충분히 운반하지는 못하지만) 손상된 유전자가 생성해낸 단백질을 수정하는 분자의학적 방법도 있다. 또한 암세포의 자살(세포 사멸)을 유도하는 약제나 암이 자라는 데 필요한 혈류를 차단하기 위해 작은 혈관들의 형성을 막는 방법(혈관형성 억제제), 그리고 암세포가 다른 조직으로 옮겨가서 증식(전이)하지 못하도록 하는 약제도 있다. 신체의 면역체계를 자극해서 스스로 암세포를 찾아내고 파괴하도록 하는 새로운 면역학적 방법도 개발 중이다. 최근에 집중적으로 판매되는 신약은 단일클론항체를 이용한 것으로(단일클론항체는 항체 생산 세포를 특정 암세포와 융합해 무한정 생존할 수 있게 만든 것이다), 이는 암세포로 전달되는 특정한 항원을 표적으로 하여 만들어진다.* 진행성 유방암 환자에게 이러한 신약을 투여하자 생존 기간이 4.6개월에서 7.6개월로 늘어났다고 한다. 그래 봐야 첨단 기술과 천문학적 비용의 신약 효과라는 게 7개월 남짓인 데 반해 과학과 상식에 근거한 값싸고 손쉬운 유방암 대처법으로 나는 이미 7년 생존이라는 성과를 거두었다.**

....

* 단일클론항체는 순수하게 한 종류만으로 된 항체로 특정 병원체에 대한 식별력이 매우 높다. 단일클론항체에 항암제를 부착시켜 투입하면 미사일처럼 항암제를 암세포라는 표적에만 작용하도록 유도할 수 있다. 유방암 세포에 발현되는 인체 상피세포 성장인자 수용체 2형(HER2) 단백질에 특이적으로 결합해서 기능하지 못하게 하는 표적치료제 허셉틴을 예로 들 수 있다.
** 저자는 이후 지구화학 연구를 계속하여 2012년 영국학술원 회원이 되었으며, 현재에도 왕성한 활동을 하고 있다.

유방암의
원인을 찾아서

우유 같은 '자연' 식품이

건강을 위협할 수 있다는 사실을

처음에는 인정하기 어려웠다.

다른 사람도 그러리라 생각한다.

• • •

3장에서는 내가 어떤 방법으로 유방암의 주요 원인을 규명할 수 있게 되었는지 이야기하려고 한다. 이 작업은 나의 과학 지식과 중국 및 한국에서의 연구 경험, 그리고 중국, 한국, 태국, 일본 과학자들과의 교류에다 약간의 행운까지 더해졌기에 가능한 일이었다.

• • •

내 목숨이 걸린 연구를 시작하다

다섯 번째 유방암 진단을 받고서 엄습했던 공포와 두려움의 순간이 지나자, 이제 나를 구할 수 있는 사람은 오직 나밖에 없다는 확신이 더 강해졌다.

의사들 말도 그랬고 의학이나 약학, 화학 전공서를 보아도 항암화학요법 단독으로 암이 낫지 않을 거라는 점은 분명했다. 유방 절제수술 후 5년 동안 나는 의사들이 받으라는 치료를 받고 시키는 대로 따랐다. 그와 동시에 그 유명한 브리스톨 식이요법에서 권하는 항암 식이요법과 생활방식을 지켰다. 그런데도 삶은 새알 반쪽같이 생긴 딱딱한 악성 종양이 쇄골 위로 불거졌다. 단 열흘 만에 이만큼 자란 것이다. 유방암이 내 림프계에 문제를 일으킨 게 분명했다. (암세포는 다른 조직이나 장기를 침범하게 되는 경우에도 원래 세포의 특성을 그대로 유지한다. 예컨대 유방암이나 전립선암 세포가 폐나 뇌, 뼈, 간 같은 조직으로 전이된다 하더라도 유방암이나 전립선암

세포의 성질을 유지하는 것이다. 나중에 다시 말하겠지만 바로 이 점이 내가 궁극적으로 유방암을 극복하는 방법을 찾아내는 단서가 되었다.)

몇 년 전에 다발성경화증 전문의와 공동 연구를 수행한 적이 있었다. 미국인 의사였는데 나한테 다발성경화증을 설명하면서 '슬롯머신 질병'이라고 불렀다. 이상한 표현이라고 의아해하자 그 의사는, "라스베이거스에서 슬롯머신을 한다고 생각해보세요. 딸기 그림이 한 개 나왔다면? 뭐, 별일 아니죠. 이번엔 딸기 그림이 두 개 나왔어요. 여전히 특별한 일은 아니에요. 하지만 딸기 그림이 세 개라면? 대박을 터뜨린 거죠." 하고 설명했다.

이 말은 어떤 사람이 다발성경화증의 원인이 되는 세 개의 인자 중 두 개를 갖고 있다고 해도(그 의사가 딸기 두 개와 레몬 한 개로 그린 것처럼) 아무런 증상이 나타나지 않을 수 있다는 것이다. 그러나 아주 드물긴 하지만 세 개 다 딸기가 나온다면 그건 문제다. 즉 다발성경화증이 발병하게 되는 것이다. 그는 이 세 개의 인자가 바로 유전적 소인과 감염(당시에는 잠복기가 긴 지발성 바이러스 감염설이 유행하고 있었다), 그리고 환경 및 생활습관 요인이라는 것이다. 참고로 덧붙이자면 그 의사와의 공동 연구에서 내 역할은 다발성경화증이 유난히 많이 발생하는 스코틀랜드 북부 지역과 주변 오크니 제도의 환경요인을 규명하는 것이었다.

암도 다발성경화증처럼 다양한 인자가 결합해 단계적으로 발생하는 질병이라고 알려졌다. 이 사실은 처음으로 내게 한 가닥 희망의 빛을 비추었다. 비록 애초에 내가 유방암에 걸리게 된 원인(아마도 몇 년에 걸쳐 진행된)에 대해서는 할 수 있는 일이 아무것도 없다 하더라도, 암세포 증식의 정체를 안다면 이제라도 암을 막기 위해 할 수 있는 일이 많을 것이었다.

유방암은 사람에 따라 진행 속도가 다르다. 아마도 우리 몸속에 암세포가 증식이 잘되는 환경이 유지되도록 하는 무언가가 있기 때문일 것이다. 그 결과 암세포가 무한 증식해서 신체의 다른 조직까지 침범하기에 이르는 것이다. 암세포 증식이 잘되는 조건이라는 게 있다면 그 반대의 경우, 즉 암 환자 중에서 왜 어떤 사람은 암이 재발하지 않고 사라지는지도 설명할 수 있다. 이에 근거한다면 유방암을 이겨내기 위해서는 환경 또는 생활습관이라고 하는 그 '딸기 그림'을 찾아내서 없애야만 한다.

마침내 과학자로서 내 목숨을 건 연구를 시작하려는 참이다. 내가 옳다면 살게 되겠지만, 내가 틀렸다면 이것이 내 생애 마지막 연구가 되고 말겠지.

수많은 통계와 자료, 관찰 관찰 또 관찰

이 부분은 유방암 연구에서의 내 장점에 대한 것이다. 지구환경을 연구하는 과학자들은 바위나 화석, 화산, 지진 등 자연현상을 관찰하고, 관찰 결과를 종합해 궁극적으로 지구와 지구의 시스템이 어떻게 발전해왔는지 설명할 수 있는 이론을 수립하고자 노력한다.

나와 같은 자연과학자들의 연구 방식은 생명과학이나 의학 연구자들과는 좀 다르다. 이 점은 생각해볼 필요가 있는데, 지구의 시간 척도는 너무나 광대해서(수십억 년에 이를 정도로) 생명과학자들이 하듯 시험관을 쓰거나 제어된 실험실 조건에서 연구하는 게 불가능하다.

자연과학자는 조각 나서 점점이 흩어져 있는 파편을 한데 모아야만 한다. 관찰 또 관찰, 오로지 더 많은 관찰을 통해 이론을 만들고 통합하고 개선해나간다. 1장에서 얘기한 '지식의 나무'를 떠올려보면, 전통적으로 자연과학자의 연구는 다른 과학 영역보다 한참 올라간 뿌리 위쪽의 나무 둥치에서 이루어진다.

이 같은 접근 방법은 놀라운 성공을 거두어, 150여 년이 채 되지 않아 지구와 생명의 진화라고 하는 경이로운 이야기를 완성하기에 이르렀다. 예를 들어보자. 지구는 약 45억 년 전에 형성되었다. 우주를 돌고 있던 뜨거운 먼지 덩어리가 복잡한 물리화학적 작용과 생물학적인 과정을 거쳐 표면이 식으면서 다양한 환경을 가진 행성으로 변형되었다. 이 지구 행성에는 물이 풍부하고 대기 중에 산소가 포함되어 있어서 다양한 생명체가 나타날 수 있었다. 지구 외층은 거대한 판으로 나누어져 있는데 이 판들은 땅속 깊은 곳에서의 복잡한 대류 작용에 따라 100만 년 단위로 움직인다. 이 때문에 판과 판의 경계 부분에서 화산 폭발과 지진이 발생한다. 35억 년 전 지구에 처음으로 출현한 생명체가 여러 가지 다양한 생물 종으로 진화했고, 환경 변화의 영향으로 어떤 종들은 사라지고 또 어떤 종들은 살아남았다.

하지만 자연과학의 새로운 발견은 그 시대 주류 과학의 공격을 받기도 한다. 예를 들어 19세기 후반 찰스 다윈은 바위와 화석 등에 대한 광범위하고 주의 깊은 관찰에 기초해 지구와 생명은 적어도 30억 년에 걸쳐 진화해온 것이라고 주장했다. 그러나 많은 과학자는 다윈의 주장을 격렬하게 반대했다. 당시의 유명한 과학자 켈빈 경은 다윈의 발견을 일축하고 물리학적인 계산에 근거해 지구의 나이는 겨우 수천만 년에 지나지 않는다는 의견을 내놓았다. 켈빈의 계산은 실제 지구 나이의 약 100분의 1에 불과한 것이었다. 물리학자에 어울리지 않는 어마어마한 오류였다. 이 같은 실수는 켈빈이 지구 내부에서 생성되는 자연적인 방사성 원소의 붕괴열을 생각하지 못했기 때문이다. 결국 신중한 관찰자였던 다윈의 말이 옳았고 저명한 물리학자가 틀렸다는 것이 증명되었다.

나중에 독일의 지구과학자 알프레드 베게너가 당시로써는 이단적인 대륙이동설을 내놓았다. 지구는 원래 하나의 커다란 대륙이었는데 이것이 쪼개져서 오늘날과 같은 대양과 대륙을 형성하게 되었다는 것이다. 꼼꼼한 관찰에 근거한 주장이었음에도 베게너의 이론에 대해 이른바 정통 과학자들은 허튼소리로 치부하며 그 같은 메커니즘은 있을 수 없다고 들고일어났다. 다윈의 예와 마찬가지로 증거가 점점 쌓이자 베게너의 주장은 반박할 수 없게 되었다. 그리하여 마침내 판 구조론이 과학계 전반에 널리 받아들여지게 된 것이다.

좀 더 최근의 예로 미국의 과학자 월터 알바레즈는 지구의 역사에서 생명체의 대량 멸종(운석 충돌로 인한 공룡의 멸종 같은) 사건이 있었다는 주장을 내놓았다가 웃음거리가 되었다. 하지만 그의 주장 역시 오늘날에는 과학적인 이론으로 널리 받아들여지고 있다.

그래서 나도, 이대로 죽거나 아니면 살 길을 찾는 방법 말고 아무런 수가 없다면 당연히 헤쳐나갈 길을 찾아야 한다고 생각했다. 먼저 내가 처한 상황을 스스로 통제해야겠다고 생각했다. 일단 자연과학자로서의 경험을 이용해, 나를 인정받는 과학자가 되게 해준 그 방법대로 해나갈 작정이었다.

전 세계적으로 수십억 달러를 암 연구에 쏟아부었지만 치솟는 암 사망률을 잡지 못했다는 사실을 떠올렸다. 암 환자 치료를 위해 많은 의사가 헌신하고 있지만 그들이 사용하는 도구는 기본적으로 20년 전에 쓰던 것과 똑같다. 다른 과학 연구 분야에서 이만큼 높은 비용을 들이면서 겨우 이 정도 성과밖에 내지 못했다면 벌써 오래전에 문을 닫았을 것이다. 나는 암의 종류와 진행 정도를 볼 때 기껏해야 3개월에서 6개월밖에 살지 못한다는 병원의 예측을 받아들일 수 없었다. 대신 유방암을 자연과학자의 눈으로 바라보고 자연현상의 하나로 연구하기로 했다. 다윈의 전통에 따라 유방암을 전체론적인 관점에서 보고자 했는데, 따라서 내 연구의 시작은 사실과 수치, 통계, 데이터, 그리고 관찰하고 관찰하고 관찰하기였다.

유방암의 의심 요인 네 가지

들판에 서 있는 건초더미에서 바늘을 찾으려면 먼저 어느 건초더미에 바늘이 들어 있는지 알아야 한다. 어찌 보면 바늘이 들어 있는 건초더미를 골라내는 게 그 속에서 바늘을 찾는 것만큼 어려운 일일 수도 있다.

내 심정이 바로 그랬다. 내게 닥친 위기와 맞붙어 싸우려면 어떤 방법을 써야 하는지는 알고 있었다. 그동안 배운 대로 '관찰'이라는 방법을 사용하면 되니까. 그러나 정확히 어디서부터 들여다보아야 할까?

바로 이 점이 문제였다. 당시에는 일반적으로 유전적 소인이나 여성 호르몬 에스트로겐에 노출된 기간, 동물성 지방 섭취량, 성격이나 스트레스 같은 심리적 요인이 유방암과 관련이 있다고 생각되었다. 요컨대 이 네 가지 중요한 요인을 살펴보아야 했다, 그것도 가능한 한 정확하게. 하지만 시간이 많지 않았다. 나는 이 각각의 요인에 대해 나와 어떤 관련이 있을지 재빨리 예비 평가를 진행했다.

▬ 유전적 소인

맨 먼저 우리 어머니와 이모들은 아무도 유방암에 걸리지 않았다는 사실을 떠올렸다(어머니는 91세, 이모는 94세이다). 그뿐만 아니라 외할머니와 그 자매 중에도 유방암에 걸린 사람은 없었고 다들 장수를 누렸다. 아버지 쪽 여성들을 살펴보아도 비슷했다. 우리 가계에는 어떤 암도 발생했다는 증거가 없다. 그러니 내가 유전적으로 유방암에 걸리기 쉬운 조건이라는 증거는 없는 셈이다. 최근에 BRCA-1과 BRCA-2의 두 유전자에 생기는 돌연변이가 유방암 또는 난소암 발생에 크게 영향을 미치는 유전적 소인이라는 것이 밝혀졌다. 그럼에도 전체 유방암 중 유전적 결함이 원인인 것은 겨우 5~10퍼센트뿐이다.[5] 그런데 변이가 일어난 '유방암 유전자'를 유전적으로 물려받았다고 해서 반드시 유방암에 걸리는 것은 아니다. 변이가 생긴 유전자는 해당 가계 내에서 여성 혹은 남성의 계보를 따라 세대에 걸쳐 전해질 수 있다. 그러나 다시 말하거니와 그와 같은 유전자를 가지고 있다고 해서 누구나 유방암이 생기는 것은 아니다. 게다가 물려받은 돌연변이 유전자가 종양억제유전자라는 사실은, 손상된 유전자를 물려받았다 하더라도 유방암을 촉진하는 요인을 제거할 수 있다면 유방암의 위험이 줄어든다는 것을 의미한다. 유전적 소인을 더 파고드는 것은 나한테 별 의미가 없다는 결론에 이르렀다.

■ 에스트로겐

여성 호르몬 에스트로겐은 난소에서 분비된다. 19세기에 스코틀랜드의 의사 조지 비트슨이 난소를 제거한 여성들에게서 유방 종양이 줄어드는 것을 관찰한 이래, 에스트로겐이 유방암에 관여한다는 사실이 밝혀졌다. 이른 초경과 늦은 임신, 또 늦은 폐경으로 인해 에스트로겐에 노출되는 총 기간이 늘어나게 되었다. 체중 증가나 피임약 복용, 호르몬 대체요법* 등으로 인해 에스트로겐에 노출되는 기간이 많이 늘어났다고 주장하는 사람들도 있다.

내가 보기에 자연스러운 상태에서 분비되는 에스트로겐 때문에 유방암이 생긴다고 하는 것은 있을 수 없는 일인 것 같다. 만약 그렇다면 임신 중에는 에스트로겐이 증가하니 모든 임신부가 유방암에 걸리게 될 것이다. 또한 호르몬 대체요법이 없던 과거에도 에스트로겐 수치가 상당히 줄어든 폐경 여성들이 유방암에 걸렸었다는 것을 어떻게 설명할 것인가? 사실은 나이 든 여성일수록

....

* **호르몬 대체요법(Hormone Replacement Therapy, HRT)** 갱년기를 맞이한 여성에게 체내에 부족한 에스트로겐과 프로게스테론을 주성분으로 하는 여성 호르몬 약물을 투여하는 것을 말한다.

(그래서 에스트로겐 수치가 낮을수록) 유방암 위험도는 더 커진다. 지구과학자의 눈으로 보면, 좀 더 근본적인 요인이 신체 화학작용에 문제를 일으켰을 때에만 에스트로겐이 유방암을 일으키도록 작용하는 것 같다. 나는 이 문제를 좀 더 자세히 들여다보기로 했다. 이에 대해서는 다음 장에서 이야기하도록 하겠다.

━ 지방 섭취량

과학자들은 계속해서 서구식 식생활이 유방암의 위험을 증가시킨다며, 총 지방 소비량 특히 동물성 지방의 섭취량이 유방암과 관계가 있다고 지적한다. 그러나 상당수의 여성을 10년 넘게 관찰하고서도 동물성 지방과 유방암의 상관관계에 대해서는 명확하게 밝혀내지 못했다.[6] 알다시피 나라나 지역별 식생활에 따라 사람들이 섭취하는 지방의 종류는 무척 다르다. 예를 들어 에스키모는 주로 고래나 물고기, 그 밖의 여러 바다 동물로부터 지방을 얻는데, 지방 섭취량이 상당히 많음에도 불구하고 유방암의 위험도는 높아지지 않는다. 나는 몇 년 동안 보건 당국의 권고 기준에 따라 지방이 없는 살코기를 굽거나 다져서 만든 요리나 저지방 치즈, 탈지 우유와 요구르트만을 먹어왔다. 그러므로 지방 섭취는 내가 찾는 요인이 아닐 거라고 확신했다.

━ 성격과 스트레스

미국 임상심리학자 로렌스 르샨에 따르면 스트레스를 내면화하는 유형이 암에 더 걸리기 쉽다고 한다. 그는 심지어 암에 잘 걸리는 '성격적 유형'이 있다고까지 주장한다. (반대로 공격적이고 목표지향

114

적인 사람들은 심장 발작이나 뇌졸중을 일으킬 위험이 크다는 것이다.) 스트레스에 관해서 말하자면, 나를 포함한 많은 유방암 환자가 일상생활에서 스트레스를 받고 있었고 비극적인 사건을 겪기도 했다. 그러니 대부분 그래서 암에 걸리지 않았을까 하는 생각을 할 수 있다. 그러나 최근의 대규모 연구에 따르면 어떤 사건으로 인한 슬픔이나 불안, 성격, 우울증 같은 정서적인 요인이 암을 일으킨다고 하는 통념을 뒷받침하는 증거는 거의 없다.[7] 하지만 나는 스트레스 대처 방안을 개발하는 것도 괜찮은 아이디어라고 생각했다. 이에 대해서는 6장에서 더 자세히 설명하도록 하겠다.

이와 같은 평가를 하고 보니 스트레스 말고는 나한테 맞는 요인은 없는 것 같았다. 나는 초경도 늦게 했고 피임약이나 호르몬 대체요법 약물을 복용한 적도 없고 세 아이를 출산했으며 아이마다 기간은 달랐지만 모두 모유 수유를 했다. 동물성 지방 섭취량은 극히 적었고 우리 집 가계의 여성들은 모두 85세 이상 장수했고 아무도 암에 걸린 사람이 없었다.

분명코 이것 말고 다른 요인이 있을 거라는 생각이 들었다. 나는 그것을 찾아내야만 했다.

중국 여성은 왜 유방암에 걸리지 않을까

"왓슨, 왓슨! 게임이 시작됐어!" 셜록 홈스는 특별히 흥미로운 사건을 좇을 때면 이렇게 외치곤 한다.

과학 분야의 탐정이라면 시간에 쫓기는 싸움을 벌이고 있을지라도 짜릿한 전율을 느낄 때가 있다. 항암주사를 맞던 시기에는 때때로 죽을 만큼 고통스러웠지만, 나 자신의 생존을 위해 머리를 쓰기 시작하자 새삼 추격의 흥분이 느껴지곤 했다. 그러나 여전히 어디서부터 시작해야 할지 알지 못했다.

모름지기 과학자라면 논리적이고 감정에 좌우되지 않아야 하며 끈질기게 노력한 끝에 성과를 이루어낸다고들 생각한다. 하지만 수많은 과학적 업적에는 항상 한 줄기 행운이 깃들었다. 내게도 그런 일이 일어났다.

내가 왜 유방암에 걸렸는지 그 원인을 찾을 수 있는 실마리는 중국에서 일하던 남편이 돌아왔을 때 발견되었다. 그때 나는 주기적으로 항암주사를 맞고 있었다. 남편을 통해 중국의 친구, 동료들이 카드, 편지와 함께 몇 가지 신기한 한방 좌약들을 보내주었다. 그들은 그 한방 좌약이 내 유방암 치료에 도움이 될 거라고 했다. 지금까지도 그 좌약 성분이 무엇인지 모르지만 모양새는 로켓 불꽃처럼 생겼었다. 분석을 위해 차링크로스 병원에 보냈는데 분석 결과는 듣지 못하고 말았다. 심각한 상황이었지만 유방암 좌약 덕분에 남편과 나는 배꼽이 빠져라 웃어 댔다. 그때 나는 "이런 게 정말 유방암 치료약이라면 중국 여성은 절대 유방암에 걸리지 않는다는 말도 사실이겠네."라고 말한 것 같다.

그런데 '중국 여성은 유방암에 걸리지 않는다'라는 말이 내 마음에 파문을 일으켰다. 그리고 함께 일했던 중국인 동료가 준 '중국 암 사망 분포도'가 퍼뜩 떠올랐다. 내가 영국과 중국 간의 공동 프로젝트를 개발하는 일을 돕고 있을 때였다. 우리 목표는 토양화학과 질병 간의 상관관계를 조사하는 것이었다. 특히 셀레늄의 수치가 낮으면 왜 케샨병이라는 심장질환이 생기고, 연골 변성으로 인한 기형성 관절염인 카신벡병에 잘 걸리는지 연구하고 있었다. 케샨병은 오늘날 셀레늄 결핍으로 인한 풍토병으로 알려져 있다. 주로 아이나 가임기 여성이 잘 걸리는데 치료하지 않으면 심장 기능 손상이나 죽음에 이르게 되는 병이다. 그 뒤 수천 명의 아이에게 셀레늄을 보충해주는 임상시험을 한 결과, 셀레늄이 케샨병을 예방하는 효과가 있다는 것이 증명되었다.

케샨병 연구 뒤, 내가 몸담은 영국 지질연구소에서는 중국인 학자들과 함께 특정 토양에서 자라는 농작물 때문에 생기는 셀레늄 결핍 문제를 규명하고 그 위험을 경감하는 방안을 연구해왔는데, 지금은 중국 케샨 지역의 케샨병 발생률과 사망률도 현저하게 낮아졌다. 또한 셀레늄과 요오드가 부족한 농작물을 비롯해 카신벡병의 위험인자에 대해서도 더 잘 알게 되었다. 근본적인 '원인'(환경에 잠재해 있는)에 대한 이해가 따르지 않고서는 현대 의학이 할 수 있는 일은 거의 없다는 사실을 명심해야 한다.

서양과 동양의 유방암 발생률

'중국 암 사망 분포도'는 항상 내 관심의 대상이었다. 그 분포도를 보면 중국 전역에서 지역별로 발생하는 암의 종류가 다르다는 점을 뚜렷이 알 수 있다. 일례로 폐암은 주로 도시 지역에 집중되어 있었다. (서구의 연구 결과도 마찬가지이다. 오염된 도시 지역에서의 폐암 발생률이 시골에서의 발생률을 초과하는 것으로 나타났다. 특히 흡연자의 경우는 더욱 그러했다.) 또한 주석이나 우라늄 광산이 있는 지역에서는 대기중 방사성 입자의 흡입이 폐암의 원인이 될 수 있다. 중국의 위암 사망률은 전체적으로 높게 나타났지만, 분포도를 보면 선선하고 습한 북부 산악 지대에서 많이 발생했고 남부 열대 기후에서의 발생률은 매우 낮았다. 북부에서는 겨울을 나기 위해 식품을 저장하는데 비위생적인 취급으로 음식물 속에서 미생물이 자라고 그게 원인이 되어 위암이 발생한다는 추측에 들어맞는 결과이다. 반면에 코나 입속에 생기는 암은 중국 남부의 홍콩과 하이난섬 후방 지역에 집중되어 있다. 이 분포도는 암이 단일한 종류의 질병이 아니라 여러 가지 원인과 분포를 나타내는 다양한 질병이라는 점을 보여준다.

맨 처음 중국 암 분포도를 보았을 때 충격적이었던 것은 중국 전역의 유방암 사망률이 한결같이 아주 낮다는 점이었다. 중국의 암 사망률은 여성 인구 10만 명당 1명이었는데, 이는 유방암 발생률이 10명당 1명에 도달하는 서구와 비교하면 지극히 낮은 수치였다. 물론 서로 다른 나라의 데이터를 이처럼 단순하게 비교할 수는 없을 것이다. 옥스퍼드대학의 리처드 돌 교수(흡연과 폐암과의 상관관계를 처음으로 확인한 사람)가 제안한 방법대로 각각의 수치를 먼저 표준 연령 분포에 맞게 변환시켜야 한다. 그러지 않으면 잘못된 가정을 하게 되는 것이다. 유방암이나 전립선암처럼 주로 중년이나 노년에 발생하는 암을 예로 들어보자. 인구 집단 A와 B가 있는데 A 집단에 B 집단보다 젊은 사람들이 훨씬 많다면 A 집단의 암 사망률이 B 집단보다 낮게 나올 것이다. 이것이 암 사망률만을 단순 비교할 수 없는 이유이다. 통계 전문가들은 이 같은 연령 차이를 데이터에 반영할 수 있는 간단한 방법을 개발했는데, 이를 '연령표준화' 방법이라고 한다.

그런데 연령표준화 방법을 쓰더라도 세계보건기구(WHO)의 국제암연구소가 수집한 유방암과 전립선암 발생률은 중국이나 한국, 일본이 서양보다 확실히 낮다.[8]

┃ 표 1 ┃ 유방암, 전립선암의 연령표준화 발생률(인구 10만 명당/연간)

	유방암		전립선암	
	1993–1997	2003–2007	1993–1997	2003–2007
중국(치둥)	10.0	15.3	1.1	3.3
중국(상하이)	27.2	39.2	3.0	10.5
중국(홍콩)	36.2	45.2	8.6	18.6
한국(서울)*	20.8	37.3	8.5	22.7
한국(제주도)		24.4		17.6
일본(히로시마)	36.6	58.1	14.1	47.0
일본(나가사키)	29.8	48.5	12.6	40.4
일본(미야기현)	33.1	54.0	12.7	44.1
일본(오사카)	27.9	37.3	9.0	16.3
영국(잉글랜드)	74.4	85.4	39.6	65.0
영국(스코틀랜드)	75.6	82.8	42.4	57.2
미국(42개주–백인) NPCR 통계		86.0		97.8
미국(42개주–흑인) NPCR 통계		82.0		162.3

(출처: WHO 국제암연구소, CI5)

....

* 한국 여성의 유방암 발생률은 1991년 24.5명에서 2012년에는 50.7명으로 2배 이상 높아졌으며, 한국 남성의 전립선암 발생률은 1999년 8.5명에서 2012년 27.0명으로 3배 이상 높아졌다. (국립암센터, 2012년 국가암등록통계)

연령표준화 데이터로 보면 중국 시골 지역(치둥)의 유방암 발생률은 여성 인구 10만 명당 겨우 10~15명에 지나지 않는다. 하지만 중국의 도시 지역(상하이) 발생률은 시골의 2.5배에 달했는데, 처음 분포도를 보았을 때는 아마도 심각한 환경오염 때문에 그런 게 아닐까 생각했다. 실제로 중국 환경오염의 심각성은 서구를 빠르게 앞지르고 있었으니까.

고도로 도시화된 홍콩 같은 곳에서는 그 비율이 10만 명당 36~45명으로 시골의 3배에 달했다. 일본의 히로시마와 나가사키 같은 도시는 최근 발생률이 홍콩보다 약간 높았다. 그러나 한 가지 기억할 것은 일본의 이 두 도시는 원자폭탄이 떨어졌던 곳이라는 점이다. 즉 일반적인 환경오염으로 인한 암 말고도 방사선 때문에 암이 생겼을 수도 있다.

이 같은 통계를 근거로 하면 놀랍게도 다음과 같은 추론도 가능하다. '만약 서양(영국이나 미국) 여성이 방사선 피폭을 당한 산업화된 도시 히로시마에서 일본인의 생활방식대로 살아간다면, 유방암 위험도를 30~50퍼센트 가량 낮출 수 있다'는 것이다. 환경오염이나 도시화와는 상관없는 여러 가지 생활방식이 서구 여성의 유방암 발생률을 엄청나게 높인다는 것은 분명하다. 이는 부정하기 어려운 결론이다.

인종이 아니라 생활방식이 문제

한 가지 확실히 해두고 싶은 것은 우리가 살펴보고 있는 통계가 폐쇄된 실험실 연구에서 나온 이론적인 결과물이 아니라는 점이다. 이 수치는 현실 세계의 실제 사람 수이다. 이 지식은 엄청난 비용을 들인 연구를 통해 얻은 것이다. 작고 깔끔한 표는 그 이면에 수십억 명의 삶과 생명을 담고 있다. 이 표를 자세히 조사하고 여기서 알아낼 수 있는 것을 최대한 밝혀내는 것이야말로 과학자들의 최소한의 임무일 것이다.

첫 번째로 알아낸 것은 동양과 서양 간에 유방암과 전립선암 발생률이 크게 차이 나는 게 무엇 때문인지는 정확히 모르지만, 일단 유전은 아니라는 것이다. 이민자 연구를 보면 동양인도 서양으로 이주한 뒤 한두 세대만 지나면 유방암과 전립선암의 발생률과 사망률이 그 이민국과 비슷해진다.[9] 반대로 홍콩이나 말레이시아, 싱가포르의 부유한 사람들처럼 서구의 생활방식을 따르는 경우는 동양인이라 하더라도 유방암과 전립선암 발생률에서 서구와 별 차이가 없다.

중국에서는 유방암을 흔히 부자 사모님병이라고 부른다. 부유한 사람만이 이른바 홍콩 스타일 음식을 누릴 수 있기 때문이다. 중국에서 홍콩 음식이란 아이스크림이나 초콜릿바를 비롯해 스파게티나 그리스식 페타치즈에 이르기까지 모든 서양 음식을 망라한다. 이 음식들이 과거 영국 식민지였던 홍콩에서는 구하기 쉬웠던 반면 중국 본토에서는 희귀했기 때문이다. 이 같은 관찰 결과 유방암은 유전적 결정인자보다 환경요인이 더 중요하다는 주장이 나오는 것이다. 그렇다면 유방암을 예방하는 것도 가능하다는 이야기이다.

일본 역시 유방암과 전립선암 발생률이 영국이나 미국에 비해 낮다는 점은 특별한 의미가 있다. 일본의 많은 지역은 서구와 마찬가지로 산업화되어 있다. 실제로 일본에서는 이미 1950년대에 중금속 오염으로 인한 질병이 생겨났다. 일례로 심각한 신경질환을 일으키는 미나마타병은 메틸수은이 들어 있는 산업 폐수에 오염된 생선이나 조개를 먹어서 생기는 병이고, 심각한 뼈 손상을 일으키는 이타이이타이병(이타이: 아프다는 뜻)은 카드뮴에 오염된 음식을 먹었을 때 발병한다. 또한 일본은 1945년 세계에서 처음으로 핵폭탄이 떨어진 나라이다. 그때부터 과학자들은 암의 종류와 핵폭탄의 관련성을 찾아내기 위해 나가사키와 히로시마의 암 발생률을 자세히 연구해왔다. 그 결과 유방암 발생률은 다른 도시에 비해 의미 있게 높은 수치는 아니었다.

일본은 평균적인 서구 산업국가와 여러모로 닮은 점이 많은 나라이다. 그러나 유사한 산업 환경에도 불구하고 영국과 일본이 유방암 발생률에서 차이를 보이는 것은 다른 요인이 유방암 발병에 영향을 미친다는 것을 암시한다. 태국이나 중국을 비롯한 동양의 다른 나라에서 얻은 데이터도 이와 놀랄 만큼 유사하다. 그러니 생활방식 요인, 즉 내가 찾고 있던 세 번째의 '딸기'는 아마도 동서양 간의 오랜 문화적 차이와 관련이 있을 거라고 보는 게 타당할 것이다.

언제가 중국 출장에서 돌아온 남편에게 이런 질문을 던졌다. "피터, 중국 사람의 생활방식이 뭐가 그렇게 다르던가요? 중국인이 유방암에 걸리지 않는 이유가 뭐예요?"

그 뒤 몇 주 동안 남편과 나는 「중국 연구」(1983년과 1984년에 걸쳐 중국 전역에서 행해진 국민 건강과 영양 및 환경에 대한 코넬-옥스퍼드 프로젝트, 한국어판 『무엇을 먹을 것인가』)를 검토했다. 이 연구를 이끈 사람은 미국 코넬대학의 콜린 캠벨, 중국 예방의학회의 첸 준시, 중국 의학회의 리준야오, 영국 옥스퍼드대학의 리처드 페토 교수 등이다. 나중에는 전 세계적으로 스무 명에 달하는 공동 연구자들이 이 프로젝트에 참여해 혈액과 소변 샘플을 분석했다. 중국은 건강 연구를 위한 거대한 실험실이라고 할 만하다. 인구도 엄청나게 많고 환경도 아주 다른 데다 다양한 질병과 상이한 식습관, 그리고 서로 다른 사회경제적 조건으로 인해 사망률도 지역마다 다르다.

「중국 연구」는 중국인이 미국인보다 높은 칼로리를 섭취하는데도 비만 인구는 더 적은 이유를 규명했다. 중국인의 신체 활동량이 더 많은 점도 영향을 미쳤고 한편으로는 중국인이 먹는 음식에서도 이유를 찾을 수 있었다. 조사 당시 중국인의 평균 식사 칼로리 중 지방에서 얻는 것은 14퍼센트에 지나지 않았다. 서구에서는 그 비율이 거의 36퍼센트에 육박했다.

요컨대 중국인은 저지방 식사를 하고 있었는데, 그건 나도 마찬가지였다. 유방암에 걸리기 몇 년 전부터 지방은 아주 적고 섬유소가 많은 식이요법을 실천하고 있었다. 어쨌거나 지방 섭취량과 유방암을 단순하게 연결 지을 수 있는 증거는 모호하다고 할 수밖에 없다. 대규모 여성 집단을 대상으로 한 십수 년에 걸친 추적 조사들을 보면 대개 성인의 경우 총 지방(전형적으로 동물성 지방) 섭취량이 많다고 해서 유방암의 위험이 커지지는 않았다.[10]

일본이나 중국을 비롯한 동양의 여러 나라에서는 콩 소비가 많았는데, 과학자 중에는 콩이 유방암을 예방한다고 주장하는 사람도 있었다. 남편과 나는 이 가능성에 대해서도 꾸준히 이야기를 나누었다. 동양에서는 이미 4천 년 전부터 콩이 주요한 단백질원이었다. 콩으로 두유나 간장, 두부를 비롯한 여러 가지 식품을 만들기도 하고 콩나물을 키워서 먹기도 한다.

콩 속에 암을 예방하는 물질이 들어 있다는 유력한 증거도 있다. 특히 식물성 에스트로겐(식물에 들어 있는, 여성 호르몬 에스트로겐과 비슷한 성분으로 피토에스트로겐이라고도 함)이라는 물질이 다량 들어 있는데 이것이 항암 작용을 한다고 알려졌다. 이와 같은 물질이 유방 세포나 유방암 세포의 수용체에서 에스트로겐이 작용하는 것(그 결과 특정 종류의 유방암이 자라게 됨)을 차단한다고 하는데, 이는 바로 항에스트로겐 약물인 타목시펜이 하는 작용과 유사하다. 대부분의 콩과식물(완두콩이나 콩처럼 대기 중의 질소를 고정*해 단백질을 생성하는 식물)은 강력한 항산화제를 함유하고 있는데 이것도 암 예방에 효과가 있는 것 같다. 콩에 들어 있는 이소플라본 중의 하나(제니스테인)는 암이 자라는 데 필요한 새로운 혈액 공급 시스템(혈관 형성)의 성장을 막거나 암 발생과 관련 있는 몇 가지 주요 효소를 억제하는 등 여러 가지 방식으로 암을 예방하는 것 같다. 쥐에게 콩이 추가된 먹이를 주면 유방 종양 발생이 감소하는 것으로 나타났다. 병아리콩(중동 음식인 후무스를 만드는 재료)이나 렌틸콩(렌즈콩), 붉은토끼풀도 이소플라본을 충분히 함유하고 있다. 또한 멕시코 등 중남미 국가의 주식인 콩 종류에도 이소플

* **질소고정** 공기 속의 질소 기체 분자를 원료로 하여 질소 화합물로 만드는 일. 보통은 식물이 직접 이용할 수 없는 질소분자가 식물이 이용 가능한 형태인 암모니아로 환원되는 과정을 의미한다.

라본이 들어 있다. 이들 지역의 유방암 발생률 역시 산업화된 서구보다는 낮지만 그래도 중국만큼 유난히 낮은 건 아니다.

유전자변형이 안 된 유기농 콩은 뛰어난 단백질 공급원으로 내 식단에도 포함되어 있다. 콩은 특히 폐경기 여성에게 이로운 점이 많다. 그때 나는 두부를 포함해 여러 가지 방식으로 콩을 많이 먹고 있었기 때문에 식습관 역시 내가 파고들어야 할 요인이라고는 생각하지 않았다.

유방암이 증가하고 있다

유방암의 지속적인 증가세는 유전이 원인이라고 할 수 없다. 유전자는 이렇게 짧은 시간 안에 변하지 않는다. 그뿐만 아니라 앞서 살펴본 데이터는 연령표준화 통계이므로 노령 인구가 늘어났다는 것도 이유가 될 수 없을 것이다. 검사 방법의 발달 때문이라는 주장도 있으나, 영국의 예를 보아도 오늘날과 같은 검사 방법이 도입되고 20년이 지나도록 증가 추세는 여전하다. 이러한 증가는 아무래도 전반적인 부와 생활 수준의 향상 때문이라는 생각이 드는데, 한국이나 일본 같은 나라는 특히 지난 몇십 년 동안 서양 못지않은 변화가 있었다.

서양에서 유방암이 증가한 데에는 다른 암과 마찬가지로 환경이나 생활방식이 중요한 역할을 했다는 것이 이미 입증되었고, 똑같은 요인이 동양의 여러 나라에서도 점점 중요해지고 있다. 한국이나 일본 사람은 이제 서양 사람과 같은 집에서 살고 가족 구성

┃ 그래프 1 ┃ 유방암 발생 추이(연령표준화 발생률—인구 10만 명당/연간)*

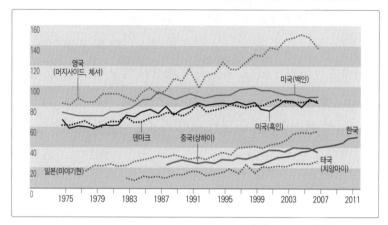

(출처: WHO 국제암연구소, CI5)

┃ 그래프 2 ┃ 전립선암 발생 추이(연령표준화 발생률—인구 10만 명당/연간)

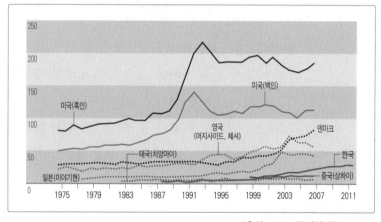

(출처: WHO 국제암연구소, CI5)

....

* 내용 이해를 돕기 위해 국제암연구소의 통계 자료를 근거로 유방암과 전립선암 발병 추이 그래프를 실어두었다. 미국은 SEER(9개 등록지) 통계이다. 미국에서는 1980년대 말부터 전립선 특이항원검사가 급증했는데, 그 결과 전립선암 진단이 급격히 늘었다. 한국은 1999년부터 공식 집계한 국가암정보센터 자료임.

도 비슷하며 같은 옷에 같은 화장품을 쓰며 같은 자동차를 몰고 같은 텔레비전을 본다. 유일하게 달랐던 것은 먹는 음식으로, 한국과 일본에서는 고기나 유제품보다는 쌀과 콩, 채소가 식단의 중심이었다.

그런데 동양에서 유방암 발생률이 가장 많이 증가한 나라는 한국이다. 2002년 한국을 방문했을 때는 미국식 스테이크 대신 채소가 풍부한 한국 음식을 달라고 특별히 부탁해야 했을 정도였다. 어디나 온통 서양 음식 판이었고, 과거 자그마하고 우아한 맵시의 젊은 여성들은 어느새 서양인 같은 체형으로 바뀌어 있었다. (중국에서도 같은 일이 일어나고 있다.) 한국에서의 유방암 발생률 증가는 식단이 점점 서구화하고 있다는 사실을 입증하는 것이다. 한국 내에서도 급격한 증가세를 보이는 지역은 시골이 아니라 가장 서구화된 부유한 도시이다.

유럽에서도 가장 높은 유방암 발생률을 보이는 곳은 네덜란드, 덴마크, 벨기에, 프랑스, 스웨덴, 영국 등 부유한 나라들이고 남부나 동부 유럽은 상대적으로 발생률이 낮다.

한 나라 안에서도 사회경제적 수준이 높을수록 유방암 발생률이 높게 나타났다. 영국의 경우 사회경제적 수준이 가장 높은 집단의 발생률이 10만 명당 115명일 때 가장 궁핍한 집단의 발생률은 97.3명이었다. 지역적으로 보면 고위험의 남쪽 지역과 저위험의 북쪽 지역으로 선명히 나누어져 있었는데, 이제는 폐경 이후의 나이 든 여성에게서만 이런 경향이 보인다. 남부와 유사한 생활방식을 영위하는 북부의 젊은 여성들은 유방암 발생률도 비슷하게 높다.

중국인은 우유를 먹지 않아!

「중국 연구」에 매달린 지 2, 3주쯤 지난 어느 날, 전환점을 맞이했다. 남편하고는 몇 년 동안이나 딱 붙어서 작업을 했기 때문에 누구 입에서 먼저 나왔는지는 모르겠지만, "중국 사람들은 유제품을 안 먹어!" 하는 말이 튀어나왔다.

설명하기는 쉽지 않지만 뭔가 중요한 영감이 떠올랐다는 생각이 들 때 순간적으로 머릿속이 '징' 하고 울릴 때가 있다. 수많은 조각으로 나누어진 퍼즐을 맞추어야 하는데 갑자기 몇 초 만에 모든 조각이 제자리를 찾아가면서 전체 그림이 명확해지는 것처럼 말이다. 그 당시 내 느낌이 바로 그랬다. 그러자 중국인 중에 유당 소화장애를 갖고 있는 사람이 얼마나 많은지, 또 줄곧 내게 "우유는 아기들이나 먹는 거야."라고 이야기하던 중국인 동료가 얼마나 많았던가 하는 데에 생각이 미쳤다. 중국 출신의 친한 친구 한 명은 저녁 식사 자리에서 치즈 코스만은 항상 정중하게 사양하곤 했다. 내가 아는 중국 사람들 중에 전통 중국식 생활방식을 고수하는 사람은 없지만, 아기에게 우유나 다른 유제품을 먹이는 중국인도 보지 못했다. 여기서 전통 방식이란 유모를 두는 것을 말한다.

문화적으로 중국인은 우유나 유제품에 집착하는 서양 사람을 아주 이상하게 생각한다. 1980년대 문화혁명이 끝나고 얼마 되지 않았을 때 대규모 중국 과학자 대표단을 접대한 적이 있다. 외무부에 조언을 구해, 출장 외식업체에 아이스크림이 잔뜩 든 푸딩을 준비해달라고 주문했다. 통역을 포함해 거기 모인 모든 중국인은 푸딩에 뭐가 들었는지 묻더니 정중하지만 단호한 태도로 푸딩을 거부했다. 도무지 마음을 바꾸도록 설득할 수가 없었다. 우리들은 기꺼이 여분의 푸딩을 모두 먹어치웠다.

좀 더 최근의 일로 베이징에서 열린 국제 학술회의에 참석해서 중국 여성 원로 과학자 두 명과 점심을 같이한 적이 있었다. 어떤 남성이 마늘과 향신료 냄새를 강하게 풍기며 지나가자, 내 반응을 눈치 챈 한 여성 과학자가 재미있다는 듯 웃더니 주저하며 물었다. "중국 사람들한테서는 어떤 냄새가 나나요?" 나는 곰곰 생각하다 "뭐 특별한 냄새는 아니에요." 하고 대답했다. 그러고 나니 반대로 물어봐도 괜찮을 것 같다는 생각이 들었다. "서양 사람들한테서는 어떤 냄새가 나죠?" 그러자 다소 과장된 웃음—대개 중국 사람들이 어색할 때 웃는 웃음—이 터져나왔다. 내 쪽에서 계속 답변을 청하자 마침내 "서양 사람들한테서는 시큼한 우유 냄새가 나요!"라는 대답이 돌아왔다.

최근에 동양(중국, 일본, 한국, 태국) 요리책을 몇 권 검토한 적이 있는데 어디에도 유제품에 대한 언급은 없었다.

맨 처음 유방암 발병 사실을 알게 된 뒤 대체의학을 찾아보다가 여러 가지 자연요법에 대해서 알게 되었다. 자연요법에서는 신체 어느 부위에 이상이 생겼는가를 보면 질병의 원인이 무엇인지 실마리를 찾을 수 있다고 주장한다. 특히 원인이 알려진 암의 경우는 확실히 그런 것 같다. 예를 들어, 폐암은 담배 연기나 자연에서 발생하는 방사성 기체 라돈, 방사성 물질 석면 분진 등을 흡입한 것에 대한 반응이다. 피부암은 강한 햇볕에 지나치게 자주 노출된 데 대한 반응이며 자궁경부암은 성행위로 전염될 수 있는 인유두종 바이러스 감염과 관계가 있다. 어떤 동물의 젖샘에서 나오는 독한 생화학물질(우유)을 소비하는 것은 우리 자신의 젖샘(유방)에 잘못된 신호를 보낼 수도 있다.

과거에 나는 우유를 아주 많이 마셨다. 처음 유방암 진단을 받기 전까지만 해도 탈지유와 저지방 치즈, 요구르트 같은 유제품을 많이 먹었는데 내게는 이것들이 주요한 단백질원이었다. 또한 값이 싼 다진 쇠고기(주로 젖소 고기를 갈아서 만든다는 사실을 나중에 알았지만)도 즐겨 먹었다. 아이들과 외식을 할 때면 그런 고기를 넣은 햄버거를 먹기도 했고 스파게티나 저렴한 고기 요리를 할 때도 사용했다.

목 부위 림프절에 생긴 마지막 암에서 회복되던 무렵, 나는 거슨 식이요법과 브리스톨 식이요법에 따라 요구르트와 유기농 탈지 우유 끓인 것을 먹고 있었다. 브리스톨 식이요법에서는 요리할 때 인도식 기버터(정제 버터)를 쓰라고 하는데 요구르트만 가지고 샐러드드레싱을 만드는 방법도 나와 있다. 브리스톨 식이요법 책에 자세히 소개된 유방암 치료 사례를 보면 요구르트를 광범위하게 이용한다는 걸 알 수 있다. 나는 '생'이나 '유기농' 라벨이 붙은 제품만 꼼꼼하게 골랐고 가끔은 '유기농' 우유를 가지고 직접 요구르트를 만들기도 했다. 항암주사를 이겨내기 위해 유기농 요구르트를 먹고 있었는데, 소화기관을 '좋은' 박테리아로 채워 튼튼히 하려는 생각이었다.

하지만 남편과 나는 중국인의 식습관에서 얻은 깨달음에 따라 즉시 모든 유제품을 끊기로 작정했다. 치즈, 버터, 우유, 요구르트는 물론 유제품이 첨가된 것은 뭐든지 싱크대나 쓰레기통으로 들어갔다. 수프나 비스킷, 케이크를 비롯해 얼마나 많은 식품에 각종 유제품이 들어 있는지 안다면 아마 깜짝 놀랄 것이다. 심지어 콩이나 해바라기씨, 올리브유 스프레드라고 팔고 있는 식물성 마가린 중에도 유제품이 포함된 게 많다. 그래서 나는 식품 라벨의 작은 글자까지도 꼼꼼히 읽게 되었다. 또 의약품 중에도 유당을 기반으로 한 게 많다.

유제품이 난소암 위험을 키운다

최근에야 알게 된 사실이지만 이미 1989년에 요구르트가 난소암과 관련이 있다는 주장이 있었다.[11] 하버드대학의 대니얼 크레이머 박사는 수백 명의 난소암 환자에게 평소에 먹는 것을 자세히 기록하게 했다. 그리고 연령 등 인구통계적 속성이 유사한, 난소암에 걸리지 않은 집단과 비교했다. 그랬더니 난소암 집단이 대조군보다 유난히 자주 먹는 음식이 한 가지 있었는데 바로 유제품, 특히 요구르트처럼 '건강한' 식품으로 간주되는 것들이었다.

크레이머 박사는 정상적인 유당(락토스) 분해 산물이 범인이라고 생각했다. 락토스는 체내에서 또 다른 당류인 갈락토스로 분해된다. 갈락토스는 다시 갈락토스 분해효소에 의해 더 잘게 나누어진다. 크레이머 박사를 따르면, 유제품 섭취량이 갈락토스 분해효소의 수용 능력을 초과하면 혈액 속에 갈락토스가 쌓이게 되고 이 때문에 난소에 해를 주게 된다는 것이다. 갈락토스 분해효소가 특히 적은 여성이 매일 유제품을 섭취하면 그렇지 않은 여성보다 난소암의 위험이 3배로 높아질 수 있다. 크레이머 박사가 관찰한 바로는 유지방이 아니라 유당이 문제였다. 그러니 저지방 유제품이 해결책이 될 수 없다. 실제로 요구르트와 코티지 치즈*는 만드는 과정에서 박테리아가 갈락토스를 더욱 증가시키므로 특히 문제가 될 수 있다. 이러한 메커니즘이 유방암을 일으키는지는 확신할 수 없지만 나의 상황이나 내가 관찰한 바, 또 내 가설과 분명 관련이 있다는 생각이 들었다. 당시 나는 크레이머 박사의 연구 결과가 널리 알려지기를 얼마나 바랐는지 모른다.

유제품을 끊었다, 종양이 사라졌다

내가 캘리퍼를 가지고 제일 나중에 생긴, 크기도 가장 큰 목 부위의 종양을 측정해서 그 변화를 꾸준히 기록하고 있던 무렵이었다. 담당의사나 간호사들은 용기를 북돋우는 긍정적인 말을 해주었지만 나의 관찰기록은 가혹한 진실을 알려주고 있었다. 첫 번째 항암주사를 맞았지만 아무런 효과가 없었다. 종양 크기는 그대로였다.

그즈음에 유제품을 끊었다. 그러자 며칠 만에 종양이 줄어들기 시작했다. 두 번째 항암주사를 맞고 2주쯤 지났을 때, 즉 유제품을 끊고 일주일이 지나자 목에 생긴 종양이 가렵기 시작하더니 부드러워지고 크기도 줄어들었다. 종양이 점점 줄어듦에 따라 그간

---

* **코티지 치즈** 유지방을 제거한 저온살균 우유에 스타터를 첨가해 카제인을 응고시켜 만든 것으로 맛이 시고 작은 흰 결정이 있는 숙성시키지 않은 연질 치즈.

아무 변화도 없던 그래프가 내림세를 보였다. 특히 중요한 사실은 종양의 크기를 나타내는 그래프가 완만한 곡선이 아니라 아래쪽으로 일직선을 그리고 있었다는 점이다. 이는 유방암의 억제나 완화가 아닌 '치료'를 의미했다.

유제품을 완전히 끊고 6주쯤 지난 어느 토요일 오후였다. 한 시간 정도 되는 명상을 마치고 종양이 어떻게 됐는지 보려고 했다. 그런데 찾을 수가 없었다. 나는 아래층으로 내려가 남편에게 내 목을 만져보라고 했다. 남편도 아무런 종양의 흔적을 찾아내지 못했다. 그다음 주 목요일이 차링크로스 병원 진료일이었다. 내 담당 전문의는 종양이 있었던 목 부위를 아주 철저히 검사했다. 의사는 처음엔 좀 의아해했지만 이내 아주 기뻐하며 "종양이 없어졌어요." 하고 말했다. 의사도 나만큼이나 좋아했다. 이 책을 쓰는 도중에 해마다 받는 정기검진을 위해 그 의사를 만났는데, 그는 유방암 치료를 위한 항암요법은 지난 20년 동안 거의 달라진 게 없다고 했다. 당시 의사들은 유방암의 종류나 경과(림프계까지 확실히 전이된)로 볼 때 나 같은 환자는 생기발랄하기는커녕 생존하기도 힘들 거라 예측했던 것 같다.

담당의사에게 유제품에 대한 내 생각을 처음 이야기했을 때 그는 당연히 아주 미심쩍어했다. 하지만 지금은 자기 강의에 '중국 암 사망 분포도'를 인용하기도 하고 암 환자들에게 유제품 없는 식단을 권유한다.

이제 나는 유제품과 유방암의 관계가 흡연과 폐암의 관계와 비슷하다고 생각한다. 사실 이미 수십 년 전에 역학 연구를 통해 유제품 소비와 유방암 간에 상관관계가 있다는 결과가 발표되었다.

일례로 1970년의 한 연구에서는 유제품 소비가 적고 다른 지방 섭취가 많은 지역의 유방암 사망률이 낮게 나타났다.[12] 또 다른 연구에서는 우유(특히 지방을 빼지 않은 전유)나 치즈 섭취 집단에서 유방암 위험도가 섭취량에 비례해 증가한다는 사실이 밝혀졌다. 일찍이 1977년 일본에서의 유방암 발생 연구를 보면, 도시 지역에서 유제품 소비와 유방암 발생이 이전보다 모두 증가했는데 해당 지역의 다른 지방질 음식 섭취량은 평균 또는 그 이하였다.[13]

나는 유방암과 유제품의 관련성을 분명히 밝힌 다음, 호르몬 체계나 유방 건강을 유지할 수 있는 식단을 고안해낸다면 유방암을 고칠 수 있다고 믿는다. 우유 같은 '자연' 식품이 건강을 위협할 수도 있다는 것을 인정하는 게 처음에는 나로서도 어려운 일이었고 다른 사람도 그러리라 생각한다. 유제품의 위험 요소에 대해서는 다음 장에서 자세히 살펴보기로 하자.

4장

우유,
무엇이 문제인가

혹시 우유, 고기 등 낙농 제품에

들어 있는 어떤 호르몬 때문에

부적절한 세포분열이나 증식이 일어나고

결국 암에 걸리게 되는 것이 아닐까?

· · ·

이번 장에서는 유제품과 유방암 및 전립선암의 관련성을 밝히기 위해 내가 몇 년 동안 수집한 과학적 증거에 관해 설명하고자 한다. 유제품을 끊음으로써 유방암이나 전립선암 등 여러 가지 질병의 위험을 줄일 수 있다는 것을 알게 될 것이다.

· · ·

우유는 완전 식품이다, 송아지에게라면

많은 중국인이 우유와 유제품을 그렇게나 많이 소비하는 서구인을 보고 깜짝 놀라는 것처럼 우리 서구인 입장에서는 우유 없이 어떻게 그렇게 건강하게 살 수 있는지 이해하기 어렵다. 이는 결국 문화적 인식의 차이로 귀결된다. 나한테는 우유이지만 다른 사람에게는 '우엑'일 수도 있는 것이다.

대부분의 서구 사회에서는 우유를 건강한 자연식품으로 여긴다. 아기와 골다공증 위험이 있는 여성에게 꼭 필요하며 육체 노동자에게는 풍부한 단백질 공급원이고 날씬한 패션모델에게는 다이어트 음료라는 것이다. 한 마디로, 우유는 모든 사람에게 완전하다.

그러나 교묘하게 만들어진 우유의 이러한 이미지는 그저 이미지일 뿐이다. 과학적으로 봤을 때 젖을 뗀 뒤에 다시 젖을 먹어야만 하는 이유는 없다. 그런데 인간은 의도적으로 그렇게 하는 유일한 동물이다. 정말 이상한 건 우리 인간만이 다른 종(소)의 젖에 집착한다. 이렇게 보면 개나 돼지, 혹은 쥐의 젖을 먹는 것도 말이 된다, 물론 이런 건 생각만으로도 역겨운 일이지만. 그렇다면 소 젖에 대해서도 똑같이 느껴야 하는 것 아닐까.

본래 우유는 다른 동물이 아닌 송아지를 위한 것이다. 사람의 모유와 영양가를 비교해보면 몇 가지 중요한 차이점을 발견할 수 있다. 다음 〈표2〉에서 세로선은 모유의 영양 성분을 나타내고, 가로 막대는 모유 대비 우유의 영양가를 표시한 것이다. 표를 보면 우유는 단백질이 모유의 3배이고 칼슘도 훨씬 많이 들어 있다. 두 가지 다 아이들 콩팥에는 과도한 부담을 줄 수 있다. 우유는 기본적으로 빠르게 성장하는(매일 1kg씩 체중이 느는) 송아지에게 완전한 식품이다. 하지만 어른이건 아이건 간에 사람에게도 좋다고 할 수는 없다.

많은 과학자가 오늘날 우리 식단에 유제품의 양이 지나치게 많다고 지적한다. 통계를 보면, 2007년 미국인의 연간 우유 및 유제품 소비량은 1인당 평균 약 254kg이라고 한다.* 이는 하루 약 700g에 달하는 양으로, 여기에는 우유, 크림, 아이스크림과 빙과류, 버터밀크, 치즈, 코티지 치즈, 요구르트 등이 모두 포함된다. 미국 농무부 발표로는 평균적인 미국인의 식단은 유제품이 40퍼센트 이상 차지하고 있는데 이는 공식적인 기준의 2배가 넘는 것으로 추산된다. 또 비만 인구도 꾸준히 증가해 1997년 19.4퍼센

....

* 세계식량농업기구(FAO) 자료에 따르면 한국의 유제품 소비량도 지속적으로 증가해 1인당 평균 연간 소비량이 1981년 12.8kg에서 2013년 71.3kg까지 늘었다.

| 표 2 | 우유와 모유의 성분 비교

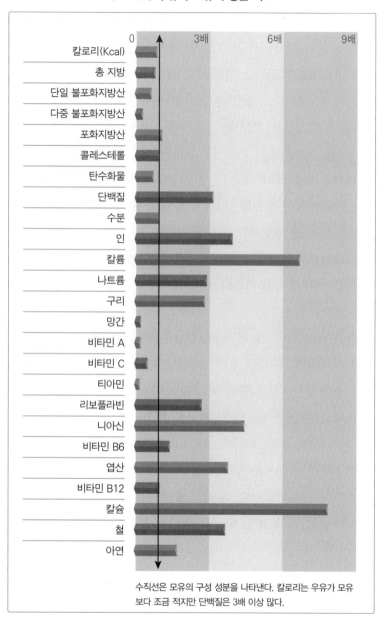

수직선은 모유의 구성 성분을 나타낸다. 칼로리는 우유가 모유보다 조금 적지만 단백질은 3배 이상 많다.

138

트이던 비만율이 2007년에 26.6퍼센트, 2010년에는 성인 인구의 35.7퍼센트가 비만이었다.*

유방의 성장, 기능에 작용하는 호르몬

유선(젖샘)은 피부와 동일한 조직에서 발달하는 특수한 샘으로 이미 태아 때 만들어진다. 유방 조직을 보면 아주 작은 주머니같이 생긴 유선에서 젖이 만들어져 유관(젖샘관)을 따라 이동해 젖꼭지로 배출된다. 여성이라면 잘 알다시피 나이(특히 사춘기나 폐경기)나 월경주기, 임신, 성적인 자극 등에 따라 유방에 변화가 생긴다. 이는 유방이 성적인 파트너와의 결합이나 아기에게 젖을 먹이고 유대감을 형성하는 것과 관련이 있기 때문이다. 성관계나 모유 수유의 예를 생각해보면 유방은 기쁨의 원천이기도 한 것 같다. 그러나 다른 때, 특히 생리전증후군이 있을 때는 유방 팽만감이나 통증이 생기기도 하고 멍울 같은 게 만져지기도 한다. 또한 유방이 질병의 진원지가 되기도 하는데, 그중에서도 가장 치명적인 게 바로 유방암이다.

유방의 크기나 무게, 민감도, 건강 상태의 변화는 일반적으로 우리 몸속을 순환하는 화학물질의 종류나 농도 변화를 반영한다. 화학물질의 농도 변화는 아주 미미할 수도 있다. 이 같은 미세한 변화를 측정할 수 있을 만큼 분석 방법이 발달한 건 겨우

....

* 미국 질병예방본부의 통계 자료.

10~20년 전의 일이다. 유방에 영향을 미치는 가장 중요한 물질이 바로 화학전달물질, 즉 호르몬이다. 어떤 호르몬은 생물학적 또는 생리학적 요인이나 외부 자극에 대한 반응으로 뇌의 특정 부분이나 난소 등에서 아주 소량이 분비된다. 사춘기 때에는 인슐린유사성장인자-1과 같은 성장호르몬이 유방 조직을 자극함으로써 가슴이 발달하고, 임신 중에는 태반에서 분비되는 호르몬이 출산 후 아기에게 젖을 먹일 수 있도록 준비시킨다. 혈액 속을 순환하는 에스트로겐 양이 증가하면 유방이 커지고 유관도 많아진다. 임신 초기 5주에서 8주 무렵에는 유선과 유관이 양적으로나 부피 면에서도 빠르게 증가해 가슴이 커지고 무게도 늘어난다. 또 젖꼭지의 색이 더 짙어지고 유방 피부 바로 아래에 정맥이 확장되어 파랗게 핏줄이 보이게 된다.

호르몬은 신체의 한 부분에서 다른 쪽으로 정보를 전달하는 화학전달물질이다. 포유동물끼리는 호르몬도 공통점이 많다. 포유류의 호르몬은 대체로 분자가 비교적 작고 인슐린처럼 단백질로 만들어진 것이 많다(테스토스테론과 에스트로겐은 스테로이드 호르몬이지만). 호르몬은 내분비샘에서 생성되는데, 내분비샘에서 분비된 호르몬은 내부의 모세혈관을 거쳐 혈액 순환계를 통해 몸 전체로 퍼져나간다. 혈액 중의 호르몬 농도는 매우 낮아서, 종류별로 혈액 1mL당 몇 마이크로그램(1μg=100만 분의 1g)을 넘지 않는다. 분비율도 물론 매우 낮다. 이는 호르몬의 위력이 아주 강력해서 혈중 극소량만으로도 우리 몸에는 지대한 영향을 미칠 수 있기 때문이다.

호르몬은 저마다 영향을 미치는 표적 세포가 따로 존재하는데,

세포에 있는 수용체가 특정 호르몬에 대해서만 반응하기 때문이다. 단백질 호르몬의 수용체는 세포막의 표면에 있는데 호르몬이 도달하면 연쇄 반응으로 세포 내부로 전달된다. 반면에 스테로이드 호르몬은 지용성으로, 세포 안쪽에 있는 수용체로 들어간다.

아기를 출산하면 젖이 만들어지기 시작하는데, 젖 생성과 관련된 호르몬의 작용은 매우 복잡하다. 먼저 노르스름한 빛깔의 걸쭉한 초유가 나온 다음 락토스, 즉 유당이 많이 함유된 젖(락토스는 젖에 들어 있는 주요 탄수화물로 동물의 젖에만 있는 당)이 나오게 된다. 프로락틴이나 옥시토신, 코티솔, 인슐린, 갑상샘이나 부갑상샘 호르몬, 성장호르몬 등이 이런 일을 가능하게 한다. 그중에서도 프로락틴(젖 분비 호르몬)이 핵심 호르몬이다. 임신 또는 수유 때가 아니면 프로락틴의 혈중 농도는 mL당 약 10나노그램($1ng = 10$억분의 $1g$)이지만 수유기에는 2, 3배 높아진다.

호르몬은 유방의 성장과 기능의 모든 측면에 깊숙이 관여하므로 젖에는 호르몬과 호르몬 유사 물질로 이루어진 아주 센 혼합물이 포함되어 있다. 흔히들 엄마 젖이라고 하면 깨끗하고 하얀, 화학 반응을 잘 일으키지 않는 비활성 물질로서 비타민과 미네랄 등 몸에 좋은 성분을 많이 함유하고 있다고 생각한다. 그러나 젖을 전혀 다른 방식으로 생각해볼 수도 있다. 즉 갓난아기의 성장 발달을 위해 각각 특별한 임무를 부여받은 여러 가지 화학전달물질의 혼합물로 볼 수도 있는 것이다. 한 연구에 따르면, 젖의 특정 성분이 세포분열을 비롯해 아기의 체내 대사를 통제하고 조절하는 데에 영향을 미친다고 한다. 그래서 아주 옛날부터 젖을 '하얀색 피'라고 불러왔다.

사실은 사람이나 다른 포유동물의 어미젖은 수백 가지의 화학 성분을 나르는 수단이다. 또한 그 조성은 종에 따라, 모체에 따라, 어미가 먹는 먹이 또는 젖 그 자체에 따라서 변화하고 수유 단계에 따라서 달라지기도 한다. 심지어 젖꼭지가 다르면 어미젖의 성분도 달라서 각기 다른 영양소를 필요로 하는 새끼를 먹인다.

요컨대 사람이나 소 등 모든 포유동물의 젖은 매우 복잡하고 그 종의 어린 새끼에게 딱 맞게 만들어진 강력한 생화학물질인 것이다. 우유는 한 마디로 좋은 정도가 아니라 아주 훌륭하다, 단 어린 송아지들에게. 그리고 바로 여기에 문제의 원인이 있다.

우유가 일으키는 문제

학자들은 우유가 사람들의 건강에 다양한 문제를 일으킨다고 주장한다. 다음은 그 몇 가지 사례이다.

- 첫돌 이전에 우유(원래 상태인 전유)를 먹은 아기들은 철분 결핍을 일으킬 수도 있다. 실제로 미국소아과학회 영양분과위원회를 비롯해 권위 있는 여러 기관에서는 생후 1년까지는 우유를 먹이지 말라고 권한다.[14] 우유에 들어 있는 철분은 아기가 흡수하기 어려울 뿐만 아니라 다른 음식에 들어 있는 철분을 흡수하는 것까지 방해하는 것 같다. 더 큰 문제는 우유가 위장 출혈을 일으켜 철분 손실이 나타난다는 것이다.[15] 소아과 의사들은 이미 오래전에 우유가 종종 영유아의 배앓

이를 일으킨다는 것을 알아차렸다. 모유 수유를 하는 경우에도 엄마가 우유를 먹으면 아기가 배앓이를 일으킬 수 있다. 젖소의 항체가 엄마의 혈류를 따라 모유로 전달되고 다시 아기에게 전해지기 때문이다.[16]

● 인슐린의존성 당뇨병(1유형 또는 소아당뇨병)은 유제품과 관련이 있다. 여러 역학 연구를 보면 유제품 섭취와 인슐린의존성 당뇨병 간에 강한 상관관계가 보인다.[17] 이 병은 10대 초기에 주로 발병하며, 인슐린을 만들어내는 췌장의 베타세포를 면역체계가 파괴함으로써 시작되는데, 영국만 해도 이 병으로 인한 사망자가 많다. 유전적 소인도 있겠지만 소 혈청 단백질에 대한 알레르기와 관련이 있다는 증거들이 계속 나오고 있다.

● 우유는 음식물 알레르기의 원인 중 아주 흔한 것으로 특히 영유아에게서 쉽게 볼 수 있다. 말하자면 우리 몸이 우유 단백질을 이질적인 단백질로 인식하는 것인데, 흔히 습진이나 천식, 편두통과 관련이 깊다고 한다. 미국 미생물학회에서는 매년 미국에서 발생하는 수천 건의 유아 돌연사 중 일부는 우유 알레르기 때문에 일어났을 가능성이 있다고 한다. 반면 모유를 먹는 아기는 유아 돌연사가 일어나는 확률이 낮았다. 또한 유제품은 호흡기 질환이나 구내염, 피부 질환, 알레르기 등을 유발할 수도 있다. 전 세계 성인 인구의 70퍼센트 이상이 유당(락토스) 소화 능력이 없다. 이런 이유로 영양학자들은 성인이 유당을 소화하지 못하는 것은 결핍이 아니라 정상 상태라고 본다.

소화 장애 증상으로는 복통이나 헛배 부름, 설사 등이 나타나는데 이는 유당분해효소(락타아제)를 복용함으로써 완화할 수 있다. 유당불내증은 자연의 조기 경보 시스템인지도 모른다. 자연은 우리에게 맞지 않는 음식을 먹지 말라고 계속해서 이야기하고 있다.

• 집약 농업으로 점점 더 적은 소로 더 많은 우유를 생산하게 하는 비자연적인 방식이 강제되고 있다(현실은 공급과잉이지만 낙농 산업에는 아무 영향도 없다). 미국의 예를 들면, 소 1두당 우유 산출량은 해마다 1.5~2퍼센트씩 꾸준히 증가하고 있다. 암소의 임신 월령은 점점 더 어려지고 출산 간격은 최소한으로 짧아졌다. 송아지는 어미로부터 격리되고 젖소는 더욱 집중적으로, 과거 어느 때보다 오랜 기간 착유된다. 그러고는 결국 도살된다. 고도로 인공적이고 강압적인 이 같은 환경 때문에 유방염이나 젖통에 생기는 감염이 증가한다. 그 결과 우유에 고름(백혈구)이 들어가게 되는데, 유럽연합에서조차 사람이 먹는 우유에 대해 백혈구를 mL당 40만 개까지 법적으로 허용하고 있다. 이는 우유 1찻숟가락에 200만 개 정도 되는 양이다. 그런데 백혈구가 증가하면 우유의 가치가 떨어지기 때문에 낙농가에서는 항생제를 투여한다. 미국 식품의약청에서 14개 도시에서 채취한 우유 샘플 70개를 조사한 적이 있는데 그중 51퍼센트에서 항생제와 다른 약제들이 발견되었다.[18]

우유 속 화학물질이 신호를 보내면

지금까지 우유가 송아지에게는 더할 나위 없이 좋은 음식이지만 인간 성인에게는 결코 좋은 음식이 될 수 없다는 점을 살펴보았다. 그런데 유제품은 유방암, 전립선암과 어떻게 연결되는가?

유제품 등 낙농 식품(고기 포함)을 섭취하는 것은 비록 그것이 요구르트 같은 저지방 제품이라 하더라도 유방암이나 전립선암의 위험을 키우는 게 분명하다. 내가 모든 유제품을 끊자, 치료가 불가능할 거라고 했던 목 부위 림프절로 전이된 커다란 암세포 종양이 몇 주 만에 사라졌다. 나한테는 바로 이 점이 강력한 증거이다.

하지만 이게 전부는 아니다. 우유에 함유된 수많은 화학물질이 세포분열 등 새끼의 성장 발달에 중요한 역할을 하므로, 즉 우유는 바로 이 목적에 맞게 만들어졌으므로 다음과 같은 질문이 의미가 있을 것이다. '갓난 새끼들의 세포 성장을 촉진하도록 만들어진 화학물질이 성인 개체의 조직에 유사한 신호를 보내면 어떻게 될까?'

이에 대해 몇 가지 의심이 가는 화학물질을 살펴볼 텐데, 첫 번째로 앞서 언급한 인슐린유사 성장인자-1(IGF-1)을 보자. 인슐린이나 인슐린유사 성장인자는 세포의 크기를 자라게 한다. 인슐린은 혈액 속에서 과잉 영양분을 제거해 세포에 저장하는, 단순하고 주기가 짧은 활동을 한다. 반면에 인슐린유사 성장인자-1은 세포의 증식과 분화에 관여하는데, 여러 요인이 성장에 적합한 조건일 때에만 이 성장인자가 활성화되도록 진화해왔다.

1994년, 소 성장호르몬(BGH)을 유전자변형으로 만들어낸 재조합 소 성장호르몬(rBGH 또는 BST)이 미국 식품의약청의 승인을 받아 판매되었다. 이 호르몬은 젖소의 DNA에서 소 성장호르몬(BGH)을 생성하라는 명령을 운반하는 특정 유전자 서열을 뽑아서 그것을 대장균 박테리아에 삽입해 만든다. 그런 다음 이 대장균 박테리아를 배양해 재조합 소 성장호르몬을 대량 생산하는 것이다.

재조합 소 성장호르몬은 젖소의 젖샘에 영향을 미쳐 젖 분비와 양분 흡수, 우유 생성 등을 증가시키는데, 이를 젖소에 투여하면 우유 생산량이 평균 12퍼센트 증가한다. 유럽과 캐나다에서는 재조합 소 성장호르몬 사용이 일시 중지되기도 했지만 미국 등 다른 여러 나라에서는 오히려 증가하는 추세다. 예컨대 1995년에서 1996년 사이에 미국에서만 45퍼센트가 증가했다. 미국에서는 가축 사육에 사용되는 대부분의 호르몬은 수의사 처방이 필요하지만 재조합 소 성장호르몬만은 예외다. 관세무역일반협정(GATT) 때문에 유럽연합도 미국 또는 그 외 국가들에서 재조합 소 성장호르몬 처치를 받은 젖소의 우유나 그걸로 만든 유제품의 수입을 금지할 수가 없다.

소 성장호르몬이 사람에게는 어떤 영향을 미칠까? 소 성장호르몬은 사람의 성장 호르몬과 구조 면에서 35퍼센트 정도 다르므로 아무런 영향도 없을 거라는 주장이 있다. 인간의 신체 조직(예컨대 유방)에 있는 수용체와 제대로 결합하지 못한다는 것이다. 그러나 유전자변형 물질에 있는 여분의 아미노산이 젖소에게 강력한 작용을 할 뿐 아니라 인간에게도 매우 위험하다는 반론도 존재한다.

그러나 진짜 문제는 재조합 소 성장호르몬이 우유에 어떤 영향을 주는가 하는 것이다. 재조합 소 성장호르몬 처치를 받은 젖소의 우유 성분에 변화가 있다는 것은 일찍이 1985년에 알려졌다. 우유의 지방산 중 짧은사슬 또는 중간사슬 지방산과 긴사슬 지방산의 비율에 변화가 나타났는데, 이는 최근의 연구 결과로도 확인되었다.[19]

유방암 세포를 증식시키는 호르몬

유방암과 전립선암 연구 관점에서 볼 때, 재조합 소 성장호르몬의 작용 중 정말로 중요한 것은 재조합 소 성장호르몬이 인슐린유사 성장인자-1의 농도를 더 높인다는 점이다. 모든 포유류에서 인슐린과 인슐린유사 성장인자(IGF-1, IGF-2)는 세포에서 분비되어 혈류와 세포 사이 공간으로 들어간다. 인슐린유사 성장인자-1은 특히 세포주기의 첫 단계, 세포가 자라서 새로운 단백질을 만들 때 세포분열이 일어나도록 자극한다. 또한 인슐린과 유사하게 지방세포에 포도당을 저장하도록 자극하기도 한다. 인슐린유사 성장인자-1은 간에서 최대 농도로 만들어지는데 간에서는 또한 인슐린유사 성장인자-1을 불활성화하는 두 종류의 단백질(IGF 결합단백질 1, 3)도 생성된다.

소 성장호르몬과 달리 인슐린유사 성장인자-1은 염소, 양, 소, 인간, 그 외 어떤 포유류의 젖이든 완전히 똑같은 화학물질이다. 자연 상태에서 인슐린유사 성장인자-1의 수치는 젖소와 인간의 젖이 다른 동물의 젖보다 높다. 게다가 재조합 소 성장호르몬 처치를 받은 젖소의 우유는 인슐린유사 성장인자-1의 평균 농도가 더 올라간다(2~5배). 그리고 고기 역시 인슐린유사 성장인자-1이 2배가량 높았다.[20] 인슐린유사 성장인자-1의 농도는 젖소의 품종에 따라 달라진다. 예를 들어 브라만종은 일반적으로 혈중 인슐린유사 성장인자-1 수치가 앵거스종보다 더 높다.

낙농업계에서는 오랫동안 우유 생산량을 늘리기 위해 젖이 많은 품종을 선택 육성했다. 자연히 소 성장호르몬(BGH) 수치가 높은 품종이 선택되는 결과를 낳았다. 이 말은 곧 재조합 소 성장호르몬 시대 이전부터 이미 우유의 인슐린유사 성장인자-1이 증가하고 있었다는 뜻이다. 인슐린유사 성장인자-1은 저온살균법으로도 없어지지 않는다고 한다. 실험에 따르면 175℃에서 45초간 가열한 뒤에도 인슐린유사 성장인자-1의 농도는 변화가 없었다고 한다.[21]

인슐린유사 성장인자-1은 인간의 신체에도 작용하는 만큼, 즉 사춘기 때 유방 등 신체 조직에서 세포분열이 일어나게 하므로, 우유 속 인슐린유사 성장인자-1의 증가와 관련해 다음과 같은 의문이 제기된다. '혹시 우유, 고기 등 낙농 제품에 들어 있는 인슐린유사 성장인자-1 때문에 부적절한 세포분열이나 증식이 일어나고 결국 암에 걸리게 되는 것이 아닐까?'

수잔 핸킨슨 박사가 이끄는 미국-캐나다 연구팀은 폐경 전 여성을 대상으로 한 연구에서 혈중 인슐린유사 성장인자-1의 농도가 가장 높은 집단이 가장 낮은 집단보다 유방암에 걸릴 위험이 거의 3배나 높다는 사실을 발견했다.[22] 게다가 50세 이전에는 그 위험이 7배까지 올라갔다! 연구자들은 인슐린유사 성장인자-1과 유방암이 관련이 있다는 것을 보여주는 유력한 간접증거가 있다고 주장하며, 쥐 실험에서 인슐린유사 성장인자-1이 유방암 세포의 증식을 더욱 촉진한다는 점을 들었다.

일반적으로 인과관계를 드러내는 데에는 핸킨슨 박사와 같은 전향적 연구(증상이 없는 집단을 수년간 추적 조사해서 병이 생긴 사람들과 그렇지 않은 사람들의 데이터를 비교함)가 질병이 생긴 뒤에 관련 데이터를 조사하는 후향적 연구보다 훨씬 설득력이 있다. 후향적 연구라면 오히려 질병으로 인해 인슐린유사 성장인자-1 측정치가 높아졌을 가능성이 있다.

캐나다 맥길대학 종양학과 폴락 교수팀의 연구 결과는, 인슐린유사 성장인자-1이 유방암에 미치는 영향을 더욱 정확하게 측정하고 또한 폐경 전 인슐린유사 성장인자-1 수치와 폐경 후 유방암과의 관련성을 조사할 수 있는 후속 연구의 필요성을 시사한다. 혈중 인슐린유사 성장인자-1 수치는 당연히 급격한 성장이 이루어지는 사춘기 때에 가장 높다. 실제로 사춘기가 시작되면 인슐린유사 성장인자-1은 유방 세포에 세포분열을 시작하도록 신호를 보내고 가슴이 성장하게 된다. 폴락 교수는 인슐린유사 성장인자-1이 유방암을 촉진하는 방법도 이와 똑같다고 말한다. 한 가지 덧붙이면, 유방암 치료에 사용되는 타목시펜이라는 약도 혈중 인슐린유사 성장인자-1의 수치를 낮추는 효과가 있다.

전립선암에 걸릴 위험도 커진다

폴락 교수 등은 또한 혈중 인슐린유사 성장인자-1의 증가가 전립선암의 강력한 예측 척도가 될 수 있다는 것을 발견했다.[23] 혈중 인슐린유사 성장인자-1 수치가 가장 높은 집단은 가장 낮은 집단보다 전립선암에 걸릴 위험이 4.3배나 증가했다. 폴락 교수는 「사이언스」지에 기고한 논문에서 다음과 같이 말했다. "지금까지는 전립선암 연구에서 테스토스테론 같은 남성 호르몬에 초점을 두어왔는데, 이러한(인슐린유사 성장인자-1) 결과는 연구에 완전히 새로운 방향을 열어주었다. 인슐린유사 성장인자와 전립선암의 관계는 콜레스테롤과 심장병의 관계와 같다."*

그리고 혈중 인슐린유사 성장인자-1의 수치가 증가하면 암에 걸릴 비교위험도**가 커진다는 연구 결과도 있다.[25] 이러한 연구가 체내 인슐린유사 성장인자-1의 농도를 우유 등 유제품 섭취와 곧바로 관련짓는 것은 아니다. 하지만 미국 일리노이대학교의 새무얼 엡스타인 박사는 재조합 소 성장호르몬 처치를 받은 젖소의 우유 속에 들어 있는 인슐린유사 성장인자-1이 사람 몸에 들어와 실제로 유방암과 대장암을 촉진할 수 있다는 논문을 발표했다.[26] 그 외에도 인슐린유사 성장인자-1과 암의 연관성을 시사하는 연

....

* 일본 아사히 신문(2008년 4월 16일)은, "우유나 요구르트 등 유제품을 많이 섭취하면 전립선암에 걸릴 위험이 커진다고 후생노동성 연구팀이 조사 결과를 발표했다. (중략) 전국 45-74세 남성 43,000명의 식습관을 조사한 결과 우유를 많이 마신 집단은 적게 마신 집단보다 전립선암을 진단받는 위험이 1.5배 크다."고 보도했다. 이 연구 결과는 국제 학술지에도 발표됐다.[24]
** **비교위험도** 어떤 요인에 노출된 사람들의 발생률과 그렇지 않은 사람들의 발생률의 비.

구들이 여럿 있다.[27]

이 모든 게 내 눈에는 증거가 아주 명백한 사건처럼 보였다. 1995년, 유럽연합은 재조합 소 성장호르몬의 사용을 금지했다. 유럽연합 집행위원회는 재조합 소 성장호르몬을 맞은 젖소의 우유를 검사한 결과 인슐린유사 성장인자-1의 수치가 지나치게 높다는 사실을 발견했다. 유럽연합 과학위원회 보고서는 '인슐린유사 성장인자-1과 유방암, 전립선암의 비교위험도가 관계가 있다는 것은 사실'이라고 하면서 인슐린유사 성장인자-1의 과잉이 유방암과 전립선암의 중요한 원인이 된다고 결론 내렸다. 그러면서 인슐린유사 성장인자-1보다 형태는 불완전하지만 더욱 강력한 작용을 할 수도 있으므로, 불완전한 인슐린유사 성장인자-1의 농도도 고려해야 한다고 주장한다. 즉 분석 기법의 한계 때문에 우유에 들어 있는 인슐린유사 성장인자-1의 실제 수치가 과소평가될 수도 있다는 것이다.

인슐린유사 성장인자-1과 암세포 증식에 관한 연구

인슐린유사 성장인자-1이 유방암과 전립선암에 정확히 어떤 작용을 하는지 아직 밝혀내야 할 점이 많지만, 예방 관점에서는 이미 충분한 내용이 알려졌다고 생각한다. 인슐린유사 성장인자-1이 수용체에 작용해 유방암 세포를 증식시킨다는 문제는 이미 오래전에 제기되었으며,[28] 지금까지 밝혀진 내용은 다음과 같다.

- 배양 실험에서는 암세포가 극소량의 인슐린유사 성장인자-1에도 반응하여 분열, 증식한다.[29]

- 거의 모든 유방암 세포주(배양세포)와 실제 종양 생검에서 나온 유방암 세포에는 인슐린유사 성장인자-1 수용체가 있다. 유방 종양은 정상 유방 조직보다 인슐린유사 성장인자-1과의 결합이 증가한다.[30]

- 유방암 환자는 건강한 여성보다 혈중 인슐린유사 성장인자-1의 수치가 높다.

- 인슐린유사 성장인자-1은 세포주기 및 암을 일으키는 '암유전자'에 변화를 초래한다. 아주 적은 양으로도 유방암 세포 증식에 영향을 미친다.[31] 이 같은 변화가 암이 무한히 증식하는 원인이 되기도 한다.

- 인슐린유사 성장인자-1 수용체가 과잉 발현함으로써 정상 세포가 유방암 세포로 바뀐다는 증거도 있다. 실제로 암 치료의 효과성을 판단하기 위한 기준으로, 인슐린유사 성장인자-1 수치가 내려가거나 인슐린유사 성장인자-1 수용체 결합을 막을 수 있는지 보기도 한다. 때로는 다른 호르몬이나 성장인자가 인슐린유사 성장인자-1과 작용해 종양을 키우기도 한다. 인슐린유사 성장인자-1이 문제가 되는 것은 다른 성장인자의 신호에 쉽게 반응하는 변형 세포를 만들기 때문일 것이다.[32]

재조합 소 성장호르몬(rBGH) 사용을 찬성하는 쪽에서는 인슐린유사 성장인자-1이 자연 상태의 우유에도 존재한다는 점을 강조한다. 그리고 재조합 소 성장호르몬을 투여하면 그 젖소의 우유는 인슐린유사 성장인자-1 수치가 올라가기는 하지만 '재조합 소 성장호르몬을 투여하지 않은 젖소의 초유기 때의 수준 정도'라고 주장한다. 또한 인슐린유사 성장인자-1이 사람 몸에도 자연적으로 존재한다는 점을 지적한다(유제품이 풍부한 서구식 식사를 할 경우 어느 정도 수준인지는 알 수 없다). 그러나 우리 몸에서도 콜레스테롤이 만들어지지만 실제로 콜레스테롤 관련 질환(예컨대 심장병)은 유제품이나 다른 동물성 식품을 통해 콜레스테롤을 과다 섭취하기 때문에 발생한다. 인슐린유사 성장인자-1도 비슷한 상황을 생각해볼 수 없을까? 우리 몸에서도 인슐린유사 성장인자-1이 만들어지기는 하지만 질병이 발생하는 이유는 유제품, 고기 등 낙농식품에서 인슐린유사 성장인자-1을 과다 섭취하기 때문은 아닐까? 한 연구에 따르면 인슐린유사 성장인자-1은 우리 몸의 구성요소이기는 하지만 과잉 상태가 되면 악성 질환을 일으킬 수 있다고 한다.[33]

사람의 혈중 인슐린유사 성장인자-1은 나이가 듦에 따라, 즉 성장이 둔화되면 줄어든다. 또 성장기 소녀가 소년보다 인슐린유사 성장인자-1의 수치가 더 높은데 이 차이는 어른이 될 때까지 지속된다. 그러다가 임신을 하면 더 올라간다. 인슐린유사 성장인자-1은 성장에 필수적인 호르몬이지만 성장률과 밀접한 상관관계가 있는 것은 아니다. 일부가 몸 밖에서 왔을 가능성도 있는데, 이 말은 영양 상태에 따라 인슐린유사 성장인자-1의 수치가 달라질 수도 있다는 뜻이다.

인슐린유사 성장인자-1은 농도가 mL당 1나노그램밖에 안 되

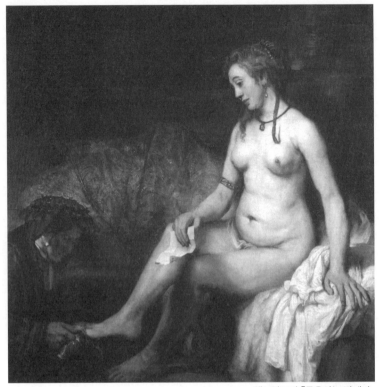

렘브란트의 「목욕하는 밧세바」

어도 성장 촉진 효과를 발휘한다. 우유에는 mL당 약 30나노그램
이 들어 있는데 체중 70kg을 기준으로 할 때 하루에 우유 2컵(약
450mL)이면 인슐린유사 성장인자-1을 매일 체중 1kg당 약 200나
노그램씩 섭취하는 셈이 된다. 그뿐만 아니라 포유류의 젖에는 일
반적인 인슐린유사 성장인자-1보다 10배나 강력한 특별한 유형
의 인슐린유사 성장인자-1이 포함되어 있다. 대개 우유에 들어 있
는 인슐린유사 성장인자-1 중 3퍼센트가 이 같은 유형이다.

서구 사회에 유방암과 전립선암이 등장한 건 아주 오래전 일이다. 루브르 박물관에 걸려 있는 17세기 중엽 렘브란트의 그림 「목욕하는 밧세바」를 보자. 이 그림의 모델이 된 여성은 왼쪽 유방에 커다란 종양이 있는 게 분명하다. 서구에서 농업 사회가 발달한 이후 사람들은 상당한 양의 우유를 소비하게 되었다. 한 가지 기억해야 할 점은 재조합 소 성장호르몬을 사용하지 않고서도 우유에 포함된 인슐린유사 성장인자-1은 수세기 동안 꾸준히 증가해 왔다는 사실이다. 젖소 중에서도 우유 생산량이 많은 품종을 선택해왔기 때문이다. 실제로 재조합 소 성장호르몬을 둘러싼 최근의 논쟁 덕분에 그동안 드러나지 않았던 우유의 인슐린유사 성장인자-1의 문제가 많은 사람의 관심을 끌게 되었다. 그러지 않았더라면 소수의 전문가만 알고 넘어갔을 것이다.

우유에 들어 있는 여러 화학물질 중에서 인슐린유사 성장인자-1이 유방암이나 전립선암 발병에 지대한 영향을 미치는 건 맞는 것 같다. 그런데 다른 화학물질들은 어떨까?

우유 속 또 다른 화학물질들의 작용

▬ 인슐린유사 성장인자-2

인슐린유사 성장인자-2(IGF-2) 역시 모유나 우유에 들어 있는 분열촉진물질(미토겐. 세포분열을 유도하는 물질)이다. 미국 식품의약청에서는 인슐린유사 성장인자-1이 우유 속에 mL당 대략 30나노그램 정도 들어 있다고 발표했는데, 인슐린유사 성장인자-2의 함유량은 인슐린유사 성장인자-1의 10배 이상인 mL당 약 350나노그램에 달한다. 대부분의 연구는 인슐린유사 성장인자-1에 집중되어 있는데, 이는 재조합 소 성장호르몬이 인슐린유사 성장인자-1의 농도에 영향을 주기 때문이다. 또한 인슐린유사 성장인자-2에 대해서는 자료가 거의 없다는 점에도 원인이 있는 것 같다. 이렇게 드문 연구 중에 유전자변형 쥐를 대상으로 한 실험이 있는데, 인슐린유사 성장인자-2 수치를 20~30배 증가시키자 18개월 후에는 온몸에 종양이 퍼졌다.

▬ 프로락틴(젖 분비 호르몬)도 암을 촉진한다

프로락틴은 젖의 생성과 분비에 핵심적인 작용을 하는 호르몬으로, 유방암의 증식과 분화에 필요한 성장인자이기도 하다. 모든 포유류의 젖에는 프로락틴이 들어 있는데 사람과 다른 동물 간에 차이가 있다.

프로락틴이 유방암이나 전립선암과 관계가 있다는 것을 보여주는 연구 결과도 있다. 그중에는 프로락틴이 유방 세포의 성장, 조절에 핵심적인 역할을 하며 종양을 촉진한다는 연구도 있었다.[34] 이 연구는 사람의 프로락틴을 이용한 것으로 유관 상피내암 세포를 배양해 이루어졌다. 또 프로락틴이 유방암 발병에 어떤 역할을 한다거나, 세포배양 실험에서 (에스트로겐이 없을 때) 양이나 사람의 프로락틴에 반응해 암세포의 수가 2, 3배 증가한다는 것을 발견한 사례도 있다.[35] 이 경우, 2세대 세포에서는 그 반응 정도가 더욱 커졌다. 이 연구를 수행한 본더하르는 '이와 같은 데이터는 장기 배양한 유방암 세포에서 프로락틴이 단독으로 분열촉진물질이 된다는 것을 의미한다'고 말했다. 핀란드 투르쿠대학에서는 전립선에 있는 프로락틴 수용체에 대한 연구를 수행했는데, 프로락틴이 상피 세포의 DNA 합성을 증가시키기 때문에 전립선 암의 진행을 촉진할 수 있다고 결론지었다.

소의 프로락틴이 사람의 유방암 배양 세포를 자극하는가에 대해서는 서로 어긋나는 실험 결과가 존재한다. 하지만 설치류의 유방암 배양 세포에서는 소의 프로락틴이 분열촉진물질로 작용한다는 사실이 명확히 밝혀졌다. 본더하르를 따르면 사람의 유방 세포주(배양 세포)의 80퍼센트가 프로락틴을 분열촉진물질로 인식한다고 한다.

포유류 젖 속의 프로락틴은 생물학적 효능이 강하다고 알려졌는데, 갓 태어난 젖먹이의 체액과 나트륨, 칼륨, 칼슘 전달에 영향을 미친다. 다시 말하지만 사람도 프로락틴을 만들어낸다. 그렇다면 콜레스테롤이나 중성지방, 인슐린유사 성장인자-1처럼 어떤 화학물질이 지나치게 많이 들어 있는 음식을 (특히 아주 많은 양을) 먹어서 질병이 생기는 게 아닐까? 특히 이 같은 물질은 우리 몸속에 자연히 존재하는 것의 약간 다른 버전이기 때문에 더욱 문제가 되는 것 같다.

요컨대 우유와 젖소 고기에 들어 있는 호르몬 중 최소한 한 가지—인슐린유사 성장인자-1—는 암의 성장을 촉진하는 것으로 보인다. 또 프로락틴과 인슐린유사 성장인자-2도 암을 촉진한다는 증거가 있다. 이들은 우유에 들어 있는, 갓 태어난 송아지의 성장에 필요한 여러 가지 강력한 생물학적 활성 물질 가운데 겨우 세 가지일 뿐이다.

미국 예일대학에서 매우 흥미로운 연구가 수행된 적이 있는데, 종양이 있는 환자에게서 추출한 유방 조직에서 옥살산칼슘이나 인산칼슘의 침전물이 발견된 것이다. 이런 침전물은 유방 촬영으로 확인할 수 있는데 이는 종양이 있다는 것을 의미한다. 침전물은 생기는 위치에 따라 칼슘과 인의 비율이 달라진다. 유관 부근에 생긴 침전물의 칼슘-인 비율은 젖의 칼슘-인 비율과 매우 흡사하다.

말인즉슨 유방 종양세포가 젖을 생산하려고 했다는 것인가? 다른 조건은 맞지 않는데도 어떤 화학물질이 이 종양세포에게 젖을 생산하라고 했기 때문에, 혼동되고 스트레스를 받은 나머지 DNA(세포의 기능과 작용에 대한 나름의 패턴)를 복제하는 과정에서 실수를 저질렀고 그래서 악성 종양이 되었다는 말인가? 음식으로부터 우리 몸속에 들어와 피를 따라 돌고 있는 호르몬과 성장인자가 우리 몸의 호르몬 신호체계를 교란시킨 건 아닐까?

사춘기 때 유방을 발달시키라는 신호를 보내는 데 이용되는 성장인자나 주요 젖 분비 호르몬의 수치가 빈번하게 올라간다면, 그 영향으로 유방 조직이 암을 만드는 실수를 저지르게 되더라도 놀랄 일은 아닐 것이다.

━ 우유에도 에스트로겐이 들어 있다

에스트로겐에 지속적으로 노출되는 것이 유방암의 주요 위험인자라는 건 주지의 사실이다. 이는 남성 호르몬 테스토스테론이 전립선암에 영향을 주는 것과 마찬가지이다. 에스트로겐은 사춘기 여성의 질과 자궁, 나팔관의 성장 발달과 관련이 있다. 에스트로겐의 작용으로 유관이나 간질조직이 발달하고 지방이 붙어서 가슴이 커지게 된다. 에스트로겐은 여성스러운 윤곽 형성과 골격 성숙에 기여한다. 또한 겨드랑이털과 음모, 젖꼭지와 젖꽃판(유륜) 성장에도 필요하다.

여성의 생리주기는 매달 자궁점막이 두꺼워지고 혈액이 모여서 임신할 수 있도록 준비하는 과정으로 이루어진다. 임신이 이루어지지 않으면 자궁점막이 떨어져 나가 생리를 하게 되는데 준비에서 생리까지 대략 한 달 주기이다. 이 같은 자궁 주기는 난소에서 분비되는 에스트로겐과 프로게스테론(황체호르몬)에 의해 조절된다.

에스트로겐(열 또는 다산을 뜻하는 '에스트루스oestrus'에서 유래)은 생리 후 첫 일주일 동안 가장 두드러지는데, 난포에서 성숙 난자를 발달시키기 시작하면서 자궁 내막을 증식하게 된다. 에스트로겐은 생리 시작일부터 점점 증가해 12일쯤 지나면 최고치에 달한 뒤 난포가 성숙해 배란되기까지, 즉 수정 가능한 난자가 나팔관을 거쳐 자궁으로 들어가기 직전까지는 줄어든다. 프로게스테론 역시 난소의 특별한 조직에서 생성되는데 생리주기의 나머지 절반을 지배한다. 배란기에 프로게스테론이 증가하면 체온이 약 $0.5℃$ 상승하는데 이는 배란의 지표가 된다. 배란 후 10~12일 안에 임신이 되지 않으면 에스트로겐과 프로게스테론이 급격히 감소함으로써 두꺼워진 자궁점막이 벗겨져 생리혈로 흘러나오고 생리주기가 다시 시작된다. 반면에 임신이 되면 프로게스테론 분비가 증가해 자궁점막을 보호하고 수정란이 발달할 수 있게 한다. 임신이 진행됨에 따라 프로게스테론은 이제 태반에서 주로 생성되고 분비량이 점점 더 증가해 특히 임신 후반기에는 그 수치가 아주 높아진다.

생리 과정은 이처럼 매달 에스트로겐과 프로게스테론 수치가 오르고 내리는 것으로 설명할 수 있는데, 이 같은 호르몬 수치 변화는 뇌의 아래쪽에 위치한 뇌하수체에서 분비되는 다양한 호르몬에 의해 조절된다.

복잡한 이 전체 사이클은 바이오피드백 정보와 제어 시스템의 일부로서, 이 속에는 다양한 호르몬과 생화학적, 면역학적, 정서적 조건을 통합하고 공유하는 복합적인 신경 센터가 존재한다. 이 시스템은 거대한 아날로그 컴퓨터처럼, 화학 신호 혹은 호르몬을 생성해 뇌하수체에 보낼 뿐만 아니라 면역체계나 정서적 행복감을 포함한 신체의 다른 많은 기능을 제어한다. 따라서 음식이나 정서 상태, 스트레스, 질병, 호르몬이나 모든 종류의 약물 등에 의해 생리 및 신체의 여러 기능이 영향을 받는 게 당연한 일일 것이다.

우유에는 에스트로겐(그리고 테스토스테론)이 들어 있다. 젖소의 우유에 들어 있는 에스트로겐은 양이 적기 때문에 생물학적으로는 별 영향이 없다고 말하는 사람들도 있다. 하지만 어떤 화학물질은 극소량만으로도 심각한 생물학적 손상을 일으키기도 한다 (정상적인 생리주기 동안 우리 몸속 호르몬의 작은 변화가 유방에 어떤 영향을 미치는지 생각해보라).

일례로 트리부틸 주석이라는 화학물질 때문에 영국 남부 해안의 좁쌀무늬고둥에 문제가 생긴 사건을 들어보자. 트리부틸 주석은 배 아래쪽을 칠하는 페인트에 들어 있는 화학물질로, 배 밑바

닥에 따개비 같은 부착 생물이 달라붙지 못하게 해서 배의 속도를 유지할 수 있게 해 준다. 바닷물에서 검출된 트리부틸 주석의 수치는 고작 1조 분의 5 정도로 거의 나오지 않는다고 말할 수 있다. 그럼에도 불구하고 1980년대, 미미한 트리부틸 주석으로 인해 영국 남부 해안의 광범위한 지역에서 수많은 암컷 좁쌀무늬고둥이 죽었는데 원인은 암컷의 난관에 수컷 생식돌기가 자라서 난관을 막았기 때문이었다. 넓은 바다에서 극소량의 물질만으로도 이같이 엄청난 결과를 낼 수 있다는 게 쉽게 이해되지는 않지만, 엄연한 사실이다. 안타깝게도 이 화학물질은 영국 군함 등 대형 선박에 여전히 사용되고 있으며, 앞의 예와 같이 화학물질에 취약한 해양 생물들에게 문제를 일으키기에는 충분한 양이 해안 퇴적물 속에 쌓이고 있다.

연구결과를 보면 우유에 들어 있는 에스트로겐이 직접적인 효과를 발휘하지 않더라도 인슐린유사 성장인자-1의 발현을 자극해 간접적, 장기적으로 종양을 발생시킬 수 있다고 한다.[36] 에스트로겐은 시판 중인 저온살균 우유는 물론이고, 수치가 낮긴 하지만 탈지 우유에서도 여전히 발견된다. 에스트로겐과 유지방 사이의 상관관계 때문에 일부 연구에서는 유제품이 포함된 고지방 음식이 유방암과 관계가 있는 게 아닌가 하는 의견도 있었다. 2000년에 나온 영국학술원 보고서에는 유제품의 소비 증가를 비롯해 20세기 후반 에스트로겐에 대한 노출이 많아지게 된 요인이 정리되어 있다. 보고서에서는 또한 같은 시기 낙농 방법의 변화, 즉 임신 중인 젖소(에스트로겐 분비가 증가함)에게서도 계속 젖을 짠다든가 하는 점도 언급하고 있다.

다음은 130편 이상의 관련 저작들을 연구한 한 논문의 결론이다.

현존하는 증거는 암 발생이 유제품 소비와 관련이 있을 거라는 점을 시사한다. 소 성장호르몬은 건강에 관한 한 관심 주제가 아니었다. 왜냐하면 우유의 인슐린유사 성장인자-1이 증가하더라도 재조합 소 성장호르몬을 투여하지 않은 소나 사람의 젖을 기준으로 보면 여전히 '정상 범위' 안에 들어가기 때문이었다. 그러나 '정상 범위'라 하더라도 평생토록 계속해서 우유를 먹는다면 암을 일으킬 가능성이 있다. 우유에 들어 있는 인슐린유사 성장인자-1과 같은 호르몬은 자연 상태에서는 빠른 성장이 일어나는 유아기에 필요하다. 이유기 이후 지속적인 우유 섭취는 유방 조직의 인슐린유사 성장인자-1을 증가시켜 세포주기에 영향을 미침으로써 암의 위험을 높일 수 있다.[37]

유럽연합 과학위원회도 이와 똑같은 견해를 내놓았다. 위원회는 "인슐린유사 성장인자-1과 인슐린유사 성장인자-2의 생리적 기능은 태아의 성장 발달 및 세포의 분화와 증식, 그리고 암과 관련이 있다."고 말했다. 그런데 이는 중국인들이 "우유는 아기가 먹는 거지." 하던 말을 그저 현대적이고 과학적으로 표현한 게 아닐까?

정리: 유방암의 원인

지금까지 유방암(그리고 전립선암)의 원인에 대해, 저명한 과학 학술지에 발표된 논문과 세계적인 전문가 집단의 연구로 밝혀낸 수많은 과학적인 증거를 살펴보았다. 이 모든 정보의 의미를 요약하면 다음과 같다.

- 1950년대 흡연과 폐암과의 관련성을 밝힌 리처드 돌 교수의 획기적인 연구 이래 여러 가지 암의 원인과 결과를 논리적으로 설명하려는 연구가 진행되었다. 그 결과 여러 종류의 암이 산업 화학물질에 노출되거나 세균이나 바이러스 감염 때문에 발생한다는 것이 밝혀졌다. 또한 같은 조건이라 해도 어떤 사람들은 유전적 소인 때문에 더 쉽게 영향을 받는다. 하지만 암이 생활방식이나 환경적인 요인과 관련이 있다는 점도 분명하다.

- 일부 서구 국가, 특히 여러 인종의 혼합 유전자 공급원을 가진 미국 동부 지역의 유방암 발생률은 흡연자의 폐암 발생률과 비슷한 양태를 보인다. 즉 잘사는 나라, 그중에서도 사회경제적으로 상층에 속하는 사람들의 생활방식과 암 발생이 관련이 있다는 점을 강하게 시사한다.

- 동양 사회는 (서구와 비교해) 전통적으로 유방암과 전립선암의 발생률이 아주 낮았다. 그러나 서양으로 이주한 동양인은 암 발생률이 서양인에 근접한다.

● 동양에 살면서도 서구식 생활방식을 따르는 동양인은 유방암과 전립선암 발생률이 높았다. 중국에서는 유방암을 속칭 '부자 사모님병'이라고 부른다. 전형적인 동양 식단에는 돼지고기, 닭고기, 오리고기 등 서양에서 먹는 것이 대부분(비록 양은 좀 적지만) 포함되어 있다. 하지만 전통 식단에 유제품은 포함되지 않는다.

● 동양 여러 나라가 '개발'을 선택하면서 우유, 아이스크림 등 유제품과 젖소 고기를 재가공한 소시지, 햄버거 같은 서양 음식의 소비가 증가하고 있다. 서구화는 일반적으로 도시에서 시작된다. 3장에서 살펴본 것처럼 동양에서도 유방암과 전립선암이 증가하고 있는데, 시골보다는 도시의 발생률이 훨씬 높다.

● 현대 유전학 연구와 분자 단백질 연구에 따르면 유방암의 경우 세포 손상, 즉 단백질 신호 연쇄에 문제를 일으켜 무제한 증식하는 암을 만들어내게 되는 손상은, 다른 암과 달리 세포 안쪽이 아니라 표면 수준(수용체와 세포내액 사이)에서 일어난다고 한다.

● 유방암 중 5~10퍼센트 정도만이 종양억제유전자라고 불리는 유전자(BRCA-1과 BRCA-2)의 변이 때문에 발생한다. 정상 상태에서는 세포 성장을 늦추는 단백질을 생성하는 유전자들이다. 그러나 변이가 생긴 유전자가 있다고 해서 반드시 암이 생기는 것은 아니다. 돌연변이 유전자를 물려받았다고 해도 과잉 증식 신호를 보내는 성장인자 같은 요인을 제거한다면 암 발생률을

떨어뜨릴 수 있다.

- 낙농 동물의 우유와 고기에는 인슐린유사 성장인자(IGF-1)와 프로락틴 같은 호르몬이 상당량 들어 있다.

- 우유 생산량이 많은 품종을 선택적으로 사육함으로써 우유에 들어 있는 인슐린유사 성장인자-1도 점점 증가한다.

- 우유 생산량을 늘리기 위해 유전적으로 재조합된 호르몬을 투여하면 우유의 인슐린유사 성장인자-1 수치가 정상 범위이긴 하나 최고조로 올라간다.

- 인슐린유사 성장인자-1과 프로락틴이 유방암과 전립선암의 증식을 촉진한다는 것이 세포배양 실험을 통해 밝혀졌다. 이것이 사람의 혈류 속으로 들어간다면 우리 몸속에서도 똑같은 작용을 할 거라는 점을 짐작할 수 있다. 유방 조직은 인슐린유사 성장인자-1과 인슐린유사 성장인자-2, 프로락틴의 수용체이다.

- 우유의 주요 단백질인 카제인은 우유에 들어 있는 성장호르몬이 소화 과정 중에 분해되지 않도록 보호하는 역할을 한다고 알려졌다.

- 현대적인 우유 처리 방법(균질화 등)은 암을 촉진하는 화학물질이 장 내에서 분해되지 않도록 보호하기 때문에 상당량이 혈류

로 흡수된다. 이들 화학물질이 소화기관에 영향을 미쳐서 대장암이 생길 수 있다는 주장도 있다.

● 폐경 전 여성의 경우 혈액 속 인슐린유사 성장인자-1 수치가 높으면 유방암에 걸릴 위험이 커지고 남자들은 전립선암에 걸릴 위험이 커진다.

나의 조언은, 모든 유제품을 치워버리라는 것이다

종합하면 유제품과 유방암 또는 전립선암 사이에는 부인할 수 없는 인과관계가 있다. 그렇다면 지속적으로 유제품을 섭취할 때 나이가 들수록 유방암 또는 전립선암 발생이 증가하게 되는 이유도 설명할 수 있다. 유방이나 전립선 조직이, 세포의 성장과 증식을 일으키도록 디자인된 호르몬과 성장인자에 노출되어 무한정 증식하기 때문인 것이다. 나는 이 책의 첫 번째 판에서는 다음과 같이 썼다. "그러나 이 가설을 확정하기 위해서는 후속 연구가 필요하다. 일례로 유제품과 특정한 종류의 고기(특히 잘못 조리되어 혈중 인슐린유사 성장인자-1이 증가된 고기) 섭취량이 어느 정도가 될 때 문제가 되는지에 대해서는 연구가 필요하다. 이는 의심이 가는 식품 유형을 정해 그 소비를 추적하는 방식으로 이루어져야 한다. 그리고 이 같은 연구는 상업적, 정치적 이해관계와 무관한 독립적인 기구의 과학자들이 수행해야 한다." 그 이후 출판된 옥스퍼드대학 암역학연구소의 논문[38]을 보면 비건(완전한 채식주의자)은 육식을 하는 사람(유제품도 섭취 한다고 추정)이나 우유를 먹는 채식주의자보다 혈청의 인슐린유사 성장인자-1이 9퍼센트 낮았다. 또 다른 연구[39]에서는 전립선암 환자 혈청의 인슐린유사 성장인자-1 농도가 건강한 남성에 비해 8퍼센트 높게 나왔기 때문에 옥스퍼드대학의 연구는 특별히 중요한 의미가 있다. 유방암이나 전립선암을 치료하거나 예방하기를 원하는 사람들에게 주는 나의 조언은, 젖소나 염소 등 모든 낙농 동물에서 나온 고기와 모든 종류의 유제품을 식단에서 완전히 배제하라는 것이다. 그리고 유제품이 안전하다는 것을 낙농업계가 자신들의 책임으로 입증할 때까지는 사전예방원칙*이 적용되어야 한다고 생각한다. 덧붙여서 다시 한 번 말하지만, 암 환자라면 동물성 식품보다는 채식을 실천해야 한다.

....

* **사전예방원칙** 명확한 증거는 없지만 건강에 심각한 영향을 줄 가능성이 있는 요인은 미리 조심하고 방지하자는 원칙.

우리가 저지르는 위험한 행동

· · · · ·

이 책을 읽거나 이 책에서와 같은 주장을 들어본 사람 중 상당수가 유제품을 평생 먹어왔지만 아무 이상도 없었다고 말할지도 모른다(하루에 40~60개비의 담배를 피우고서도 백 살까지 산 사람을 알고 있다고 하는, 혹은 그런 사람 이야기를 들은 적이 있다고 하는 사람들처럼). 문제는 유전적, 혹은 뭔가 다른 이유로 인해 특별히 취약한 사람이라면 위험을 가중시킬 수 있다는 것이다. '위험성'이란 설명하기 어려운 개념이다. 위험 또는 불확실성(확률에 기반을 둔 개념) 전문가들은 복권의 논리를 안다면 아무도 복권을 사지 않겠지만 인간의 행동은 수학적 개념보다는 개인적인 경험이나 감정에 더 의존한다고 한다.

암 위험성을 설명하는 가장 좋은 방법은 아마도 내가 금연을 설득할 때 인용하곤 하는 비행기 사고 비유일 것이다. 비행기를 타려고 하는데 비행기 열 대 중 한 대는 반드시 추락한다는 사실을 알고 있다고 하자. 그래도 비행기를 타는 사람이 있을까? 아마 없을 것이다! 담배 위험성을 알고 있기 때문에 과학자 중에 흡연자가 거의 없는 게 아닐까.

나는 담배를 핀 적도 없고, 이제는 내가 유방암에 취약하다는 사실을 알기 때문에 그 어떤 경우에도, 어떤 종류의 유제품(낙농 동물의 고기를 포함해)도 먹지 않을 것이다. 지금까지 거의 7년 동안 유제품이라곤 먹지 않고 지냈다. 그 이후로, 치명적이라고 생각했던 목 부위의 커다란 암이 오그라들고 사라지더니 다시는 재발하지 않고 있다. 예전에 잘 부러지던 손톱도 강해졌고 피부도 최상의 조건이다. 또한 골다공증의 조짐도 없다. 모발 또한 최상의 상태로 흰머리도 별로 없어서 사람들은 내 나이보다 훨씬 젊게 본다. 나는 나 자신을 포함해, 유방암에 걸렸더라도 내 충고를 받아들인 사람은 유제품으로 인한 죽음을 피할 수 있다고 확신한다.

5장

유방암과
전립선암을
예방하는
식습관 *10* 가지

암을 예방하기 위해서라면 무리하지 말고

자기 페이스에 맞게 받아들이는 게 좋다.

하지만 암 환자라면 가능한 한 빨리

이 모든 것을 적용하도록 노력해야 한다.

먼저 나의 '플랜트 프로그램'은 다이어트 방법이 아니라는 말을 해야겠다. 많은 사람이 경험해봐서 알듯이 다이어트는 성공하기 어렵다. 다이어트는 계속해봐야 재미도 없고 결국은 예전 생활방식으로 돌아가기 십상이다.

내 이름을 딴 플랜트 프로그램은 10가지 식습관과 10가지 생활방식으로 이루어졌는데, 나는 이것으로 유방암을 극복하고 온갖 어려움에도 다시는 재발 없이 지낼 수 있었다. 이 프로그램은 유방암이나 전립선암을 예방하고 극복하도록 도와줄 뿐만 아니라, 골다공증처럼 유제품을 안 먹어서 생겼다는 오해를 받는 다른 질병도 예방한다. 이러한 식습관과 생활방식은 누구나 아주 쉽게 따라 할 수 있는 것들로, 엄격한 다이어트가 아닌 식생활 지침이라고 보아야 한다.

플랜트 프로그램은 이전의 브리스톨 식이요법이나 거슨 식이요법 같은 일반적인 항암 식이요법이 아니다. 이미 설명한 것처럼 암의 종류나 원인은 여러 가지이다. 이 장에서 설명하는 플랜트 프로그램은 특히 유방암과 전립선암을 겨냥한 것으로 음식이나 환경에서 나오는, 우리 몸의 내분비계(호르몬 등을 분비해 신체 기능을 조절한다)를 교란하는 화학물질을 줄이거나 없애기 위한 것이다. 또한 이 프로그램은 유방이나 전립선 조직을 건강한 상태로 유지하는 데에 필수적인 요오드와 아연 같은 화학물질을 섭취하도록 고안되었다.

━ 암을 예방하는 식습관

- 음식에 들어 있는 성장인자 같은 호르몬 섭취를 줄인다. 내분비 교란물질을 비롯해 발암성이 있다고 의심되는 인공 화학물질의 섭취를 줄인다.

- 항암 작용을 하는 성분이 들어 있는 음식의 비중을 늘린다.

- 우리 몸속에 적정량의 필수 영양소, 특히 아연, 요오드, 엽산처럼 세포분열(암의 원인이 되는 오류가 발생할 가능성이 가장 높은 때)에 결정적인 역할을 하는 영양소가 부족하지 않게 유지한다.

- DNA에 손상을 줄 수 있는 몸속 활성산소를 줄인다.

- 신선한 유기농 농산물을 먹는다.

- 섬유질이나 비타민, 미네랄, 자연 색이나 자연 성분 등이 줄어들거나 없어져버린 음식은 가능한 한 먹지 않는다. 정제 식품이나 통조림 등 보존 식품, 너무 익힌 음식 등을 말한다. (예를 들어 당밀에는 충치를 예방하는 불소가 들어 있지만, 당밀을 정제한 백설탕에는 불소 및 다른 영양소가 없다. 그래서 치약을 만들 때 다시 불소를 첨가해야 하는 것이다.) 식품가공 산업이 훼손하지 않은, 그리고 화학 방부제를 포함하지 않은 유기농 무첨가 식품을 먹는 것이 가장 좋다. 화학 방부제 및 라벨에 표기된 다른 첨가물들은 대개 식품 첨가물 관리 분류번호나 화학명으로 표시된다.

- 수술이나 방사선치료, 항암화학요법 등을 견디고 회복하는 데에 도움이 되는 영양소를 섭취한다. 이 장에서 설명하게 될 방사선치료에 도움이 되는 방법은, 우주 공간에서 우주인이 방사선 노출을 견딜 수 있도록 한 치료 방법에 근거한 것이다. 항암주사를 비롯해 여러 가지 약물이 비타민을 파괴한다. 스트레스

라는 말은 비타민이 더 많이 필요하다는 말인데, 항생제는 비타민의 흡수를 막는다.
- 선택의 폭을 넓히고 다양한 음식으로 건강한 식생활을 유지한다.
- 어느 한 가지 성분에 지나치게 의존하지 않는다.

암 예방과 치료에 대한 속설과 과학

영국 보건부나 미국 식품의약청 같은 정부 기관뿐 아니라 하버드대학과 옥스퍼드대학의 암 전문가들도 모든 암의 최소 30퍼센트 이상은 음식 때문이라는 점을 인정한다. 미국 메이요 의학교육연구재단의 발표로는 과일과 채소(꽃잎이 4장으로 이루어진 십자화과 채소—배추, 양배추, 순무, 브로콜리, 콜리플라워, 케일, 미나리 등)를 하루 다섯 접시 먹는 사람은 한 접시 이내로 먹는 사람에 비해 암에 걸릴 위험이 반으로 줄어든다고 한다. 영국 정부의 공식 권고사항도 하루 최소 다섯 접시의 과일과 채소를 먹는 것이다. 이는 미국 다트머스 의과대학 약리학 교수 마이클 스폰 박사의 선구적인 연구 결과를 받아들인 것으로, 지금은 식물에 수많은 항암 물질이 들어 있다는 점이 널리 알려졌다. 그중에서도 중요한 항암 물질들에 대해서는 뒤에서 더 살펴보도록 하겠다.

따라서 현명한 의사라면 과학에 근거한 플랜트 프로그램의 제안에 반대하지 않을 것이다. 그런데 암 치료의 하나로 식습관 얘기를 하면 의사들은 왜 대개 부정적이거나 기껏해야 미지근한 반응을 보이는 것일까?

거기에는 몇 가지 이유가 있는 것 같다. 첫째, 어떤 사람들은 식사조절을 너무 심하게 해서 암 치료를 위해 체력이 필요한 때에 영양 결핍 상태에 빠진다. 일부 대체요법을 주장하는 사람들 때문인데, 그들은 붉은색 고기와 밀가루 음식, 소금이나 설탕이 들어 있는 가공식품, 차와 커피, 술 등을 금지한다. 동시에 우리 몸을 해독할 수 있는 과일(주로 자몽)과 채소를 많이 먹으라고 한다. 그러나 이 같은 식이요법은 영양 불균형과 영양소 결핍을 초래할 뿐이다. 그러면 또 이런 결핍을 보충하기 위해 종합비타민과 미네랄(때로는 아주 고가의 자체 브랜드 제품)을 추천한다.

또 다른 대체요법 역시 근거 없는 방법을 쓴다. 일례로 차링크로스 병원에서 동종요법* 치료사를 만난 적이 있는데(그 병원에서 일하는 사람은 아니었다), 그녀는 자기가 화강암 가루로 '치료'하고 있는 위암 환자를 만나러 온 거였다. 그 '치료'의 근거는, 웨일스 지역이 위암 발생률이 높은데 그곳 바위가 화강암이라는 것이었다. 그녀는 약간의 화강암 가루를 이용해 화강암이 암을 일으키는 작용을 막을 수 있다고 주장했다. 내가 웨일스에는 화강암이 거의 없으며 위암 발생률 또한 높은 지역이 아니라고 지적하자 그 여자는 약간 당황한 것 같았다. 나는 내 말을 증명하기 위해 병원에 웨일스 지질 지도를 가져가기도 했다! 그녀의 환자가 그와 같은 '보살핌'으로 인해 더 악화되지 않았기를 바랄 뿐이다. 일부 동종요

....

* **동종요법** 인체에 질병과 비슷한 증상을 유발해 치료한다고 주장하는 대체의학의 일종이다.

법에서는 방사선치료의 부작용을 방지하려고 일부러 라듐브롬화물 같은 방사성 제재를 쓴다고 해서 걱정스러웠다. 아무리 희석한다고 해도 이러한 화학물질을 사용하는 것은 과학 지식에 완전히 배치되는 것이다. 한 마디로 방사성물질에 대한 노출은 최대한 피해야 하는 게 과학적 통념이다.

거짓 지식과 엉터리 식이요법

걱정스러운 것은 비단 이 같은 대체요법만이 아니다. 유방암에 대한 몇몇 책도 미심쩍은 충고를 담고 있다. 일례로 어떤 책에서는 젊은 나이에 자녀를 많이 낳고 모유 수유를 하는 것이 유방암을 예방하는 방법이라고 암시하기도 한다. 출산이 유방암을 예방한다는 주장은 이탈리아에서 수녀들의 유방암 발생률이 높았던 사실에 근거한다. 그러나 이는 독신생활이 유방암 가능성을 높인다거나 임신과 수유가 유방암을 예방한다는 사실을 증명하는 것은 아니다. 사실 많은 수도원에서는 영양 공급이 아주 잘되고 있다. 내 생각에 유방암에 걸린 수녀들은 고기와 유제품을 많이 포함한 풍족한 식사를 한 게 아닌가 싶다. 게다가 수도원의 유방암 발생률이 그 지역 사회에 비해 높은지 낮은지 통계조사로 확인된 증거는 없다. 앞서 언급한 대로, 오늘날 통계상의 증거는 고령 출산이나 아예 출산 경험이 없는 경우 유방암 발생률이 다소 증가할 수도 있다는 점을 보여준다. 그런데 특히 직장 여성은 출산을 늦추는 경향이 있으므로, 노산과 자녀 수가 적은 것은 서구식 생활방식과 식습관을 가진 여성의 특징일 수도 있다.

유방암과 전립선암의 원인에 대한 유력한 증거들은 유제품과의 관련성을 뒷받침하고 있다. 요컨대 우유는 애초에 성인 인간에게 맞도록 디자인된 게 아니며 우리는 그것을 먹도록 진화하지도 않았다. 특히 오늘날에는 우유가 공장식 축산 방법으로 생산되는 것도 문제다. 환경에서 섭취하는 내분비 교란물질(그중 대부분이 지용성이며 먹이사슬을 통해 축적됨)은 특히 우유에 농축되어 있다.

휴대전화나 체취 제거제, 혹은 몸에 맞지 않는 브래지어가 유방암을 일으킨다고는 생각하지 않는다. 유방암은 이 같은 현대적인 발명품이 나타나기 훨씬 전부터 서구 사회의 한 속성이었다. 물론 혈액순환을 막을 정도로 너무 꽉 끼는 브래지어를 착용하는 건 좋지 않다. 그런데 중년 여성이 그렇게 팽팽한 브래지어를 입고 다닐까? 우리가 모두 몸에 맞는 새 브래지어를 사야 한다면 브래지어 회사에는 도움이 되겠지만, 나는 브래지어가 유방암과는 별 관계가 없다고 생각한다. 휴대전화의 경우는, 비록 결정적인 연구 결과가 나온 건 아니지만 머리나 뇌에 문제를 일으킬 수도 있을 것 같다. 하지만 유방암 발생률은 휴대전화가 나오기 훨씬 전부터 증가하고 있었다. 캐나다의 한 언론은 최근 기사에서 컴퓨터와 다른 전자 장비를 갖춘 사무실에서 일하는 일군의 여성들에게서 유방암이 발생했다고 보도했다. 하지만 이 주장을 의미 있게 뒷받침해주는 것은 사무실 여성들이 커다란 밀크셰이크를 마시는 장면이다! 피임약을 복용한다고 해서 젊은 여성들의 유방암 위험이 현저하게 커지는 것은 아니다. 상대위험도가 다소 증가하더라도 피임약 사용을 중지하고 10년이 지나면 그 영향은 사라진다.

그러나 40대 초반까지 피임약을 사용한 경우 유방암이 증가한 사례는 있다.

잡지 등에 실리는 유방암 예방 식이요법을 보면 아무런 과학적 혹은 논리적 근거도 없는 것이 많다. 예를 들어 어느 건강식품 회사에서 펴낸 잡지에서는 유방암 예방 식이요법으로 콩 중에서 대두 섭취를 늘리라고 하면서 동시에 병아리콩이나 렌틸콩은 효과가 없다고 말한다. 글쓴이는 이것들이 모두 콩과식물로서 비슷한 이소플라본을 함유하고 있다는 것을 몰랐던 것일까? 게다가 그 사람은 유제품 난에 산양유와 나란히 두유와 쌀이나 귀리로 만든 우유도 적어두었다! 한 신문은 얼마 전에 유방암 예방 식이요법을 연재했는데, 감자, 누에콩, 호박, 꿀, 수박, 파인애플, 그리고 과일이나 견과류 등을 말려서 만든 뮤즐리 등(모두 다 내가 건강식이라 생각하는 것)이 인슐린 과잉 생산을 자극하기 때문에 유방암 위험을 높인다고 했다. 그러면서 뮤즐리를 시리얼, 초콜릿바, 젤리 등 정제 가공식품과 함께 묶어두었다! 나 같으면 이런 충고는 당연히 무시하겠다. 또 다른 책을 보면 여전히 아무런 과학적 근거 없이 생균 요구르트를 예방 식품으로 추천한다.* 여러 암 관련 기관과 연계된 어느 잡지에서는 대장암에 대한 기사에서 '고칼슘 식

....

* 요구르트가 유방암 예방에 도움이 된다는 책이 있는가 하면, 산양유와 두유 및 쌀 음료를 한데 묶어서 좋은 음식으로 분류한 책도 있다. 심지어 최근에 출간된 어떤 책에서는 저지방 유제품이 유방암 예방에 좋다고 하면서 이에 반대하는 사람은 과학을 모르기 때문이라는 주장을 내놓았다. 그런데 이 책의 저자가 근거로 제시한 증거는 대부분 영국 낙농업계에서 지원한 어떤 부실한 연구에서 가져온 것이었다. 이 같은 무모한 주장을 펼친 사람은 연구자가 아니라 과학적 이해가 그다지 깊어 보이지는 않는 국민건강보험의 영양사였다. 내가 보기엔 매우 걱정되는 충고가 아닐 수 없다. - 저자의 주

품, 즉 유제품이 건강을 지켜줄 것'이라며 유제품의 섭취(저지방 치즈와 부분 탈지우유)를 옹호한다. 칼슘은 대장암과 관련이 있기는 하지만 그건 영양 부족일 때의 이야기이다. 그리고 칼슘은 유제품 말고 훨씬 유익한 다른 음식으로부터 얻을 수 있다. 이러니 사람들이 건강한 식사가 무엇인지 헷갈리는 것도 무리는 아니다.

엉터리 과학을 암 예방이나 치료에 접목한 결과 심각한 문제를 일으키게 되었다. 첫째, 암 예방 식품을 우리 식단에서 제외하게 된 것이다. 일례로, 일부 연구에서는 항암 물질인 리코펜이 들어 있는 토마토를 먹지 말라고 했다. 둘째, 국제적으로 유명한 의사와 영양학자들이 암을 촉진하는 범인이라고 인정한 유제품으로부터 사람들의 주의를 돌리게 하는 효과가 있다. 셋째, '암을 촉진하는 식품'을 생산하는 업체들에서는 이렇게 혼란스러운 틈을 타서 위험한 생산을 계속 밀고 나간다.

항암 식이요법의 출발점, 거슨 식이요법

오늘날 대부분의 항암 식이요법의 기초가 된 것은 1953년에 출간된 막스 거슨 식이요법이다. 거슨 박사의 기본 원리를 따르면 암이란 장기, 특히 간이 균형을 잃어서 생기는 증상이라고 한다. 박사는 대부분의 동물성 식품과 소금, 카페인 등을 금지함으로써 간과 면역체계의 부담을 덜어주어야 하고 유기농 과일, 채소로 몸을 해독하고 재조정해야 암을 치료할 수 있다고 주장했다. 그의 책 『암 치료』에서는 다음과 같은 것들이 금지 목록에 올라 있다.

담배, 소금, 향신료, 차, 커피, 코코아, 초콜릿, 알코올, 정제 설탕, 정제 밀가루, 사탕, 아이스크림, 크림, 케이크, 견과류, 버섯, 모든 종류의 대두 제품, 피클, 파인애플, 딸기 종류, 아보카도, 오이, 물(물 대신 신선한 주스만 마셔야 함), 깡통 등 저장 식품, 훈제 또는 염장 채소, 분말 또는 병에 든 주스, 모든 종류의 지방, 기름, 소금 대체품, 불소가 든 식품 등. 또한 버터, 치즈, 생선, 고기, 달걀, 우유는 치료 초기에는 금하는데, 혼란스럽게도 코티지 치즈나 버터밀크, 요구르트만은 메뉴로 예시한다. 유감스럽게도 거슨 박사는 송아지 간 생즙(광우병 이후 제외됨)을 영양식으로, 또한 커피, 피마자유 관장을 추천하기도 했다. 거슨 박사의 책은 농업이 오늘날만큼 산업화되기 전에 출간된 것이다. 그럼에도 박사는 특히 토양이 척박해지고 화학물질로 인해 오염이 생기는 등 우리 환경의 질이 저하될 거라고 예견했다.

거슨 식이요법은 암 치료법으로는 미국 대부분의 주에서 불법으로 간주하는데 이에 대해 박사의 딸은 '탐욕스런 제약 산업' 때문이라며 제약업계를 비난한다. 거슨 요법은 시간이 많이 드는 까다로운 방법으로, 매시간(하루 12번) 신선한 유기농 주스를 만들어서 마시는 등 절대적인 노력이 필요하다. 그런데 영국의 의사 중에는 거슨 요법의 효과를 의심하는 사람들이 많다. 거슨 요법으로 효과를 보았다는 사례에 대해서도 의사들은 그와 같은 사례가 '입증'된 것으로 생각하지 않는다.

거슨 식이요법에서 출발했지만 나는 특별히 유방암과 전립선암에 좋은 식단을 만들어내기 위해 여러 가지 수정을 가했다. 즉 오늘날의 과학적 발견에 근거해 거슨의 '허용 음식' 중 일부를 제외하고 대두 제품이나 딸기류 같은 '금지 식품' 중 일부를 섭취하도록 포함한 것이다. 또한 나로서는 아무런 과학적 근거를 찾을 수 없는 데다 따라 하기 힘들기만 한 내용은 제외하기도 했다.

알렉 포브스 박사가 개발한 브리스톨 식이요법 역시 거슨 요법을 참고로 그와 비슷한 원칙에 근거해 만들어졌다. 이미 설명한 것처럼 브리스톨 식이요법은 내게 도움이 되지 않았다.

음식도 치료의 일부다

서양의 의사들은 식이요법을 암 치료의 일부로 잘 인정하지 않는다. 공식(화학량론적인 식)에 따라서 측정할 수 있는 순수한 물질, 즉 화학물질을 다루는 게 몸에 배어 있기 때문이다. 화학물질은 대개 배양 실험과 동물실험을 거쳐 마침내 통계학적으로 설계된 방법에 따라 임상시험을 하게 된다. 옛날 영화에서 돌팔이 의사나 약장수가 돈벌이를 위해 치료약 같은 것을 팔러 다니는 것을 본 적이 있을 것이다. 현대 임상의학은 이런 일을 방지하기 위해 설계된 것이다.

그러나 나는 질병을 일으키는 영양적, 환경적 요인에 대해 의사들에게 더 나은 교육을 제공해야 한다고 생각한다. 유방암과 전립선암의 치료에서도 식이요법을 심장병이나 당뇨병 치료에서만큼 중시하려면 교육이 필수적이다. 내가 이 책에서 설명하는 프로그램은 의사나 다른 의료 전문가들이 환자를 도울 때에도 분명한 근거를 제공해줄 것이다. 나는 말기로 진행될 뻔한 유방암에서 회복되었는데, 이 프로그램을 실천하면서 매일매일 목 아래쪽에 생긴 커다란 종양에 어떤 변화가 있는지 관찰했었다. 또한 이 프로그램 덕에 항암치료를 하는 동안에도 머리카락을 지킬 수 있었다고 생각한다. 지금은 7년째 접어들었는데, 흔히 말하듯이 살인적인 일정에다 무거운 책임감, 그리고 장시간의 업무와 해외여행 등에도 불구하고 영양 부족의 징후는 전혀 없다. 반대로 사람들은 내가 아주 건강해 보이고 나이보다 훨씬 젊어 보인다고 말한다. 암 치료가 끝난 뒤에는 하루 이상 심하게 앓은 적도 없다. 실제로 오랫동안 나를 괴롭혀온 문제, 즉 목감기나 인후염, 아구창, 칸디다질염, 그리고 종종 기저 부위 감염 때문에 쉽게 부서지는 손톱, 자꾸 재발하는 방광염 같은 것도 깨끗이 사라졌다. 또한 플랜트 프로그램 이후 충치가 생기는 것도 현저히 줄어들었다.

내가 식이요법을 알려준 63명의 유방암 환자 중 암이 재발한 사람은 아무도 없다. 그중에는 유방암이 뼈로 전이된 70세 여성도 있었고, 첫아기를 낳아 수유하던 중에 유방암 진단을 받은 젊은 여성도 있었다.

의심할 여지 없이 최선의 항암 식이요법은 완벽한 채식이라고 할 수 있다. 내 몸에서 암이 모두 사라진 이후에도 8개월 동안은 나도 완전한 채식을 실천했다. 비건이라고 부르는 완전한 채식주의자(유제품과 달걀을 포함한 모든 종류의 동물성 식품을 먹지 않는 사람)가 될 수 있다면 물론 더 좋다. 그럴 때도 아연이나 셀레늄, 비타민 D와 B$_{12}$ 등 필수 영양소가 결핍되지 않도록 해야 한다. 그런데 완전한 채식주의자(비건)와 일반적인 의미의 채식주의자(베지테리언)를 혼동해서는 안 된다. 베지테리언은 고기를 대체하기 위해 다른 사람보다 유제품을 더 많이 섭취하기도 하기 때문이다. 게다가 미리 포장해서 판매하는 베지테리언 음식 중에는 유제품이 특히 많이 들어 있는 것도 있다. 유방암 위험을 낮추기 위해서라면 유제품을 허용하는 베지테리언이 아니라 비건이 되어야 한다. 항암 식이요법이라고 하면서 유제품이 들어 있는 걸 권한다면 그 방법은 무시해버리라고 말하겠다.

칼슘 때문에 유제품을 먹어야 한다고?

오래전부터 많은 중산층 여성이 붉은색 고기 대신으로 코티지 치즈와 요구르트를 먹었다. 여기에는 여성 잡지의 영향도 일부 있겠지만 폴 매카트니의 첫 번째 아내로, 유방암으로 사망한 동물권 리론자 린다 매카트니의 영향도 있는 것 같다. 또 시간에 쫓기는 여성 입장에서는 균형 잡힌 비건 식사를 준비하는 것보다는 고기 대신 요구르트나 치즈를 먹는 게 더 간편하니까 결과적으로 유제품 섭취량이 증가한 게 아닌가 생각한다.

많은 여성이 칼슘 섭취를 위해 유제품을 먹어야 한다는 말에 솔깃해한다. 특히 점진적인 골 질량 감소에 따른 골다공증을 예방하기 위해 칼슘이 필요하다고들 한다. 우유 등 유제품에는 실제 상당량의 칼슘이 들어 있긴 하지만, 칼슘이 유제품과 동의어는 절대 아니다. 어쨌든 칼슘을 많이 섭취한다고 해서 그 자체로 골 감소를 막지는 못하는 것 같다.

- 칼슘 섭취와 실제 골 감소율에 대한 1987년 미국 메이요 클리닉의 연구는 '여성들에게 골 감소가 생기는 주요한 원인은 칼슘 섭취 부족이 아니다.'라고 결론 내렸다.[40]
- 칼슘 섭취량이 많은 인구 집단에서도 골다공증 발생률이 높게 나타난다.[41]

  예를 들어 이누이트의 칼슘 섭취량은 평균적인 서구 여성(하루 2,000mg)의 2배이다. 그러나 골다공증 발생률이 높고, 골질량도 미국 백인보다 평균 10~15퍼센트 더 적다. 이는 아마도 이누이트가 단백질(하루 250~400g)의 상당 부분을 물고기와 고래, 바다코끼리에서 섭취하기 때문일 것이다.
- 반면에 아프리카 반투족은 저칼슘(하루 400mg)과 저단백질(하루 47g) 채식을 하는데도 골다공증에 걸리지 않는다.[42]

세계보건기구에 따르면 칼슘 섭취량이 비교적 적은 국가들에서도 골다공증 발생률은 증가하지 않았다. 게다가 골다공증 예방을 위한 권고량대로 칼슘을 섭취하더라도 문제가 생길 수 있다는 주장도 있다. 영국 정부의 영양 자문단에서도 이렇게 밝혔다. "칼슘 섭취량이 현재 영국의 일일 권장량에 못 미치는 세계 여러 인구 집단에서, 건강상 문제가 있다는 증거는 보이지 않는다." 칼슘 흡수에 대한 엄밀한 과학적 연구(방사성 동위원소 표지법을 이용한)에 따르면 우유에 들어 있는 칼슘 중 우리 몸에 흡수되는 것은 단지 18~36퍼센트에 불과하다고 한다.[43] 정부 당국에서는 이에 근거해, 음식에 들어 있는 칼슘의 20~40퍼센트 정도가 실제로 우리 몸에 흡수된다고 추정하고 이른바 '안전계수'라는 것을 계산에 포함해 권장량을 정한다.

짐작건대 일부 영양학 교과서에서는 이론과 현실을 구분하지 않은 채, 특정 식물에 들어 있는 어떤 화학물질이 인체의 장에서 칼슘과 결합하기 때문에 칼슘 흡수가 떨어진다고 주장한다. 미국 영양학회에서는 이 문제에 관해 다음과 같은 논평을 내놓았다. "식물에 들어 있는 피틴산이나 옥살산, 섬유질 등의 성분 때문에 칼슘 흡수가 억제되는 것 같지만 그 결과가 중요한 의미가 있는 것은 아니다. 베지테리언은 칼슘 결핍도 흔하지 않고, 또 그 때문에 심각한 건강 문제가 생겼다는 증거도 별로 없다." 이에 대해 '책임 있는 의료를 위한 의사회'의 대표 닐 버나드 박사는 다음과 같이 결론지었다. "우리 뼛속 칼슘의 양은 호르몬에 의해 매우 세밀하게 조절된다. 칼슘 섭취량이 증가한다고 해서 호르몬이 더 많은 뼈를 만들도록 하지는 않는다. 이는 여분의 벽돌을 날라준다고 해서 건설 인부들이 건물을 더 크게 짓지 않는 것과 마찬가지다. 결국 대다수 사람을 위한 해답은 칼슘 섭취를 늘리는 게 아니라 칼슘 손실을 막는 데에 있다."

이는 다른 기관의 일반적인 권고사항과는 사뭇 대비되지만 아주 현명한 처사다. 오늘날 성인의 하루 칼슘 권장량은 약 700mg 정도이다. 그러나 과거 미국 버지니아에서 개최된 골다공증 전문가 콘퍼런스에서는 여성의 하루 권장량을 1,500mg까지 높인 적도 있었다. 칼슘 1,500mg을 섭취하려면 하루에 경질 치즈 200g 이상 또는 요구르트 4팩이나 우유 다섯 컵을 마셔야 한다!

식물 중에도 칼슘이 풍부한 것이 많다. 유제품 외에 훌륭한 칼슘원으로 짙은 녹색 잎채소(케일, 순무 잎, 브로콜리 등)를 들 수 있다. 한 연구에 따르면 미나리의 칼슘은 약 27퍼센트가 체내에 흡수될 수 있다고 한다. 또 다른 연구는 실제로 케일의 칼슘 흡수율이 우유보다 더 높다는 것을 보여주었는데, 결론적으로 '케일 같은 푸른 잎채소는 적어도 칼슘 흡수율에 관해서만큼은 우유만큼 좋은 식품'이라는 것이다.[44] 그 밖에 칼슘이 풍부한 채소로는 냉이, 양배추, 당근, 셀러리, 병아리콩, 부추, 민들레 잎, 회향, 강낭콩, 고추냉이, 양파, 파슬리, 시금치* 등이 있다. 칼슘이 풍부한 과일로는 산딸기, 오렌지, 키위, 무화과, 로즈힙, 블랙베리 등을 들 수 있다. 또 다른 훌륭한 칼슘원으로 아몬드, 두부, 콩가루, 귀리가루, 통밀가루, 호박, 참깨, 해바라기씨, 해조류, 말린 과일 등이 있다. 대두 작물에는 칼슘과 마그네슘이 철과 함께 들어 있는데 이들 영양소 간의 균형은 우유보다 더 우수하다.

이와 더불어 우리 몸속의 칼슘 손실을 줄이는 것도 칼슘 섭취만큼 중요한 일이다. 몇 가지 기억해야 할 사항은 다음과 같다.

▬ 우리 몸속의 칼슘을 지키는 방법

• 동물성 단백질을 줄여라. 동물성 단백질 비율이 높은 식이요법은 체내에 산을 증가시키는데, 그러면 중화 작용을 위해 뼛속에 저장된 칼슘이 빠져나온다. 우리 몸은 정상적인 경우에는 빠져나간 칼슘을 재흡수하지만 동물성 단백질은 재흡수를 관장하는 부갑상샘 기능을 억제한다. 그 결과 칼슘이 소변으로

----

* 그 외에 고춧잎, 깻잎, 냉이, 달래, 돌나물, 신선초, 무청, 비름, 쑥, 열무, 취나물, 케일, 호박잎, 아욱 등도 칼슘이 풍부하다.

배설되어 뼈 손실을 일으키게 되는 것이다. 이는 '식물성 단백질 비율이 높은 식이요법이 실제로 골다공증을 어느 정도는 예방할 수 있을 거라는 점'을 시사한다.

- 카페인 섭취를 줄여라. 36~45세 여성을 대상으로 한 연구에서 하루 커피 두 잔을 마시는 사람은 매일 22mg의 칼슘 손실이 일어나는 것으로 밝혀졌다. 커피를 하루 한 잔으로 줄이면 칼슘 손실은 6mg으로 낮아진다.
- 술을 줄여라. 알코올은 우리 몸의 칼슘 흡수 과정을 방해해 뼈 손실을 가속한다. 만약 술을 마실 거라면 맥주를 마셔라. 맥주는 대개 칼슘 함량이 높고 다른 술에 비해 알코올 성분이 낮다.*
- 햇볕을 쬐어라. 햇빛은 피부에 있는 디하이드로콜레스테롤과 반응해 비타민 D를 합성한다. 비타민 D는 칼슘 흡수에 필수적이며 부족하면 골 질량 감소가 일어난다.
- 마그네슘은 칼슘을 비롯한 여러 가지 미네랄이나 비타민과 함께 작용해 뼈 성장을 촉진하고 신경 및 근육 조직이 정상적으로 기능하도록 돕는다. 마그네슘은 비타민 D 생성에 영향을 주므로 골다공증 예방에 중요한 역할을 한다. 마그네슘은 엽록소의 구성 성분으로 녹색 채소에 풍부하고, 그 밖에 통밀, 현미, 견과류와 씨앗, 사과와 무화과 등에도 많이 들어 있다.
- 미량원소인 붕소도 칼슘 손실을 방지하는 역할을 하는데, 체내에서 비타민 D를 합성하도록 돕는다고 한다. 자연 상태에서 붕소가 풍부한 음식으로는 대부분의 과일을 들 수 있는데 특히

----

* 막걸리도 칼슘 함량이 높다.

사과, 딸기, 포도, 배, 자두, 대추야자, 건포도, 토마토, 아몬드, 개암 등이 좋다.
- 적당한 운동을 해라. 골격을 만들고 유지하는 데에는 걷기, 뛰기 등 체중이 실리는 운동이 중요하다.
- 무엇보다 중요한 것은 다음에서 설명하고 있는 플랜트 프로그램을 따라서 식물성 에스트로겐과 식물성 프로게스테론의 섭취를 늘리는 것이다.

다음 10가지 식습관은 6장에서 소개하는 10가지 생활방식과 함께 플랜트 프로그램을 구성한다. 평상시 암 예방을 위한 거라면 무리하지 말고 자기 페이스에 맞게 받아들이는 게 좋다. 즉 스스로 실천할 수 있고 준비가 되었다고 판단될 때 한 가지, 한 가지씩 단계적으로 해나가는 것이다. 하지만 암 환자라면 가능한 한 빨리 이 모든 것을 적용하도록 노력해야 한다. 항암 성분이 들어 있는 좋은 음식이라도 잠재적으로 해로운 성분이 포함되어 있다면 그 식단은 별 도움이 되지 않을 게 뻔하다. 그러므로 식습관 제2원칙에서 자세히 설명하겠지만, 가능한 한 모든 식품을 유기농으로 해야 한다.

식습관 1 우유 대신 두유, 치즈 대신 두부

유방암의 위험을 낮추기 위해 할 수 있는 첫 번째, 가장 중요한 일은 유제품(젖소, 양, 염소 등의 동물로부터 나온)을 콩 제품으로 대체하는 것이다. 우유 대신 두유, 치즈 대신 두부, 그리고 아이스크림도 콩 아이스크림(아니면 셔벗)으로 바꿔라. '적당히'라는 건 없다. 탈지 우유나 저지방 요구르트를 먹는 건 유방암의 위험을 낮추거나 치료하는 데에는 아무런 도움이 되지 않는다. 왜냐하면 앞에서 설명한 대로 암을 유발할 가능성이 높은 건 지방이 아니라 단백질이기 때문이다. 실제로 유방암 대항 물질은 우유의 단백질이 아니라 지방에 포함되어 있다는 연구 결과도 있다. 소의 위장에서 미생물에 의해 생성되는 복합리놀레산이라는 우유 지방산이 암의 성장을 억제한다는 것이다. 그렇다면 우유에서 지방을 제거하는 것이 유제품 섭취로 인한 위험을 오히려 키울 수도 있다. 그러나 인공적인 내분비 교란물질은 또 지방에 집중되어 있다.

유제품은 완전히 빼고 콩 제품으로 대체해야 한다. 이 같은 식습관 변화만으로도 유방암이나 전립선암을 촉진하는 강력한 호르몬 칵테일에 대한 노출을 즉각적이고 극적으로 감소시킬 수 있다. 더불어 잔류 항생물질이나 다른 강력한 생물학적 활성 화학물질에 대한 노출도 줄일 수 있다. 또한 콜레스테롤과 중성지방의 섭취가 줄어들어 심장과 순환계에도 아주 좋다. 그러면 결국 식물에서 얻은 항암 물질을 종양 부위로 더 빠르고 효과적으로 전달해줄 것이다. 더불어 혈전증이 생길 가능성도 줄어든다. 혈전증은 항암주사를 맞는 유방암 환자가 특히 취약한 질환이다. 일례로 사이클로포스파미드, 메토트렉세이트와 5-플루오로우라실이라는 약제를 처방받은 그룹에서는 혈전증의 위험이 5배로 증가했는데, 나역시 그 항암주사를 맞았었다.

동물성 식품을 콩으로 바꾼 뒤 콜레스테롤 수치가 20퍼센트

넘게 떨어졌다는 연구 결과도 있다. 특히 나쁜 콜레스테롤(저밀도지단백 또는 LDL) 수치가 줄어들었다고 한다. 하지만 서구식 식단에다 단순히 콩을 더하는 것만으로는 높은 혈장 콜레스테롤이나 혈소판 응집에 대한 충분한 대응책이 되지 못한다. 유제품 식단을 콩 제품으로 보완하는 게 아니라 완전히 대체해야 효과를 얻을 수 있다는 말이다. 콩에 들어 있는 여러 가지 식물성 에스트로겐은 타목시펜과 비슷한 작용을 해서 유방을 보호해주는 것 같다. 그중에서 제니스테인이라는 식물성 에스트로겐은 암이 혈액 공급을 위해 새로운 혈관을 만드는 일을 하지 못하게 막는다. 또한 강력한 항산화제로서, 신체 여러 기관에서 특히 암과 관계가 있는 활성산소를 제거하는 항산화 효소의 활동을 증가시킨다. 광범위한 실험 결과, 콩이나 콩으로 만든 제품이 암세포의 성장을 억제하는 것으로 나타났다.[45]

다만 한 가지 문제는 농사지을 때 살충제나 제초제에도 끄떡없도록 유전자를 조작한 유전자변형 콩이 많다는 점이다. 콩 제품을 살 때에는 유전자변형 농산물이 아닌지 라벨을 꼼꼼히 확인하고 유기농으로 재배한 것만 사야 한다.

콩은 환경친화적인 작물이다. 기존의 서양 농사법이라면 약 4,000m²의 목초지에서 소를 먹이면 성인 1명이 77일간 생존할 수 있다. 이 정도면 대단하다고 생각할지 모르지만, 같은 면적에 밀을 재배하면 527일간 먹을 수 있다. 그러나 콩을 재배하면 한 사람이 6년 이상 먹을 수 있는 충분한 단백질을 얻을 수 있다! 이 같은 경이적인 생산성은 뿌리 속 미생물의 작용으로 대기 중의 질소를 토양에 고정할 수 있는 콩과식물의 능력 때문이다. 수확 때

콩의 단백질 함량은 약 40퍼센트이지만 가공을 하고 나면 50퍼센트까지 올라간다. 또한 콩에는 다른 농작물과는 달리 온갖 필수 아미노산이 다 들어 있다. 그러므로 곡물과 콩에 의존하는 비건들도 스무 가지 필수 아미노산을 모두 섭취할 수 있는 것이다.

━ 대표적인 콩 식품

두유는 콩 제품 중에서도 대부분의 사람이 알고 있는 것인데, 그 외에도 다양한 종류의 콩 음식이 있다.

두부 • 프랑스에서는 콩으로 만든 치즈라고 부르는데 집에서도 손쉽게 만들 수 있다. 두부는 다른 어떤 자연식품보다도 단백질 함량이 높지만 포화지방은 아주 적고 콜레스테롤이 전혀 없다. 그리고 비싸지도 않다. 두부는 4천 년이 넘는 세월 동안 아시아 사람들의 기본 식품이었다. 두부는 아이에서 노인에 이르기까지 누구에게나 아주 좋은 음식이다. 좋은 영양소는 아주 풍부하고 나쁜 영양소는 거의 없으며 소화도 잘 된다. 다음은 두부를 예찬한 오래된 책에서 인용한 글이다.

> 콩은 일본 부엌의 왕이다. 사실 두부와 된장, 간장, 이 세 가지로부터 일본 요리의 혁명이 시작되었다. 일본 요리 전문가들은 이 세 가지 식품을 평가할 때 서양 사람들이 치즈나 와인에 대해 쓰는 것과 똑같은 용어를 사용한다. 전통 두부 장인들은 종종 최고의 기술은 콩 속에 잠재된 풍미를 되살리는 것일 뿐이라고 말한다. 해마다 늦은 가을에 새로 수확한 콩이 두부 가게에 도착하면

열렬한 두부 애호가는 프랑스 포도주 상인과 같은 취향과 감식안으로 첫 번째 두부를 맛본다.[46]

두부에는 부드러운 것(저지방 고단백 드레싱에 어울린다)과 단단한 것이 있는데, 단단한 두부는 조림이나 구이를 하거나 으깨서 샐러드나 버거, 샌드위치, 수프에 넣어도 된다. 또한 디저트를 만들어 먹을 수도 있다. 두부를 요리에 쓰기 시작하면 그 무한한 가능성에 흠뻑 빠질 것이다! 두부는 그 자체로는 별맛이 없을 수도 있지만 어느 요리책에 묘사된 대로 '어떤 풍미라도 다 받아들일 수 있는 신비로운 특성'이 있어서 다양한 요리에 광범위하게 쓰일 수 있다. 두부를 먹는 여러 가지 방법이 있는데 나는 된장, 마늘, 생강, 양파로 만든 양념을 주로 곁들인다. 두부는 양파나 셀러리와도 잘 어울리고 감자 요리를 할 때 크림이나 우유의 대용품으로도 아주 훌륭하다. 또한 물기를 뺀 두부를 과일과 함께 간 다음 거기에다 꿀을 첨가하면 요구르트나 아이스크림을 대체할 수 있는 맛있는 푸딩을 만들 수 있다.

된장 • 콩에 쌀이나 보리 같은 곡물을 섞어서 발효시켜 만든 식품이다. 된장은 건강한 동양식 식단의 중요한 구성 요소이다. 된장은 기본 재료에 곰팡이(누룩)를 섞어서 최소 1년 이상 숙성시켜서 만든다. 된장은 국이나 소스, 드레싱, 스프레드, 찜이나 각종 채소 요리를 만들 때 가장 흔하게 쓰는 재료이다. 된장은 일본 식품 산업 중 가장 큰 부분을 차지하고 있는데, 여러 가지 색소나 첨가제를 넣어서 만든 된장도 널리 판매되고 있다. 하지만 첨가제를 넣지 않고 전통 방식으로 만든 된장을 사는 것이 좋다. 그래야 복잡한 발효 과정을 거치는 동안 건강에 좋은 유익균이나 효소 같은 물질이 풍부하게 만들어지기 때문이다.

간장 • 동양의 전통 양념으로 전 세계로 퍼져나갔다. 간장은 어두운 색깔에 진하고 짭짤한 맛이 나는 소스로, 짠맛과 함께 깊고 부드러운 감칠맛이 있다. 음식에는 아주 적은 양만 넣어도 된다.

낫토 • 콩 발효 식품인데 발효 시간이 24시간 이내로 짧다. 낫토에는 이상한 거미줄 같은 게 있는데 서양인들에게는 아주 낯선 음식일 것이다. 이렇게 발효 과정을 거치면 콩에 들어 있는 좋은 단백질이 소화가 잘되게 변한다. 낫토를 작은 대접에 담아 갓 지은 밥과 볶은 채소와 함께 낸다. 취향에 따라 찍어 먹는 소스를 곁들여도 좋다.

템페 • 인도네시아 사람들의 주요 식품으로 수백 년 동안 전통 방식으로 만들어온 콩 발효 음식이다. 치즈나 요구르트 등과 마찬가지로 템페도 효모를 이용해 만든다. 템페는 신선한 버섯 향이 나고 맛은 닭고기나 송아지고기 커틀릿과 비슷한데 소화가 아주 잘된다. 템페 속의 단백질은 발효 과정에서 부분적으로 분해가 되기 때문에 특히 어린아이나 노인에게 적당한 음식이다. 템페를 조리하는 가장 쉬운 방법은 프라이팬에다 양면이 황갈색으로 바삭하게 익을 때까지 구워서 밥, 채소를 곁들이는 것이다.

━ 한 가지만 바꾼다면, 유제품 대신 콩이다

지금은 서양에서도 두부나 콩으로 만든 식품을 일반적인 슈퍼마켓에서 쉽게 구할 수 있게 되었다. 맛과 종류가 아주 다양하므로 이것저것 시도해보고 입맛에 맞는 걸 고르면 될 터이다. 앞에서 이야기한 대로, 나는 두부의 물기를 뺀 뒤 과일, 꿀을 넣고 갈아서 맛있는 푸딩과 아이스크림 또는 요구르트 대용품을 만든다. 우리 뇌는 맛의 변화에 빠르게 적응하므로 유제품으로 되돌아가고 싶은 마음은 들지 않을 것이다. 나는 이제 우유 냄새만 맡아도 소 젖냄새가 나서 구역질이 난다! 이 경험은 차에 설탕을 넣지 않게 되었던 때와 비슷하다. 처음에는 차에 설탕을 넣지 않으면 끔찍한 맛이 날 거라 생각했지만 일주일쯤 지나자 오히려 설탕과 우유를 넣은 차가 역겹게 느껴졌다, 웩!

그러면 우리 몸에 좋은 건강한 유산균이 들어 있는 요구르트는 어떤가? 유산균이 우리 몸의 면역력을 높여주고 비타민 생성을 증가시키는 것은 분명하다. 그러나 유제품을 포기하는 것이 곧 유산균을 포기하는 것을 의미하지는 않는다. 유산균 캡슐을 사 먹어도 되고 두유나 다른 음료에 유산균을 첨가할 수도 있다. 그러면 유제품 섭취로 인한 위험 없이 유산균의 이점을 챙길 수 있을 것이다. 플랜트 프로그램은 이 같은 유익균이 소화기관에서 더 잘 살아남고 번식할 수 있도록 도와준다.

콩에는 식물성 에스트로겐과 스테로이드 호르몬의 일종인 황체 호르몬(프로게스테론)이 들어 있어서 생리전증후군을 예방할 수도 있다. 나는 어딜 가든 늘 말린 콩이 들어 있는 작은 단지나 두유셰이크를 가지고 다닌다. 그런 걸 먹지 않으면 곧잘 심한 열감이 나타나기 때문이다. 갱년기 증상을 겪고 있는 친구들에게도 증상을 완화하도록 두유를 권해주었는데, 그 친구들은 하나같이 단 며칠 만에 그렇게 쉽게 열감을 가라앉힐 수 있다는 사실에 놀라워했다.

유방암의 위험을 줄이기 위해 단 한 가지만 실천한다면, 유제품을 콩 제품으로 바꾸는 것이다. 여러 번의 실험 연구에서 콩 제품은 유방암을 감소시키는 반면, 우유 또는 우유에 들어 있는 호르몬과 성장인자는 유방암과 전립선암 세포의 증식을 촉진하는 것으로 나타났다.

식물성 에스트로겐이 풍부한 음식을 먹는 것과 관련해 남성들이 우려를 표명한 적이 있다. 콩에 들어 있는 식물성 에스트로겐 때문에 자기들이 여성화되지 않을까 하는 걱정이었다. 그러나 수많은 연구가 수행되었지만 이런 우려를 뒷받침하는 증거는 없다.[47] 또한 수천 년 동안 콩을 먹어온 동양의 여러 나라에서 남성의 성적 능력과 생식 능력이 문제가 되었던 적도 없는 것 같다. 사실은 그 반대이다.

▬ 콩에 대한 어설픈 반론

2000년에 이 책이 처음 나온 뒤, 콩을 문제 삼는 경우도 많았다. 심지어 콩이 암을 유발한다는 주장도 있었다. 식물성 에스트로겐은 에스트로겐 같은 특성을 가지며, 화학적으로 포유류의 에스트로겐인 에스트라디올과 비슷하다. 그렇지만 식물성 에스트로겐의 작용은 인간 에스트로겐의 500분의 1에서 1,000분의 1 정도에 지나지 않으며, 전립선암 등 호르몬 의존성 암을 예방한다고 알려졌다.[48] 콩에 들어 있는 식물성 에스트로겐(이소플라본)에 대한 실험은 모두, 이 화학물질이 다양한 메커니즘을 통해 유방암과 난소암 등 호르몬과 관련이 있는 암을 억제하는 데에 도움이 된다는 점을 지적한다.[49]

콩에 대한 부정적인 견해는 대부분 콩 섭취의 악영향을 드러내려고 일부러 고안한 동물실험에 그 근거를 두고 있다. 예를 들어, 일부 실험에서는 엄청난 양의 날콩을 동물의 먹이로 주었다. 이에 대해 누군가는 '도대체 어떤 사람이 날콩을 먹는단 말인가?' 하는 예리한 질문을 던지기도 했다.[50]

또 다른 실험에서는 알루미늄 용기에 담긴 콩 추출물을 동물 먹이로 주었다. 알루미늄은 알츠하이머병을 유발하는 것으로 알려졌는데 이 경우는 콩이 알루미늄을 흡수했다는 주장이 제기되었다. 콩 추출물은 콩 고기나 콩 치즈에 사용되기도 하고 수프, 소시지나 케이크, 빵, 비스킷 같은 가공식품에 풍미를 더하기 위해 넣기도 한다. 그런데 콩 추출물을 사용한 음식은 플랜트 프로그램에서 권장하는 된장이나 두부 같은 전통적인 콩 식품과는 매우 다르다. 마지막으로 한 가지 덧붙이면, 콩이 그렇게 해롭다면서 젖소 먹이로는 왜 그렇게 많이 쓰고, 또 우유 품질을 개선하기 위해 왜 콩을 첨가하는가.

식습관 2 신선한 채소는 항암 물질의 보고

플랜트 프로그램의 두 번째 핵심 요소는 채소와 과일 섭취를 늘리라는 것인데, 그중에서도 채소가 훨씬 중요하다는 점을 잊어서는 안 된다. 일반적인 권고사항은 1일 5회 섭취로, 판매용 과일 주스 1컵이나 말린 과일 1테이블스푼, 혹은 찐 과일 한 종지도 횟수로 치지만, 내가 보기에는 정말로 부적절하다. 과일이나 채소를 충분히 섭취하는 것이 암 예방에 중요한 역할을 한다는 증거는 충분하다.[51] 하지만 특히 항암치료 중이라면 구연산이나 옥살산처럼 강한 산이 함유된 과일을 너무 많이 먹지 않도록 주의해야 한다. 즉 오렌지나 레몬, 라임, 자몽, 딸기류 등을 너무 많이 먹으면 방광염이나 관절염 같은 다른 증상이 생길 수도 있다. 사과나 배(소화기관, 따라서 대장암에 특히 좋은 과일이다), 멜론, 복숭아, 살구, 바나나 등 산이 적은 과일을 먹는 게 좋다. 물론 신선하고 잘 익은 과일을 골라야 한다.

같은 이유로, 채소 중에서는 시금치나 비트, 토마토 등을 한 번에 너무 많이 먹지 않는 것이 좋다. 이밖의 채소는 샐러드를 포함해 가능한 한 많이 먹도록 한다. 채소와 과일에서 찾아낸 항암 물질 목록은 계속 늘어나고 있다. 식물 화학 성분 연구의 선구자인 미국 미네소타대학의 와텐버그는 실험을 통해 항암 작용을 하는 여러 가지 물질을 규명해냈다. 사람들이 퍼부어 대는 온갖 화학물질에도 불구하고 식물이 암에 걸렸다는 얘기는 왜 한 번도 들은 적이 없을까? 예컨대 우리 인류가 꿀이 잘 썩지 않는 것을 보고 꿀 속에 천연 항생 물질이 들어 있다는 사실을 알아낸 것처럼, 식물에 항암 물질이 들어 있다는 사실을 이미 오래전에 깨달았어야 하는 게 아닐까.

━ 여러 가지 색깔의 채소와 과일

대부분의 과일과 채소에는 베타카로틴(비타민 A의 전구체)을 비롯해 여러 가지 카로티노이드 색소, 즉 리코펜(특히 당근이나, 사프란, 붉은고추와 황고추, 복숭아 등 노란색과 주황색 채소에 많음)과 비타민 C, 비타민 E가 들어 있다. 이 같은 비타민은 모두 항산화제 역할을 한다. 즉 세포벽이나 세포 DNA에 손상을 줄 수 있는 활성산소를 우리 몸에서 제거하는 역할을 하는 것이다. 마늘과 방울양배추에는 특히 항산화제가 풍부하다.

활성산소는 반응성이 높은 분자로 일반적으로 수명이 매우 짧다. 강력한 산화제인 활성산소의 효과는 산패*된 버터나 고기 또는 견과류를 생각해보면 알 수 있는데, 바로 산화라는 화학작용의 결과다. 채소나 과일에 들어 있는 화학물질은 우리 몸속에서 이러한 산화를 방지하는 역할을 한다(신체 조직의 산패를 방지한다). 과일과 채소에 들어 있는 빨강, 주황, 노랑 색소—당근과 복숭아의 베타카로틴, 토마토(특히 방울토마토)와 자몽, 적포도 껍질에 들어 있는 리코펜—는 강력한 항산화제로 항암 작용을 한다. 리코펜은 혈류 속에서 지방, 지질과 결합해 서구 식단의 부정적인 효과를 감소시킨다.

베타카로틴이 몇몇 암에 효과가 있다는 것은 오래전에 알려진 사실이다. 1995년 이스라엘에서 수행된 연구로 리코펜(토마토 카로티노이드)이 사람의 암세포 증식에 대한 강력한 억제제라는 것이

....

* **산패** 지방류 등을 공기 중에 오래 방치했을 때 산화되어 맛과 색이 변하고 불쾌한 냄새가 나는 것.

밝혀졌다.[52] 이 같은 강력한 항산화 효능에 덧붙여 리코펜은 유방암 성장을 자극하는 인슐린유사 성장인자-1을 억제한다. 일본에서의 연구도 유전적 소양이 있는 생쥐에게 생긴 유방 종양을 리코펜이 확실히 억제한다는 것을 보여주었다. 이는 리코펜이 프로락틴과 유리지방산의 혈청 내 농도를 떨어뜨리는 작용을 하기 때문이기도 하다.[53] (이러한 논문을 읽으면서 나는 많은 과학자들이 이미 유방암의 원인을 알고 있었다는 생각이 들었다. 그런데 왜 잘 알려지지 않았을까? 이 점에 관해서는 7장에서 다시 이야기하겠다.)

식물, 특히 녹색 잎채소와 콩나물 등에는 엽산이 들어 있는데 엽산은 세포분열 시 유전자 서열을 운반하는 염색체의 복제와 관계가 있는 물질이다. 그런데 여기가 바로 암의 원인이 되는 오류가 생길 수 있는 지점이다. 여러 자료를 보면 대다수 미국인의 식단은 엽산이 결핍되어 있다고 한다. 노년기의 쇠퇴도 엽산 결핍으로 인한 것이다. 실제 서구에서는 임신을 앞둔 여성에게 태아의 척추 기형(척추이분증) 등을 방지하기 위해 엽산제를 복용하도록 했다. 물론 우리는 모두 약을 먹지 않아도 될 정도로 엽산이 적절히 포함된 식사를 하고 있다. 앞에서 얘기한 것처럼 항암치료제 중에는 세포분열 시 엽산을 대체함으로써 유방암 세포의 성장을 방해하는 것도 있다. 나는 항암주사를 맞은 뒤 뭔가 먹을 수만 있게 되면 엽산이 풍부한 신선한 주스를 마셨는데, 그 덕분에 항암치료에서 회복도 금방 되고 머리카락도 빠지지 않았다고 생각한다. 나는 매일 파란 브램리사과(요리용 큰 사과)와 허브의 일종인 회향을 5 대 5의 비율로 섞은 주스와 당근주스를 한 컵씩 마셨다. 또한 엽산이 특히 풍부한 멜론도 많이 먹었다. 그런데 새로운 항암주사 약 중에는 엽산 주스가 모발의 손실을 막아주지 못하는 경우도 있다.

━ 유방 조직을 보호하는 콩

내가 콩 이야기를 하면서 식물성 에스트로겐에 관해 여러 번 언급했던 것은 이것이 유방 조직을 보호하는 효과가 있기 때문이다. 식물성 에스트로겐은 거의 모든 과일과 채소, 곡물에 들어 있다. 대두, 렌틸콩, 완두콩 등 모든 콩과식물은 대기 중의 질소를 고정해 단백질을 합성할 수 있으며 이소플라본이 풍부하다. 일반적으로 동양이나 지중해, 남미의 식단에는 콩과식물이 많이 포함되어 있는데, 전형적인 서구 식단이 하루에 고작 약 3mg의 이소플라본을 제공하는 데 반해 동양 식단은 30~100mg에 달한다.

붉은토끼풀에는 식물성 에스트로겐의 한 종류인 코메스탄이 특히 많이 들어 있는데, 병아리콩이나 렌틸콩과 마찬가지로 4대 식이성 이소플라본을 모두 함유하고 있다. 붉은토끼풀은 약초상에서 살 수 있는데, 유방암 예방 효과가 있는 것 같아서 최근 들어 먹기 시작했다. 해바라기씨와 알팔파 새싹채소에도 상당한 양의 식물성 에스트로겐 화합물이 들어 있다.

음식에 들어 있는 식물성 에스트로겐은 유방암 예방에 중요한 역할을 한다. 1996년에 출판된 『천연 프로게스테론』이라는 책에서 JR 리 박사는 유방의 문제나 생리전증후군, 자궁근종, 체중 증가, 특히 엉덩이와 허벅지의 지방 축적 등은 에스트로겐이 프로게스테론보다 더 우세하기 때문이며 이는 폐경에 가까운 여성일수록 더 심해질 수 있다고 말한다. 저자는 주로 영양 결핍 때문에 이 같은 문제가 초래된다고 하면서, 최대한 가공하지 않고 살충제나 인공 색소, 방부제 등 유해 성분에 오염되지 않은 충분한 양의 신선한 채소와 통곡물, 과일을 먹으라고 권한다. 천연 프로게스테론이 풍부한 음식으로는 얌과 고구마, 콩 등이 있고 회향에는 식물성 에스트로겐과 식물성 프로게스테론이 둘 다 들어 있다. 또 아마씨는 에스트로겐과 유사한 리그난의 함유량이 많은데, 리그난은 소화기관에서 내분비 기능 조절에 도움이 되는 물질로 전환된다. 권장 섭취량은 체중 45kg 기준 하루 아마씨 1테이블스푼 가량이다(다만 화장실에 자주 갈 준비를 해야 한다!).

나는 또 콩, 호박, 참깨(모두 아연이 풍부하다)와 해바라기, 알팔파, 렌틸콩 등의 싹나물을 먹고 있다. 이들 식물에는 비타민 C를 비롯한 여러 비타민과 미네랄, 양질의 단백질이 풍부하다.

▬ 암에 좋은 십자화과 채소

채소와 과일에 들어 있는 화합물이나 전구체 중에는 알려진 영양가치는 없지만 항암 효과가 있는 물질이 있다. 그 예로 인돌, 이소티오시안산염, 디티올티온, 유기황화합물 등을 들 수 있다(일부는 천연 살충제로 생각된다). 20여 년 전에 이루어진 역학 연구에서도 디티올티온이 함유된 십자화과 채소(배추, 양배추, 청경채, 브로콜리, 콜리플라워 등)를 먹으면 발암 위험이 감소하는 것으로 나타났다. 올티프라즈라는 합성 디티올티온은 동물실험에서 유방 종양을 억제하는 것으로 나타났다. 영국 로버트고든대학의 연구에 따르면, 돼지 실험에서 대장 세포의 DNA 손상 정도를 기준으로 측정한 결과 오직 익히지 않은 브로콜리만이 대장암을 예방하는 효과가 있다고 한다. 이는 항암 물질인 이소티오시안산염의 전구체로 대장에서 생성되는 글루코시놀레이트가 열을 가하면 파괴된다는 점을 시사하는 것이다. 하지만 브로콜리를 어느 정도 온도로 익혔는지에 대해서는 설명이 없다. 채소 요리법에서 지적하는 것처럼, 고기나 생선은 확실히 익혀야 하지만 채소는 가능한 날것으로(혹은 가볍게 찌거나 볶아서) 먹는 게 가장 좋다.

채소와 과일에는 또 섬유소가 풍부해 체내 독소를 제거하거나 유방암과 대장암을 예방하는 데에도 효과가 있다. 섬유소를 섭취하면 난소암 발병 위험도 낮춘다고 하는데, 하루 섭취량이 10g 증가할 때마다 난소암 위험이 37퍼센트 감소하는 것으로 나타났다.[54]

▬ 마늘과 파

마늘과 양파, 쪽파와 부추 등도 암 예방에 큰 도움이 된다. 여기에는 항방사선 약제(시스테인 유사 아미노산)에 쓰이는 것과 비슷한 성분이 들어 있는데, 특히 엑스선 검사나 방사선치료로 인한 영향을 감소시키는 데 유용하다. 또 항산화 물질(항암치료로 인한 활성산소 등을 제거하는)도 들어 있다. 마늘을 빻으면 알리신이라고 하는, 마늘 속에 들어 있는 주요 생리활성 물질이 만들어지는데, 실험 결과 알리신이 유방암과 전립선암도 감소시키는 것으로 나타났다.[55]

알리신 외에도 마늘에는, 종양의 성장과 죽상 경화증(동맥이 좁아지거나 막힘)을 일으킨다고 알려진 활성산소를 중화하는 셀레늄과 게르마늄 같은 강력한 항산화 물질이 농축되어 있다.

암 예방이나 치료를 위한 것이거나, 암 치료 때문에 면역체계가 손상되었을 때 전염성 질환에 걸리지 않으려면 신선한 마늘을 적어도 하루 두세 쪽 이상 먹어야 한다. 마늘 냄새를 걱정하는 사람들이 많은데, 누구나 다 먹으면 아무도 알아차리지 못할 것이다! 이는 마치 유제품을 먹는 사람이 다른 사람에게서 나는 시큼한 우유 냄새(내게는 정말로 불쾌한 냄새)를 맡지 못하는 것과 같다. 만날 때마다 나한테서 마늘 냄새가 난다고 이야기하는 친구가 있었는데 나는 오히려 그 친구를 걱정하며, "나한테서 마늘 냄새가 난다면 그건 네가 마늘을 충분히 먹지 않는다는 뜻이야!"라고 대답해주었다.

━ 채소, 과일 주스

암 치료 중인 환자라면 과일과 채소를 충분히 섭취해 적절한 양의 항암 물질이 종양까지 운반될 수 있도록 하는 게 중요하다. 가장 좋은 해결책은 채소와 과일의 즙을 내는 것이다. 그러면 커다란 섬유소 덩어리를 씹지 않아도 활성 물질이 분리되고 항암 물질을 우리 몸이 더욱 쉽게 이용할 수 있는 형태로 만들 수 있다. 이렇게 주스로 만들어 먹으면 특정한 채소를 좋아하지 않는다 하더라도 약 먹는다 생각하고(사실 약이다!) 코를 쥔 채 들이켜면 된다. 자연요법을 실천하는 사람이나 일부 의사들은 19세기부터 신선한 주스와 생식으로 환자들을 치료해왔다. 이 치료법은 독일과 스위스에서 처음 시작된 뒤 전 세계 건강 클리닉에서 사용하고 있다. 자연요법의 개척자들로는 크나이프 신부, 켈로그 박사, 막스 비르체어 베너 박사, 거슨 박사 등이 유명하다. 충분한 양의 즙을 내기 위해서는 주서기(믹서기가 아니라)에 투자할 필요가 있다. 시중에 여러 종류의 주서기가 나와 있는데, 내가 암에 걸렸을 때 사용해

보니 싸구려 제품은 너무 쉽게 망가졌다. 5년 전부터는 주스 바에서 주로 사용하는 전용 주서기를 쓰고 있다.

당근주스는 이롭긴 하지만 하루 1컵 이상은 마시지 않는 게 좋다. 지나치면 신체 부위가 노란색으로 변할 수가 있다(실제로 내가 그랬는데, 손바닥이나 콧수염 색이 노랗게 변하는 걸 거창하게 황색소증이라고 부르는 의사도 있다). 양배추 주스도 너무 많이 마시지 않는 게 좋다. 양배추에는 갑상샘종 유발물질이라는 게 들어 있어서 특히 생으로 지나치게 많이 섭취하면 갑상샘에 문제를 일으킬 수도 있다. 이는 필수 영양소인 요오드의 필요량을 증가시키는데 요오드의 주요 공급원은 해산물이다. 나는 암에 걸렸을 때 녹색 브램리사과와 셀러리, 회향에 미나리를 조금 넣어서 만든 녹즙을 매일 마셨다.

━ 나물과 된장국

녹즙 말고도 신선한 샐러드나 채소를 많이 먹어야 한다. 채소는 살짝 쪄서 조리하거나(끓이거나 삶지 않으며 흔히 탄산음료에 들어 있는 것으로 알려진 탄산수소나트륨을 넣지 않고) 엑스트라버진 올리브유를 약간 두르고 촉촉해질 정도로 조리하는데 기본적으로 물을 쓰지 않고 2, 3분 만에 끝낸다. 같은 방법으로 특히 엑스트라버진 올리브유를 써서 양파를 먼저 부드럽게 익히면 맛있는 시금치 요리를 만들 수 있다.

나는 채소 수프도 많이 먹는다. 채소 수프는 올리브유를 약간 두르고 채소를 서서히 익힌 다음 뜨거운 물을 붓고 끓인다. 마지막에 된장을 약간 넣고 식탁에 올리기 직전에 취향에 따라 깍둑썰기한 두부나 미역 같은 해초, 갓이나 양상추 잎을 넣는다.

채소, 과일을 많이 먹을 때 사람들이 불평하는 것 중 하나가 화장실에 너무 자주 가야 한다는 것이다. 안됐지만 당연한 생리적 반응이다. 사실 일주일에 두세 번이 아니라 하루 두세 번이 정상이다. 변비로 고생하지 않으니 치질이나 정맥류로 인한 불편도 줄어들 것이다. 올바른 식생활을 하고 있다는 표지는 변기 속에서 변이 가라앉지 않고 물에 뜨는 것으로 알 수 있다. 또 헛배 부름 때문에 불편할 수도 있겠지만 걱정할 필요는 없다. 2, 3주만 지나면 우리 몸이 적응을 하므로 속이 부글거리는 증상은 사라진다.

━ 병에 든 주스를 마시는 건 헛일이다

혹시라도 갈아서 만든 신선한 주스 대신 병에 든 주스를 사서 마신다면 아무 소용이 없다. 사과를 자르면 그때부터 바로 갈색으로 변하기 시작하는데(산화가 일어나므로), 우리에게 필요한 것은 산화되지 않은 주스이다. 사과뿐만이 아니라 다른 주스도 다 마찬가지이다. 시중에서 판매되는 주스는 산화는 더 많이 되고 항암 물질은 더 적게 들어 있다. 게다가 방부제를 첨가하거나 주스가 상하지 않도록 일정한 처리를 하게 됨으로써(생각해 보라, 도대체 만들어진 지 몇 주가 지난 당근주스가 어떻게 유통될 수 있는지) 화학적 성분이 변하게 된다. 냉동 주스는 괜찮지만 농축액으로 만든 건 역시 제외다. 요즘은 과일 스무디도 많이 먹는데 맛도 좋다. 다만 요구르트 대신 바나나를 넣어 걸쭉하게 하자. 나는 주스 바에서 금방 만들어낸 것만 마신다.

　　대장암에 걸린 사람 중에는 채소를 직접 또는 주스로 만들어 먹는 대신 채소 알약을 복용한 사람들이 있었다! 실험 관찰에 따르면 채소 알약은 별 효과가 없는 것 같다. 예를 들어, 1985년 미국 국립암연구소 후원으로 예방 관련 두 개의 대규모 장기 연구가 시작되었는데 거기에 베타카로틴이 포함되었다. 알파토코페롤(비타민 E)과 베타카로틴의 폐암 예방 연구 및 베타카로틴과 레티놀 효과 시험이 그것이다. 선행 역학연구는 베타카로틴(당근 등)의 섭취량이 많으면 폐암 발생률이 낮아진다는 점을 시사하고 있었다. 두 건의 장기 연구에서는 폐암 발생 위험이 크다고 생각되는 만 명에게 베타카로틴을 비타민 E(알파토코페롤) 또는 비타민 A(레티놀)와 함께 몇 년간 약으로 복용하게 했다. 그 결과는 어찌 되었을까? 두 연구 모두 약을 복용했을 때 폐암 발생률이 높아졌다![56]

음식은 전체로서, 약병에는 들어 있지 않은 수많은 혜택을 주는 필수 영양소의 복합 꾸러미이다. 음식은 개별 성분의 단순한 총합 이상이다. 이를테면 자연식품에는 음식의 구성 성분을 분해하는 데 필요한 효소가 들어 있다. 즉 바나나는 탄수화물이 풍부한 데다 탄수화물 분해효소인 아밀라제가 들어 있다. 천연 당근주스에는 베타카로틴과 함께 작용하는 온갖 종류의 물질이 들어 있다. 음식에는 건강 유지에 필요한 수천 수백 가지의 물질(많은 부분이 아직 연구되지 않은)이 들어 있다. 할 수 있다면 뭐든지 신선하고 잘 익었을 때 먹자. 불행히도 슈퍼마켓의 출현으로 우리는 점점 더 오래된 음식을 먹게 되었다. 그뿐만 아니라 우리가 어렸을 때처럼 매일 신선한 제철 식품을 사는 게 아니라, 일주일에 한 번 차를 타고 장보기 외출을 하게 되었다.

반드시 기억할 점은, 신선한 과일과 채소를 알약이나 추출물이 아니라 자연 상태 그대로 통째 먹어야 한다는 것이다.

━ 유기농과 농약

유기농 식품을 옹호하는 사람들을 가리켜 합리적이거나 과학적인 근거가 없는 중산층 음식 신봉자라고 비판하는 일도 종종 벌어진다. 지금부터는 이런 비판이 왜 잘못된 것인지, 그리고 가능한 한 높은 품질의 유기농 식품을 고집하는 것이 얼마나 중요한 일인지 알아보려고 한다.

농약은 해충이나 질병 방지를 위해 사용되는 독성 화학물질이다. 곤충을 죽이는 살충제, 식물을 죽이는 제초제, 진균성 질병균을 죽이는 살균제 등 벌레에서 새에 이르기까지 뭐든지 죽일 수 있게 만들어진 온갖 종류의 ○○제가 있다. 농업 화학물질에는 이외에도 수의학 약품과 비료가 포함된다. 비교적 낮은 비율이긴 하지만 농약이 암을 유발하기도 한다는 견해도 있다. 1981년 돌과 피토의 역학적 분석으로는 암 발생률 중 2퍼센트 정도가 농약으로 인한 것이다. 수치가 정확하다면 이 비율만으로도 상당히 많은 암이다! 하지만 이 추정치는 특정 화학물질의 내분비 교란 작용에 대해 알기 전의 일이므로 유방암과 전립선암에 대해서는 과소평가 되었을 가능성이 있다. 주요 농약 종류로는 유기염소계, 유기인계 농약과 트리아진계 제초제가 있다.

2006년 6월에 유럽연합은 '농약에 장기간 노출될 경우 면역체계에 심각한 손상이나 성적인 장애, 암, 불임, 기형아 출산, 신경계나 유전자 손상을 초래할 수 있다고 발표했다.

● '유기'란 무슨 뜻일까

많은 농약이 유기화학물질로 만들어진다. 바로 이 점이 혼동을 일으키는데, '유기'가 음식과 연결되면 좋은 의미이지만 농약에 쓰일 때에는 정확히 그 반대 의미가 되기 때문이다. 사실 '유기농약'은 생명의 반대말이다. 그 이유는 이러하다.

지구에는 자연적으로 존재하는 92개의 화학원소가 있는데, 수소와 산소(함께 물을 형성함) 같은 가벼운 원소에서 납이나 금, 우라늄 같은 무거운 원소에 이르기까지 다양하다. 주변에서 볼 수 있는 모든 것(과 직접 볼 수 없는 많은 것)이 이 92개 화학원소의 다양한 조합으로 만들어진다.

더욱 주목할 만한 사실은 모든 살아 있는 것, 즉 단세포로 된 가장 단순한 식물에서부터 지구상에서 가장 복잡한 종에 이르기까지 '탄소'라는 단 한 가지 원소의 복합물로 만들어진다는 점이다.

탄소는 매우 특별한 물질이다. 탄소는 다른 원소와 결합해 수많은 화합물을 형성할 수 있다. 가장 단순한 분자 중 일부를 우리가 음식(설탕과 전분)으로 섭취하는데 이것을 탄수화물이라고 부른다(탄수화물이라는 이름은 수소와 산소가 2 대 1의 비율로 결합한 수화물(물, H_2O)과 탄소가 결합한 데서 붙여진 것이다). 생명체는 탄수화물을 에너지 또는 에너지 저장소로 사용한다. 지방과 단백질, 비타민도 유기(有機, 생물에서 나온) 또는 탄소 기반의 화학물질이다. 독특한 화학원소인 탄소의 화학은 모든 생명의 기초이다. 생명과의 이 같은 관련성 때문에 탄소는 '유기'화학물질로 알려졌다.

경이로운 화학원소인 탄소에 기반을 둔 유기화학 농약은 유기체인 인간에게도 해를 끼칠 가능성이 있다. 농약이 비록 인간이 아닌 다른 생명체만을 죽이도록 특별히 설계되고 만들어진 것이긴 하지만, 우리 몸속에 들어와 생명의 생화학적 과정에 심각한 혼란을 일으킬 잠재적인 위험을 무시할 수 없다.

● 유기 농약

제2차 세계대전이 끝난 이후부터 농업의 산업화가 진행되었다. 기계화와 단일 품종 작물 재배, 그리고 농작물과 농장 동물의 생산량을 더욱 효과적으로 증대하기 위해 어마어마한 양의 농약으로 작은 생물들을 죽였다. 또 농장 동물의 질병 예방을 위해 수의학 약품을 과다 사용했다. 제2차 세계대전 중에 도입된 DDT는 농약 사용이 급증하게 된 시초가 되었는데, 1940년대 후반에는 다른 유기염소계 농약 사용도 많이 늘어났다. 농약이 야생 동물에게 미치는 영향에 대해서는 환경과학자들이 이미 오래전부터 경고해왔지만(예를 들어, 조류의 번식 저하 등) 최근에는 내분비 교란 등 인간에게 미치는 영향에 대해서도 관심이 높아지고 있다.

미국에서는 1972년에 DDT의 사용이 금지되었지만 많은 개발도상국에서는 여전히 사용된다. DDT와 구조가 비슷한 알드린, 딜드린 같은 다른 유기염소계 농약도 대부분의 선진국에서는 이제 사용하지 않는다. 유기염소계 농약은 DDT와 마찬가지로 환경 잔류성이 높고 내분비 교란 및 암을 일으킬 수 있다. 지금은 모르고 사용하는 농약 중에서도 장차 금지해야만 하는 것이 나올 수 있지 않을까?

● 살충제, 제초제

캐나다 최대 과일, 채소 생산지에 대한 한 연구에 따르면 그 지역 농장에서 일하는 55세 이하 여성의 유방암 발생률은 농장 작업 경험이 없는 여성의 아홉 배에 달했다.[57] 이 같은 결과는 많은 농장에서 사용하는 살균제, 제초제, 살충제가 캐나다 '유방암 급증'의 한 원인이 되었을 뿐 아니라 최소한 일부 유방암은 이 때문에 생겼을 거라는 추정을 낳았다.

살충제와 살균제는 종종 수확 직전이나 수확한 후에 뿌리기 때문에 식품을 통한 인체 노출과 관련해 가장 주의를 기울여야 하는 농약 종류이다. 잡초 방지에도 돌려짓기 같은 전통적인 방법 대신 제초제 사용이 점점 증가하고 있다. 제초제는 이제 농약의 3분의 2를 차지한다. 아트라진은 s-트리아진계 제초제의 일종으로 세계적으로 가장 널리 쓰이는 제초제이다. 배양 실험 결과 유방암 세포의 아트라진에 대한 노출은 에스트로겐 대사 산물을 증가시켰는데, 특정 품종의 실험 쥐는 아트라진 투여량을 늘리면 유방 종양을 일으키는 것으로 나타났다.[58] 세계보건기구 산하 국제암연구소는 아트라진이 동물에게 암을 일으킨다는 증거가 아주 많지는 않지만 인간에게 발암물질이 될 가능성은 존재한다고 결론지었다.

이 같은 화학물질의 악몽에서 벗어날 수 있는 대안은 유기농으로 생산된 식품을 사는 것이다. 오늘날 많은 농장이나 협동조합에서는 신선한 유기 재배 농산물을 공급하고자 노력한다. 이미 1950년대에 작물 재배 및 가공 과정에서 화학물질 사용을 반대한 나의 아버지는 과일이나 채소는 벌레 구멍이 있는 것을 고르라고 가르쳐주셨는데 농약이 없다는 것이었다. 유방암에 걸리기 전까지는 아버지의 충고를 잊고 지냈었다.

● 농약 제거 방법

여유가 된다면 모두 유기농으로 재배한 식품을 사 먹는 것이 좋겠지만, 그게 아니라면 적어도 감자와 당근만큼은 꼭 유기농이어야 한다. 마당이나 주말농장 등에서 직접 길러 먹을 수 있으면 더 좋다. 특히 생으로 먹게 되는 샐러드 채소는 화학물질이 분해되는 조리 과정이 없으므로 유기농으로 길러야 한다. 그렇지 않다면 물로 깨끗이 씻기 전에, 예컨대 양배추나 양상추의 경우라면 겉잎을 떼어내고 묽은 식초 용액에서 먼저 헹군다. 식초는 플라스틱병이 아닌 유리병에 들어 있는 것을 사야 한다. 이 방법으로 농업과 원예에 사용된 모든 화학물질을 제거할 수는 없지만(많은 화학물질이 침투성이어서 식물 전체에 퍼져 있으므로) 표면에 직접 뿌려진 농약은 어느 정도 없앨 수 있다. 과일은 유기농으로 기른 것이 아니라면 깎아 먹어야 한다(과일 껍질이 영양소가 풍부하긴 하지만 종종 화학물질을 살포한 다음 왁스 코팅 처리를 하므로 농약이 씻겨 나가지 않는다). 빗물이 비옷 표면을 흘러내리는 것처럼 물이 과일 표면을 흘러내리는 걸 생각하면 된다. 오렌지나 자몽, 레몬, 그리고 대규모로 재배되는 사과 등이 이 상황에 해당한다. 물론 껍질을 벗겨서 먹는 감귤 같은 과일은 왁스 코팅 처리를 많이 했든지 아니든지 별 상관이 없을 것이다. 하지만 잼을 만들거나 껍질을 요리에 이용한다면 문제가 된다. 그래서 나는 이런 식으로 재배한 사과는 되도록 먹지 않는다. 그 대신 여태껏 왁스 코팅을 한 걸 본 적이 없는 영국산 콕스, 브램리 사과만 산다. 또 한 가지 주의할 점을 덧붙이자면, 유기농법에서는 동물의 분뇨나 폐기물이 가장 보편적으로 사용되는 비료이기 때문에 과일이나 채소를 먹기 전에 아주 주의 깊게 씻지 않으면 병원균이 남아 있을 가능성이 있다는 것이다.

좋은 단백질을 하루 칼로리의 10% 이내로

서양에서는 단백질을 너무 많이 섭취하는 게 문제다. 단백질은 세포나 신체 조직을 복구하는 데에 필요할 뿐 에너지를 내는 데에는 적당하지 않다. 단백질은 하루 칼로리 섭취량의 5~6퍼센트 정도여야 하며, 최대 10~11퍼센트가 넘지 않는 것이 좋다고 한다. 그러나 많은 서양인이 그 이상을 섭취하고 있으며 그중에는 20퍼센트를 넘기는 사람도 적지 않다. 치즈 같은 동물성 단백질을 너무 많이 섭취하면 우리 몸의 산성도가 매우 높아져서 암에서 골다공증에 이르기까지 온갖 질병의 위험을 키운다.

더 나쁜 것은 식물성 단백질보다 동물성 단백질의 소비가 더 많다는 점이다. 동물성 단백질 비중이 높은 서구식 식단은 종종 전립선암이나 유방암, 난소암, 대장암, 췌장암 등 '풍요로 인한 암' 발생과 관계가 깊다. 이 같은 질병의 발생률과 사망률은 부유한 서구 국가들에서 최고로 높은데, 개발도상국가들에서도 자신들의 전통 음식을 버리고 서구식 식단을 따라 하면서 이런 질병이 많아지고 있다.

서양식 식단과 전통적인 동양 식단 간의 가장 큰 차이는 의심할 여지 없이 동물성 단백질 섭취량이다. 서양은 동물성 단백질이 많지만 동양은 식물에서 섭취하는 단백질이 압도적으로 많다. 유방암이나 난소암, 혹은 다른 암을 예방하고 싶다면, 체중 감소를 한답시고 동물성 단백질 비중이 높은 식단을 채택해서는 안 된다. 유방이나 난소, 대장에 암이 진행 중이라면 나을 때까지 모든 종류의 동물성 식품을 끊는 것이 좋다. 이때에도 균형 잡힌 식사를 해야 하는 것은 당연하다. 보통 사람은 소량의 동물성 단백질은 괜찮다. 그렇더라도 식물성 단백질 섭취량이 최소 두 배 이상이어야 한다.

〈그래프3〉에는 세계식량농업기구(FAO)에서 수집한 33개국의 동물성 단백질 대 식물성 단백질의 섭취 비율이 표시되어 있다. 이 표를 보면, 식물성 단백질의 섭취 비율이 높을 때 유방암 발생률이 낮다는 것이 뚜렷이 드러난다. 유방암 발생률의 분기점이 되는 지점은 식물성 대 동물성 단백질의 섭취 비율이 약 1.7 대 1이

**┃ 그래프 3 ┃ 유방암 발생률(2000년 연령표준화 통계)과
동물성 대 식물성 단백질의 섭취 비율[59]**

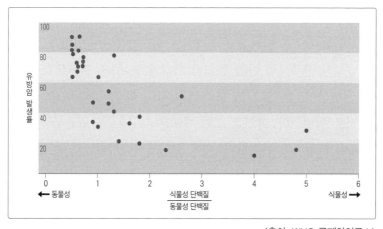

(출처: WHO 국제암연구소)

될 때이다. 간단히 말해, 동물성 단백질보다 식물성 단백질을 두 배 정도 더 먹으면 유방암의 위험을 줄일 수 있다는 것을 시사한다. 단, 이 그래프는 단백질만을 기준으로 한 것이니, 전체적으로 본다면 채소와 과일을 더 많이 먹는 것이 좋다.

▬ 어떤 고기를, 어떻게 조리할까

8개월 동안 식물성 식품만 먹자 어쩐지 '가라앉은' 느낌이 들기 시작했다. 의사들은 내가 겪어온 일을 생각하면 자연스러운 반응이라고 했지만 내 생각에는 아연 결핍인 것 같았다. 아연은 철분 다음으로 중요한, 우리 몸에 꼭 필요한 미량영양소이다. 아연은 200종 이상의 체내 효소와 관계가 있는데, 아연 결핍은 우울증의 원인이 된다고 한다. 수술이나 방사선치료, 항암치료에서 회복하기 위해서는 아연을 충분히 섭취해야 한다. 아연의 가치는 오래전 고대 사회에서부터 알려졌다. 미국에서는 베트남전쟁 때 화상이나 다른 상처의 치유에 아연이 결정적인 영향을 미친다는 중대한 발견을 했다고 주장하지만, 그 같은 치료법은 이미 고대 이집트 사람들에게 잘 알려졌고 피라미드에도 기록되어 있다.

남성의 신체에서 아연 농도가 가장 높은 곳은 전립선으로, 이는 전립선이 제대로 기능하기 위해서는 아연이 특히 중요하다는 것을 의미한다. 아연은 또한 세포분열이나 인슐린유사 성장인자-1의 조절에도 관여한다. 미국 일리노이대학의 연구는 인슐린유사 성장인자-1의 조절과 관련해 미량영양소(특히 아연)의 역할을 설명하는데, 아연에는 인슐린유사 성장인자-1을 불활성화하는 기능도 있다는 점을 시사한다. 다른 연구에서는 셀레늄이 전립선 건강에 결정적인 역할을 한다는 주장이 제기되었다. 고농도의 셀레늄, 즉 하루 150마이크로그램($1\mu g = 1,000$분의 $1mg$)을 섭취하는 남성은 86마이크로그램을 섭취하는 사람보다 전립선 이상이 생길 위험이 3분의 1로 줄어드는 것으로 나타났다. 셀레늄이 풍부한 음식으로 마늘이 있다.

나는 아연을 약으로 복용하고 싶지 않았던 데다(아연 정제는 구리의 흡수를 방해하고 너무 많이 복용하면 실제로 면역체계를 억제하는 등의 문제를 일으킬 수 있다), 그 당시에는 채식에 대해 그리 잘 알지 못했기 때문에 약간의 고기를 식단에 포함했다. 하지만 이는 암의 모든 징후가 사라지고 6개월이 지난 시점이었다. 그리고 고기를 살 때에도 유기농 전문 매장에서 파는 고기, 즉 항생제나 성장 촉진제 같은 화학약품을 사용하지 않고 전통적이고 인도적인 방식으로 생산한 고기만 샀다. 나는 양이나 닭, 오리처럼 '나이가 많지 않은' 고기만 아주 적게 주로 다리만 먹거나, 사냥으로 잡은 토끼나 사슴 고기를 먹는다(유기농으로 생산된 쇠고기도 아마 괜찮을 것이다). 사냥 고기는 운동량이 별로 없이 집단 사육 방식으로 길러진 동물보다 영양분은 더 많고 지방은 훨씬 낮다.

고기를 요리하는 방법도 중요하다. 아직도 원기 왕성한 91세의 우리 어머니를 비롯해 그 세대 여성들은 고기는 완전히 익혀 먹어야 한다고 배웠는데 이는 천천히 익히라는 의미이기도 하다. 암 예방 등 수만 가지 이유로 나는 어떠한 상황에서도 덜 익은 고기를 먹지 않는다(좀 덜 익은 채로 먹는 게 대세인 것 같지만). 고기는 열전달력이 낮아 제대로 조리되지 않았을 때에는 고기에 들어 있는 호르몬(자연적이든 인공적으로 주입된 것이든)이 파괴되지 않는다. 심지어 제대로 익힌 경우에도 에스트로겐을 비롯해 미국에서 사용이 허용된 스테로이드 호르몬은 남아 있을 수도 있다. 겉은 타고속은 익지 않게 요리하는 것은 일단 건강에 해롭다. 단백질이나지방질을 태우면 고기의 탄 부위에서 발암물질(이종환식 아민)이생기고(탄 고기는 대장암과 관계가 있다), 호르몬류 발암물질은 상대적으로 덜 익은 고기 안쪽에 그대로 남아 있을 가능성이 있다. 또나는 햄버거나 소시지처럼 낙농 동물의 고기를 갈아 만든 것도 절대로 먹지 않는다. (젖소 고기가 인슐린유사 성장인자-1의 함량이 훨씬더 높다고 한 통계를 상기해보라.) 이종환식 아민이라는 발암물질은조리법에 따라, 데치거나 찌거나 삶은 고기나 생선에는 적게 들어있지만 직화나 프라이팬에서 구운 고기는 발암물질의 함량이 매우 높다.

━ 달걀과 해산물

아연 등 필수 미량영양소와 단백질을 섭취할 수 있는 좋은 식품으로 달걀이 있다—아연은 특히 노른자에 농축되어 있다(물론 유기농법으로 생산된 달걀만 먹어야 한다). 달걀에는 항방사선 약에 사용되는 아미노산 시스테인이라는 물질이 많이 들어 있는데, 적당히만 먹는다면 방사선치료와 엑스선 촬영으로 인한 부작용을 줄이는 데 도움이 된다. 시스테인에 들어 있는 황이 활성산소를 비활성화해 세포를 보호하는 것 같다. 나는 방사선치료를 받는 동안작은 유기농 달걀을 하루 한 개씩 먹었다. 지금도 종종 유기농 달걀을 먹긴 하지만 하루 한 개 이상은 먹지 않는다. 그 밖에 아연이들어 있는 좋은 음식으로는 게, 식용 달팽이와 굴(특히 껍질이 두껍고 길쭉하게 생긴 대서양굴)이 있는데, 비건이라면 참깨, 호박씨, 해바라기씨, 밀 배아 등이 좋다. 맥주효모에는 특히 셀레늄, 크롬, 아연, 비타민 B 등 피부와 신경 조직에 필수적인 여러 가지 미량영양소가 들어 있다(앞에서 유방 조직은 피부와 유사한 조직이 변형된 거라고 했다).

어패류(가능하면 신선한 자연산)는 훌륭한 단백질 공급원일 뿐 아니라 고등어나 연어 등 찬 바다 생선에는 오메가 3로 알려진 '좋은 지방'이 농축되어 있다. 실제로 캐나다의 어떤 과학자는 조개류 등 근해에서 나는 식품에서 풍부한 오메가 3를 얻지 못했더라면 인간의 뇌가 진화할 수 없었을 거라고 주장하기도 했다. (해안 지역은 일반적으로 담수와 바닷물이 만나 영양소가 집중되는 곳이다. 불행히도 영국을 비롯해 산업화된 많은 나라에서는 최적의 영양소 공급원이라 할 수 있는 강어귀나 해안가에 오염물질이 쌓이는 과정이 똑같이 되풀이되었다. 그 결과 오염되지 않았다고 확신할 수 없는 한 영양이 풍부한 조개류를 먹을 수 없게 되었다.)

에스키모처럼 주로 생선을 먹는 인구 집단은 다른 동물성 지방을 섭취하는 집단보다 유방암 발생률이 낮다는 사실이 오래전부터 알려졌다. 제대로 조리하기만 하면, 다량의 요오드 및 요오드 화합물을 함유한 해산물은 세포분열이 일어날 때 오류(암을 유발하는)가 생기지 않게 도와준다. 여성의 경우 갑상샘 다음으로 요오드 수치가 높은 부위가 유방이라는 사실은(남성의 경우 아연이 전립선에 집중된 것처럼) 유방 조직이 정상적으로 기능하도록 하는 데에 요오드가 매우 중요한 역할을 한다는 점을 시사한다. 실제로 생리 전 유방 통증이 있는 지인들에게 아이슬란드 다시마 정제를 먹게 하자 증상이 완화되었다. 또한 폐경기 쥐를 대상으로 한 실험에서도 요오드가 유방암 발생 빈도를 낮추는 것으로 나타났다.

요오드를 충분히 섭취하기 위해 나는 다시마 정제도 먹는다. 모든 해조류에는 요오드와 다른 영양소가 풍부하지만 동시에 연안의 원자력 발전소 때문에 방사성 동위원소 등 오염 물질이 농축되어 있을 수도 있다. 그러므로 나는 아이슬란드 다시마만 먹는다. 왜냐하면 아이슬란드는 인구가 적고 천연 지열 에너지만 사용하며 내가 아는 한 해조류가 나는 다른 어떤 지역보다 오염원으로부터 멀리 떨어져 있기 때문이다. 20세기 초에는 비료로 물고기와 해초, 배설물 등을 주로 사용했지만 지금은 대개 요오드 함량이 낮은 인광석 등을 원료로 한 무기 비료가 사용된다.

대부분의 선진국에서는 농업의 산업화로 인해 토양에 부식 유기 물질이 훨씬 적게 들어 있는데, 이 때문에 빗물로 전달되는 요오드를 효과적으로 붙들지 못한다. 따라서 오늘날 작물에는 요오드 같은 필수 영양소가 비교적 적게 들어 있으므로 다시마 같은 자연 보충제가 중요하다. 다시마를 복용하자 피부가 놀랄 정도로 좋아졌다. 다시마 정제가 떨어지기라도 하면 내 피부는 맨 먼저 팔꿈치와 무릎, 엉덩이 주변이 거칠어지기 시작해서 시간이 갈수록 정도도 심해지고 범위도 더 넓어지는데, 다시마를 다시 복용하면 증세가 완화된다. 해조류는 방사선으로부터 몸을 보호하는 작용도 한다. 해초에서 추출한 끈끈한 점액 성분의 알긴산은 방사능 해독 물질로 사용된다. 즉 다시마와 같은 해조류가 엑스선이나 방사선치료로 인한 부작용을 감소시키는 데에 효과가 있는 것이다. 비건용 음식을 만들 때 젤라틴 대용으로 널리 사용되는 한천 또한 요오드 공급원이 될 수 있다. 내가 가끔 사용하는 다른 해초에는 대황, 톳, 미역 등이 있다. 이들 해초를 찬물에 약 20분 정도 담가서 불린 후, 식탁에 올리기 직전에(요오드를 보존하기 위해) 수프나 스튜에 넣는다. 김은 주먹밥이나 초밥, 그 외 다른 음식을 싸는 데 이용한다.

한 가지 보너스는 요오드가 뇌에도 좋다는 점이다. 정신지체 및 뇌 손상의 원인 중 전 세계적으로 가장 흔한 것이 요오드 결핍이다. 실제로 심각한 정신지체로 태어나는 크레틴병이라고 하는 불치병은 임신 중 엄마에게 요오드가 결핍되었을 때 발생할 수 있다.

▬ 곡물과 견과류

곡물은 훌륭한 단백질원인데 이에 관해서는 식습관 6에서 더 이야기하도록 하겠다.

견과류는 또 다른 좋은 단백질원이다. 나는 견과류를 아주 많이 먹는다(그러나 견과류는 쉽게 산패하기 때문에 미리 껍질을 벗겨놓은 것은 피하는 게 좋다). 견과류 중에서도 땅속에서 열리는 땅콩 종류는 암을 일으키는 아플라톡신이라고 하는 곰팡이에 감염되었을 가능성이 있기 때문에 먹지 않는다. 또한 브라질 땅콩에는 천연 방사성물질인 라듐 226이 고농도로 함유되어 있을 수 있기 때문에 역시 먹지 않는다. 과거에 내가 땅콩 같은 견과류를 너무 많이 먹자 이를 걱정스러워한 동료가 땅콩의 위험성에 관해 이야기해주었는데, 처음에는 그 말을 믿지 않았다. 하지만 어느 날 밤, 즐겨 먹던 견과류 한 줌을 방사능 검출기에 넣어 본 다음, 땅콩을 먹지 않게 되었다!

식습관 4 동물성 지방 섭취를 최소화한다

유방암이나 난소암 같은 호르몬 의존성 암 발병과 관련이 있는 것은 총 지방 섭취량이 아니다. 문제가 되는 것은 대부분 동물성(낙농 제품이나 고기)인 포화지방과 트랜스 지방이다. 포화지방을 많이 섭취하면 유방암 위험이 커진다는 사실을 뒷받침하는 증거도 있다. 동물성 식품으로부터 콜레스테롤을 섭취하는 등 포화지방의 섭취가 증가하면 난소암의 위험도 커진다.

낙농 제품을 통해 동물성 지방을 섭취하면 유방암과 난소암의 위험만 커지는 것이 아니다. 동물성 지방을 많이 먹는 것은 전립선암, 대장암, 심장질환 및 고혈압과도 관련이 있기 때문에 섭취량을 줄이라고 권고하는 것이다. 유방암, 난소암 환자와 예방을 원하는 사람들은 동물성 지방의 섭취를 최소화해야 한다. 자기가 먹는 음식에 지방이 얼마나 들어 있는지 아는 사람은 별로 없다. 공장식 축산 방법으로 기른 동물은 과거 자연 상태에서 놓아먹인 동물보다 포화지방이 훨씬 많다. 닭을 예로 들면, 30년 전에는 2퍼센트이던 포화지방이 오늘날에는 22퍼센트로 높아졌다.

많은 사람이 어떠한 기름이나 지방을 얼마나 먹어야 하는지 혼란스러워한다. 저지방 식단이 건강에 해로운 포화지방과 이로운 지방을 구분하지 못하기 때문에 문제라는 지적도 있다. 우리 몸은 지방이 필요하지만 과거 수렵 채집 시절에 먹었던 양 정도면 충분하다.

지방은 실온에서 고체 상태를 가리키는 것이고, 액체 상태는 기름이다. 그러나 흔히 '지방'이라는 말을 고체, 액체에 상관없이 모든 종류의 지방을 가리키는 말로 사용하기도 한다. 화학적으로 지방은 지방산 분자 세 개와 글리세롤이라는 알코올 분자 한 개가 결합한 것이다. 지방을 '트리글리세리드'라고 부르기도 하는데 이는 세(tri) 개의 지방산 분자와 글리세롤을 합친 말이다.

지방산이란 말 그대로 지방에 들어 있는 산이다. 네 가지 주요한 지방산으로 팔미트산, 스테아르산, 올레산, 리놀레산이 있다. 각각의 지방 분자에는 이 네 가지 지방산 중 세 가지가 들어 있는데 바로 이 점이 중요하다. 포화지방인지 불포화지방인지 고도불포화지방인지(최근에 자주 들을 수 있는 용어들인데) 결정하는 것은 결국 이러한 지방산이 어떻게 결합되느냐에 달려 있다.

지방산과 글리세롤의 다양한 조합으로 만들어지는 지질(지방과 기름)은 수소화합 탄소원자의 긴 사슬(종종 15~17개 탄소원자의 결합)을 가진다. 지방산 중에는 탄소원자가 단일 결합으로 연결된 탄소 사슬을 이루며 모두 수소와 결합한 것이 있는데, 이를 포화(수소에 대해)라고 한다. 탄소 사슬에 탄소들끼리의 이중 결합이 있는 것을 불포화*라고 한다. 불포화지방산에는 탄소 간 이중 결합이 하나인 것(단일불포화지방산)과 여러 개인 것(고도불포화지방산)이 있다. 이중 결합이 있으면 지방산과 지질이 더 쉽게 녹기 때문에 기름은 대개 불포화이지만 지방, 특히 동물성 지방은 대개 포화지방이고 실온에서 고체 상태이다. 사실 지방은 에너지를 저장하거

....

* **불포화** 탄소끼리의 이중 결합으로 수소가 최대치로 사용되지 못했으므로 불포화라고 한다.

나(동일한 질량의 탄수화물보다 더 많은 에너지를 저장함) 열 손실을 방지하는 절연체로서 중요한 역할을 한다. 탄소와 수소가 결합하는 이 같은 방식은 지방산이 대체로 물에 녹지 않는다는 것을 의미하며 다른 말로 소수성(물과 친화력이 적은 성질)이 있다고 한다.

▬ 포화지방산 – 고기 속 지방

팔미트산은 16개의 탄소원자를 가지며 불포화 탄소 결합은 없다. 그래서 '포화지방'이라고 한다. 스테아르산에는 18개의 탄소원자가 있고 불포화 탄소 결합이 없으므로 역시 '포화지방'이다. 포화지방은 혈중 콜레스테롤 수치를 올린다고 알려졌다. 포화지방을 많이 섭취할수록 콜레스테롤 수치가 올라가기 때문에 뇌졸중이나 심근경색이 일어날 가능성도 커진다. 동물성 지방, 즉 라드(돼지 지방을 가공해 만든 반고체의 기름)나 버터, 고기 속에 든 지방 등은 포화지방을 많이 포함하고 있다. 식물성 지방 중에서도 포화지방을 상당량 함유한 것이 있는데 코코넛유와 팜유가 대표적이다. 지방과 기름에 대한 온갖 논쟁 가운데에서 포화지방의 섭취를 최소화해야 한다는 메시지만큼은 30년이 넘도록 변함이 없다.

▬ 단일불포화지방산 – 올리브유

올레산은 18개의 탄소원자로 된 사슬에 한 개의 탄소 이중 결합이 있다. 그래서 '단일불포화지방'이라고 부른다. 연구에 따르면 단일불포화지방이 포화지방보다는 훨씬 더 건강에 이롭다고 한다. 사람을 대상으로 한 실험에서 포화지방을 단일불포화지방으로 바꾸어 섭취하는 것만으로 심장질환의 위험이 줄어들었을 뿐 아니라 혈압을 내리는 데에도 효과가 있었다고 한다. 대표적인 게 올리브유이다. 올리브유에는 단일불포화지방이 80퍼센트 이상 포함되어 있는데, 산화에 저항력이 있어서 다른 불포화지방에 비해 산패가 잘 안 되고 요리를 해도 비교적 안전하다고 할 수 있다. 산패는 암을 일으킨다고 알려졌다.

▬ 고도불포화지방산 – 해바라기유, 옥수수유

리놀레산은 18개의 탄소원자로 된 사슬에 두 개의 탄소 이중 결합이 있다. 그래서 이를 '고도불포화지방'이라고 부른다. 초기 연구에서는 고도불포화지방이 단일불포화지방보다 전체 콜레스테롤과 나쁜 콜레스테롤 수치를 더 낮추는 것으로 나타났다. 그러나 최신 연구에서는 콜레스테롤 저하라는 면에서는 둘 사이에 아무런 차이도 발견되지 않았다. 고도불포화가 더 많이 된 기름일수록 열과 공기, 빛에 의한 손상이 더 많이 일어날 수 있다. 대부분의 고도불포화 기름은 한 번만 사용해야 한다. 일단 손상을 입으면 활성산소를 형성하기 때문이다. 고도불포화지방으로 좋은 것이 해바라기유와 옥수수유이다. 사람은 매일매일 약간의 리놀레산을 섭취해야만 하는데, 네 가지 주요한 지방산 중에서 우리 몸이 합성하지 못하는 유일한 종류가 리놀레산이기 때문이다.

● 필수지방산

오메가 6와 오메가 3가 바로 고도불포화 필수지방산의 두 종류이다. 두 가지 모두 여러 가지 대사 활동에 필요한 촉매를 제공해주므로 우리 건강에 필수적이다(예컨대 세포 기능과 면역 기능을 조절하는 프로스타글란딘의 합성에 중요한 역할을 한다). 필수지방산은 복잡한 변형 과정을 거쳐 생물학적으로 활성화되고 여러 대사 시스템에 필요한 연결고리가 된다. 이를 '필수'지방산이라고 부르는 이유는 체내에서 만들어지지 않으므로 반드시 음식을 통해 섭취해야 하기 때문이다. 대부분의 식물성 기름에는 많건 적건 간에 필수지방산이 들어 있지만 고기에는 별로 포함되어 있지 않다.

오메가 6 지방산(예컨대 리놀레산)은 식물의 씨앗에서 짜낸 기름에 들어 있다. 홍화씨와 해바라기씨, 옥수수, 콩, 달맞이꽃 종자, 호박씨, 호두, 밀 배아 등이 오메가 6 지방산의 좋은 원천이다.

오메가 3 지방산(예컨대 알파리놀렌산)은 냉수성 어류인 연어, 고등어, 정어리에서 발견되며, 아마씨, 달맞이꽃과 보리지 씨앗, 콩에서 짜낸 기름에도 들어 있다. 유방암을 막아줄 뿐 아니라 관상동맥 심장질환과 고혈압, 관절염, 습진과 건선, 전립선비대증 같은 질환에 대해서도 방어적인 역할을 한다.[60] 보조 식품인 스피룰리나(아주 작은 해조류)에는 리놀레산과 리놀렌산이 모두 포함되어 있다.

일본 과학자들은 필수지방산이 결핍되면 학습과 정보를 기억하는 능력에 손상이 생긴다는 것을 보여주었다. 감마리놀렌산은 특히 훌륭한 오메가 3 지방산으로 간 같은 내장육(물론 유기농으로 기른 동물의 고기라야 함)과 달맞이유에 풍부하게 들어 있다. 오메가 3를 젤라틴 캡슐 형태로 복용하는 것은 좋지 않다(이런 캡슐은 동물의 사체에서 채취해 만들었을 수 있기 때문이다).

일반적인 서구식 식단이라면 오메가 6 기름의 양이 오메가 3 기름의 약 20배에 달한다고 한다. 현재는 고도불포화지방이 하루 칼로리 섭취량의 10퍼센트를 넘지 않도록 하고, 오메가 6와 오메가 3의 비율을 7 대 1로 하라고 권장한다. 나는 생선을 많이 먹는데 비싸더라도 양식보다는 자연산을 사려고 한다. 항생제 잔류물이나 다른 인공적인 오염 물질을 포함할 가능성이 작기 때문이다. 그래도 생선 기름은 먹지 않는다. 왜냐하면 생선 기름에는 유기염소계 농약이나 폴리염화바이페닐 같은 오염 물질이 농축되어 있을 수 있기 때문이다. 또한 생선에는 뼈 건강에 필수적인 비타민 D가 풍부한데, 유방암을 예방하는 데에도 도움이 된다고 한다.[61] 비타민 A와 D는 혈중 인슐린유사 성장인자-1의 수치를 떨어뜨리는 역할을 한다.

— 엑스트라버진 올리브유를 추천한다

나는 어떤 형태로든 유제품은 먹지 않으며 샐러드나 요리에는 올리브 열매에서 바로 짜낸 엑스트라버진 올리브유를 주로 사용한다. 올리브유는 단일불포화지방산을 80퍼센트 이상 포함하고 있고 산화에 강하기 때문에 요리할 때에도 비교적 파괴가 덜 된다. 나는 한 번 사용한 기름은 절대 다시 사용하지 않는데 요리할 땐 서서히 가열해서 기름이 파괴되지 않고 음식에 그 풍미가 스며들도록 한다. 올리브유 마가린은 올리브유를 기본으로 한 것이라 해도 유제품을 포함하고 있기 때문에 쓰지 않는다.

내가 먹는 건 오로지 유기농으로 재배하고 저온 압착법으로 짜낸 올리브유인데, 기름을 짜는 데에는 다음과 같은 세 가지 방법이 있다.

저온 압착법 ● 콜드 프레싱이라고도 한다. 전통적인 유압 프레스

공법으로 전 과정에 걸쳐 저온이 유지되기 때문에 온도에 민감한 비타민이 파괴되지 않는다. 버려지는 부분이 많아서 값이 비싸지만 영양가도 높고 맛과 향이 좋다. 비싼 만큼 덜 먹으면 된다.

스크류 압착법(고온 압착법) • 고압을 사용하므로 높은 열이 발생한다. 이 때문에 비타민이 파괴되고, 기름양이 많이 나오긴 하지만 색이 어둡고 냄새가 강해 정제 및 탈취 과정을 거쳐야 한다.

솔벤트(유기용매) 추출법 • 기름양이 제일 많으므로 가장 흔히 쓰는 방법이다. 곡물이나 씨앗을 간 다음 열을 가해 찌고 유기용매를 섞는다. 용매로는 석유계 벤젠이나 헥산 또는 헵탄이 사용된다. 혼합물에서 용매를 제거하기 위해 가열한 뒤 다시 가성 소다로 씻어낸다. 그런데 이 같은 방법은 기름 속에 들어 있는 레시틴 같은 유용한 성분을 파괴하는 결과를 낳는다. 그다음 표백을 하고 착색 물질을 걸러내는 여과 과정을 거치게 되는데 이때 중요한 미네랄까지 걸러내 버리게 된다. 마지막은 냄새 제거를 위해 고온으로 가열하는 단계이다. 솔벤트 추출법의 또 다른 특성으로는 비타민 E 손실을 들 수 있다. 비타민 E는 기름의 산패를 막아주는 역할을 하는데, 산패된 기름은 체내에서 활성산소 생성을 위한 원료를 공급해주기 때문에 우리 몸에 해롭다. 기름의 산패를 막기 위해 화학적인 억제제를 첨가하기도 하지만, 그보다는 잘만 저장하면 6개월까지 보관할 수 있는 저온 압착법 기름을 사용하는 것이 훨씬 현명한 일이다.

어떤 기름이든 산화를 최소화하기 위해서는 어두운 색깔의 불투명한 유리병에 마개를 닫아 보관하고, 샐러드드레싱으로는 차게 사용해야 한다. 나는 플라스틱병에 든 기름은 절대 쓰지 않는다. 플라스틱 자체의 잠재적인 유해 화학물질 중에 지용성이 많기 때문이다. 가능한 한 정제, 가공되지 않은 음식을 먹겠다는 신념에 따라 지방도 음식을 통해 섭취한다. 예를 들어 간유는 생선으로, 아마씨유는 아마씨로 섭취하는 것이다. 이런 방법의 장점은 아마를 가지고 입증할 수 있다. 연구에 따르면 암을 억제하는 리그난 전구체가 풍부한 것은 아마기름이 아니라 아마씨라고 한다. 아마씨유 또는 린시드유는 특히 유방암 예방에 도움이 되는데, 변비와 그로 인한 치질, 정맥류를 피하는 데에도 탁월한 효능이 있다. 토론토대학의 릴리안 톰슨 박사는 아마씨에서 추출한 리그난 전구체가 기존 유방암의 성장 속도를 50퍼센트 이상 늦춘다는 점을 보여주었다. 리그난 전구체는 대장암에도 효과가 있는데, 아마씨는 리그난 전구체의 풍부한 원천이다. 리그난 전구체는 장내 세균의 작용으로 매우 강력한 유방암 억제 물질로 변한다고 한다. 리그난은 항산화제, 항생제 및 종양형성 억제제이기도 하다. 음식에 들어 있는 것을 빼면 내가 먹는 유일한 기름이 저온 압착법으로 짜낸 엑스트라버진 올리브유이다. 물론 버터와 마가린은 전혀 먹지 않는다.

많은 지중해식 식당에서는 일반적으로 허브로 풍미를 더한 버진 올리브유에 빵을 찍어 먹는다. 이는 버터보다 훨씬 맛도 좋고 몸에도 좋다. 손님을 초대할 때면 나는 이 방법을 쓴다. 손님들은 올리브유에 빵을 찍어서 맛있게 먹었다. 그동안 이에 대해 불평을 하거나 버터를 달라고 한 사람은 아무도 없었다. 오히려 나중에는 나를 따라 한 사람이 많았다. 내가 만난 스페인이나 이탈리아, 그리스 사람들은 예를 들어 샌드위치를 만들 때 빵에다가 버터나 고도불포화 스프레드를 바르는 대신 생선이나 토마토 소스, 샐러드에 올리브유를 사용한다. 이렇게 하면 몸에 좋을 뿐 아니라 대부분의 영국인이 먹는 것보다 맛도 훨씬 더 좋다.

나는 유채씨유나 카놀라유는 먹지 않는다. 유채씨에서 몸에 해로운 에루크산의 함유량을 크게 줄인 것이 카놀라유인데, 유채의 옛 품종으로부터 유전자를 변형시켜 만들어낸 것이다.[62] 카놀라유는 현재 캐나다에서 가장 많이 쓰는 기름이며 미국 식품의약청의 승인을 받기도 했다.

식물성 기름이라 하더라도 카놀라유나 팜유, 코코넛유가 쓰였을 수도 있기 때문에 반드시 성분을 확인해야 한다. 또 고도불포화지방 함량이 높다고 해도 나는 모든 종류의 마가린을 거부한다. 왜냐하면 마가린은 불포화지방산에 수소를 첨가해 만든 것이기 때문이다. 그 과정에서 영양 전문가들이 해롭다고 하는, 또 유방암과 관련이 있는 '트랜스 지방'이 생성된다. 불포화지방에 수소를 첨가해 고체 상태로 만드는 과정에서 생성된 트랜스 지방산은 전형적인 서구식 식단에는 기본적으로 많은 양이 포함되어 있다. 트랜스 지방산은 필수지방산의 대사를 방해해 건강에 악영향을 끼칠 가능성이 있다. 트랜스 지방산은 구조나 기능 면에서 포화지방산과 비슷하므로 세계보건기구에서는 트랜스 지방산을 줄이도록 권고하고 있다.

식습관 5 인공 향신료, 설탕, 소금을 줄여라

오늘날 우리가 먹는 것을 제2차 세계대전이 끝났을 무렵과 비교해보면 가장 큰 차이는 패스트푸드와 인스턴트 식품의 증가다. 시중에서 팔리는 가공식품과 음료만 해도 32만 종이 넘는다. 이런 음식에는 유통기한을 늘리기 위한 방부제뿐만 아니라 인공 향신료와 색소가 첨가되는 경우가 많다. 에릭 슐로서의 『패스트푸드의 제국』이라는 책을 보면 밀크셰이크의 딸기 맛을 내기 위해 55가지의 인공 화학물질이 필요하다는 이야기가 나온다. 이런 혼합물은 싸구려 식품의 맛을 일정하게 유지하게 해서 거부감 없이 받아들이게 해준다.

몸에 좋은 음식이라는 게 꼭 맛이 없다는 뜻은 아니며 실제로 그래서도 안 된다. 최근까지 주된 음식 보존 방법으로는 고기, 채소는 소금에 절이고 과일은 설탕에 재웠으며 그 밖의 다양한 식품에 알코올을 사용했다. 영국은 해외 영토로 식품을 대량 수송해야 했기 때문에 식품 보존 방법의 결과로 생겨난 특별한 맛을 좋아하게 되었다고 한다. 음식에는 자연적으로 나트륨이 들어 있기 때문에 어떤 음식이든 나트륨을 더 넣을 필요는 없다. 과거 거슨 박사는 소금과 탄산수소나트륨의 섭취가 암과 관련이 있다고 주장했는데, 그 이후에도 여러 학자들이 코와 목 부위의 암 발생에 영향을 준다는 점을 꾸준히 제기해왔다.

입맛을 바꾸는 것은 어렵지 않다. 소금을 치지 않으면 음식 고유의 아주 미묘한 풍미까지 맛을 훨씬 잘 느낄 수 있을 것이다. 그런데 동양인은 간장으로 많은 양의 소금을 섭취하므로 나트륨이 유방암에 결정적인 요인이라고는 할 수 없을 것이다. 물론 소금이나 정제 설탕을 줄이는 것이 일반적으로는 건강에 이로우므로 지금 당장에라도 섭취량을 최소화하는 것이 좋다.

나는 정원에 작은 밭을 만들어 파슬리와 타임, 차이브(파의 일종), 마조람, 로즈메리, 민트 등 신선한 허브를 길러서 먹고 그 외의 것들은 슈퍼마켓에서 산다. 허브는 몸에 이로울 뿐 아니라 음식 맛도 좋게 만들어준다. 내 경우에는 몸이 좋지 않을 땐 매운 양념을 쓰지 않지만 중국 사람들, 특히 쓰촨, 후난 지역에서는 매운 양념을 많이 사용한다. 그뿐만 아니라 한국이나 타이 음식도 몹시 매운데 이들 나라도 유방암과 전립선암 비율은 낮은 편이었다. 결론적으로 항암 식이요법 책에서 권하는 것과 달리 매운 향신료는 적어도 유방암과 전립선암에 관해서는 주요 원인이 아닌 것 같다.

나는 일부 상점에서 동양 식품이라고 파는 것 중에서 분홍이나 노랑 같은 끔찍한 색깔의 음식은 먹지 않는다. 하지만 크로커스 암술로 만든 진짜 샤프란 향신료는 예로부터 쌀을 노랗게 물들일 때 사용한 것으로 카로티노이드를 함유하고 있으며 활성산소를 방지하는 특성이 있다.

맛있는 샐러드드레싱을 만들 때에는 유기농 엑스트라버진 올리브유를 기본으로 식초(될 수 있으면 유기농으로 생산된 와인식초나 사과식초)를 쓴다. 시중에서 판매하는 마요네즈나 샐러드크림 같은 것은 절대 먹지 않는다.

정제되지 않은 흑설탕이나 당밀은 괜찮다(하지만 일부 갈색설탕 중에는 백설탕에 캐러멜(졸인 설탕) 물을 들인 게 있기 때문에 정말로 정제되지 않은 것인지 확인할 필요가 있다). 물론 오염되지 않은 원천에서 얻은 꿀을 넣기도 한다. 치명적 순백으로 불리는 정제 백설탕은 영양가는 없이 열량만 있는 식품으로 나는 절대로 쓰지 않는다. 그 대신 당밀이나 비정제 갈색설탕을 쓴다. 예로부터 중국이나 일본에서는 설탕 같은 감미료를 거의 사용하지 않았고 호박이나 고구마 등으로 단맛을 냈다.

식습관 6 먹는 즐거움을 포기하지 않는다 – 간식

음식은 인생의 큰 즐거움 중의 하나이다. 플랜트 프로그램은 즐거움을 포기하고 고행을 하자는 게 아니다. 나는 (암이 나은 후) 때때로 셔벗이나 콩 아이스크림, 우유를 넣지 않은 유기농 다크초콜릿을 즐긴다. 또 지금은 종이팩에 포장된 맛있는 수프를 사 먹기도 한다. 물론 이때는 유제품이 들어 있지 않은지 꼼꼼히 확인하고, 플라스틱 용기에 담긴 것은 절대 사지 않는다.

내가 즐기는 간식은 피시앤칩스(흰살 생선 튀김과 감자 튀김)로 최소한 일주일에 한 번꼴로 사 먹는다. 우리 동네 피시앤칩스 가게는 고맙게도 반죽에 우유를 쓰지 않지만 다른 가게에서 사면 반죽옷은 모두 벗겨내고 먹는다. 얼마 전 영국 남부의 어느 곳에서 길을 걷다가 두 개의 패스트푸드 가게를 지나게 되었다. 한 곳은 '놀라운 미국식 맛의 경험'(흰 빵에 쇠고기를 넣은 버거), 다른 곳은 '놀라운 영국식 맛의 경험'(피시앤칩스)이라고 각각 광고를 내걸고 있었다. 패스트푸드를 먹는다면 맛은 물론 건강 면에서도 언제나 영국식을 선택할 것이다.

나는 간식으로 온갖 종류의 말린 과일을 먹는다. 자두에는 항암 성분이 들어 있고 무화과는 칼슘의 보고이다. 호박씨나 참깨는 둘 다 아연이 풍부하고, 해바라기씨는 맛도 좋고 영양 면에서도 훌륭하다. 설탕이 들어 있는 케이크나 비스킷을 간식으로 주는 서양과 달리 예로부터 중국에서는 아이들에게 씨앗이나 과일을 주었다. 오늘날까지 대다수 중국인의 치아 상태가 좋은 건 이런 생활습관의 영향일 것이다.

간식은 샌드위치나 비스킷처럼 밀가루를 기본으로 한 것이 많다. 대체의학 쪽 전문가들은 밀이 건강에 해롭다고 하는데 나로서는 글루텐 불내증이 있는 명백한 경우를 제외하고는 밀이나 보리, 호밀 같은 글루텐 함유 곡물이 왜 나쁘다고 하는 건지 모르겠다. 개발도상국 사람들의 주된 식량원은 곡물이며 이들 지역에서는 전통적으로 암을 비롯한 풍요병의 발생률이 낮았다. 밀은 종종 정착농업이라는 점 때문에 부정적인 평을 듣는데 보리나 귀리, 옥수수, 쌀 역시 밀과 같이 야생의 풀을 길들여 농작물화한 것이고 수천 년 동안 재배해왔다. 그런데 밀은 대개 어떤 처리를 한 다음에 먹지만 쌀은 예로부터 통째로 먹었다. 고고학자 중에는 질병 발생의 증가가 정착농업과 관련이 있을 거라고 보는 사람도 있다. 하지만 그보다는 다른 요인, 즉 우유 소비나 과잉경작, 또 그로 인한 지력 저하 같은 약탈적 농업 때문일 것이다. 나는 밀이 그 자체로 암과 관련이 있다고는 생각하지 않는다. 물론 밀밭에 살포하는 제초제 때문에 유방암이 발생한다는 증거는 존재한다. 아마도 밀은 영양이 풍부한 좋은 식품이던 것이, 농업의 산업화와 대량 생산으로 인해 대체의학 옹호자들이 금하고 싶은 음식이 된 대표적인 사례일 것이다.

오늘날 밀은 울타리 같은 건 모두 없애버린 대평원에서 생물 다양성 없는 단일재배로 주로 생산되므로, 파종에서 추수, 농약 살포에 이르기까지 고도로 기계화된 방식을 사용할 수 있다. 이처럼 산업화된 농업에 사용된 토양은 동물의 배설물이 충분치 않아 필수 영양소도 줄어들고 쉽게 척박해진다. 무기 비료는 동물 배설물을 부분적으로 대체할 뿐이다. 게다가 흰빵과 제과 제품을 만들기 위해 밀을 하얀 밀가루로 가공하는 과정에서 종종 동물 먹이에 원래 들어 있었던 단백질이나 비타민, 미네랄 등이 대부분 제거된다. 그래서 이를 보충하기 위해 칼슘, 철, 비타민원으로서 백악(회백색의 연토질 석회암) 같은 무기 양분이 다시 첨가된다. 그런데 비타민을 추가해도 밀가루가 되는 과정에서 우리 몸이 활용할 수 있는 비타민 B_6, B_5, 몰리브덴을 대부분 잃어버리게 된다. 그 밖에도 비타민 E와 코발트, 아연은 전부, 크롬 및 셀레늄은 함유량의 많은 부분이 사라진다. 영양분 소실은 브롬산칼륨 같은 첨가제와 표백제 사용으로 더욱 악화되는데 그중에는 독성이 있는 것도 있다. 나는 빵을 살 때면 반드시 재료 목록을 살펴보고 화학 첨가물이 없는지 확인한다. 시간이 있다면 신선한 유기농 밀과 다른 곡물을 사서 이제는 아주 흔해진 제빵기계를 이용해 직접 빵을 만들겠지만, 그러기에는 우리 모두 너무 바쁜 생활이다!

밀가루가 일으키는 잠재적인 문제를 피하고자 나는 맷돌로 갈아 만든 유기농 통밀 갈색빵만 먹는다. 통밀 외에도 유기농으로 재배한 곡물로 만든 죽과 귀리 비스킷, 현미와 통밀 파스타도 즐긴다. 통곡물에는 암 위험을 낮추는 피토케미컬(식물활성물질)이 풍부하다. 피토케미컬은 겨나 배아에 집중되어 있기 때문에 밀을 정제하면 가치 있는 피토케미컬이 손실된다. 종양 세포는 정상 세포보다 빠르게 콜레스테롤을 합성하고 축적하는데, 통곡물(그리고 과일과 채소)에 들어 있는 일군의 화학물질이 콜레스테롤 합성을 제한함으로써 종양의 성장을 억제하기도 한다.

일부 유방암 예방 식단의 최근 버전에서는 뮤즐리(곡식, 견과류, 말린 과일 등을 섞은 시리얼 같은 것)가 좋지 않다는 말이 있지만, 대량 판매용으로 설탕 또는 우유 성분을 첨가해 생산된 게 아닌 유기농 뮤즐리라면 아무 문제도 없다. 그리고 음료로는 우유 대신 쌀, 귀리, 콩으로 만든 것이나 과일 주스를 마시도록 한다. 섬유질은 소화관 활동을 도울 뿐 아니라, 여분의 여성호르몬을 배출하는 데에도 도움이 된다고 한다.

식습관 7 인공 감미료는 쓰지 않는다

사탕수수 당밀이나 벌의 꿀물에서 떠낸 가공하지 않은 생청(자연산이 바람직하다), 메이플시럽을 감미료로 사용한다. 정제 백설탕은 영양가는 없이 열량만 높은 것으로 나는 절대로 먹지 않는다. 스테비아라는 허브는 파라과이에서 수백 년 동안 천연 감미료와 조미료로 사용되었는데, 당뇨병 환자에게도 적합하다.

나는 아스파탐이나 시클라메이트, 사카린, 정제 설탕 등 인공 감미료가 들어 있는 식품은 피한다. 실험실 연구에 따르면 이 같은 인공 감미료는 다양한 질병과 관련이 있기 때문이다. 인공 감미료는 청량음료와 약, 비타민이나 허브 보충제, 요구르트, 과자류, 곡물 가공식품, 무설탕 껌, 일부 디저트 종류와 반조리 식품, 밀크셰이크, 인스턴트 차와 커피 등에도 들어 있다. 그러니 라벨을 꼼꼼히 읽어야 한다!

식습관 8 물은 끓여서 마신다

앞서 말한 대로 나는 신선한 유기농 채소와 과일로 주스를 만들어 바로 마신다. 그러나 물은 정말 문제다. 인류가 오늘날과 같은 인구 밀도에 도달하기 전, 특히 도시에서 빨래나 자동차 세차, 발전소나 공장에서 물을 대량으로 소비하기 전에는 대부분 우물이나 샘, 강에서 식수를 구했다. 불행히도 오늘날 물을 충분히 공급할 수 있는 유일한 방법은 하수처리장에서 물을 재처리해 재활용하는 것뿐이다. 사실 런던 빈민가에서 마시는 물은 그 전에 이미 열 명이 마셨던 물일 거라는 농담이 있을 정도이다. 재처리 과정에서는 점점 더 정밀한 여과장치를 써서 미세입자나 미생물, 화학물질 등을 걸러낸다. 때로는 해로운 화학물질의 농도를 법적 허용치 이하로 떨어뜨리기 위해 다른 물과 섞어 희석하기도 한다. 그런 다음 마지막으로 미생물을 죽이기 위해 염소를 넣는다.

━ 마시는 물

1990년대 초반 영국 브루넬대학의 섬터 교수는 하수처리장에서 나온 물이 흘러들어가는 여러 강에서, 수컷 물고기의 고환에 난자가 자라서 덮어버리는 여성화 발생 비율이 높은 수준으로(어떤 경우에는 100퍼센트로) 일어났다고 보고했다. 이 같은 화학물질 중에는 플라스틱 연화제에 들어 있는 프탈레이트와 노닐페놀(세제와 플라스틱의 분해 산물), 피임약이나 호르몬 대체제를 복용한 여성의 소변에 남아 있는 잔류물 등이 있다. 이 밖에도 재처리 음용수에는 벤젠과 발암성 유기화학물질, 농약, 소독 부산물인 트리할로메탄과 할로아세틱산 등 여러 가지 해로운 화학물질이 들어 있을 가능성이 있다(미국은 소독 부산물에 대해 법으로 엄격한 규제를 하고 있다). 이런 이유들 때문에 수돗물을 그대로 마시는 건 좋지 않다. 그러나 생수, 특히 플라스틱병에 든 건 더더욱 권하고 싶지 않다. 게다가 병에 든 생수 중에는, 수돗물이라면 불법이 될 정도로 방사능이나 질산염이 많이 들어 있는 것도 있다.

나는 수돗물을 마시긴 하지만 숯을 이용해 정수한 물을 유리 용기에 담아둔다. 완전히 유리로 만들어진 여과기를 찾는 건 불가능했다. 대신 경화 플라스틱으로 만든 것은 꼼꼼히 세척하면 고농도의 프탈레이트를 배출하는 연화 플라스틱보다는 낫다. 나는 이렇게 물을 정수한 다음 항상 끓여서 마시는데, 물을 끓이면 유해 화학물질을 줄일 수 있고 그때까지도 남아 있는 세균을 없앨 수 있기 때문이다. 또 수돗물이나 우물물에 들어 있는 오염물질을 좀 더 제거하기 위해 언제나 홍차나 허브차를 만들어 마신다(식물 유기물질 중에는 유해 화학물질을 흡착하는 성질이 있는 것이 많다). 유해 화학물질은 소수성을 가진(물과 친화력이 적어 잘 섞이지 않으며 숯이나 다른 유기 물질이 있으면 거기에 흡착한다) 큰 분자일 때가 많으므로 이 방법은 유해 화학물질을 제거하는 데에 효과적이다.

항암화학치료를 받고 있다면 물을 끓여 마시는 게 특히 더 중요하다. 면역체계가 온전한 상태가 아니기 때문이다. 이미 오래전에 오염된 물에 들어 있는 크립토스포리디움이라는 원생 기생충(말라리아 기생충과 관련이 있는)이 면역력이 저하된 사람에게 심한 구토와 탈수, 설사를 일으키고 증상을 지속시킨다는 것이 분명해졌다(이렇게 발생한 위장염이라 하더라도 건강한 사람은 저절로 낫는다). 기생충 감염으로 인한 사고는 일찍이 미국과 영국에서도 일어난 적이 있다. 1984년의 미국 텍사스, 1980년대 후반 영국의 에어셔주와 옥스퍼드주에서도 사고가 났고, 1993년에는 미국 위스콘신주 밀워키의 한 정수장에 크립토스포리디움이 퍼져서 40만 명 이상이 감염되고 사망자도 여럿 생겼다. 이에 대한 예방법으로는 물 끓여 마시기, 손 자주 씻기, 이부자리 자주 갈기 등이 있다. 가축이나 야생 동물이 감염된 사례도 보고된 바가 있다.

▬ 차

나는 커피를 전혀 마시지 않는 대신 녹차를 많이 마신다. 물론 우유를 넣지 않고. 녹차 추출물이 암을 예방한다는 점이 동물실험으로 밝혀졌는데 최근에는 홍차도 비슷한 효과가 있다는 주장이 제기되었다(그런데 홍차는 아무래도 우유를 타서 마시게 된다). 녹차에 들어 있는 항암 성분은 카테킨이라고 하는데 폴리페놀의 일종이다. 녹차 추출액의 고형 성분 중 대부분이 이 카테킨이며 항산화 작용을 한다.* 녹차의 항암작용은 암이 있을 때 주로 과잉 발현되는 유

....

* 차에 우유를 타면 카제인(우유 단백질)이 카테킨의 효과를 방해하기 때문에 건강상 아무 이점이 없다는 흥미로운 연구 결과도 있다. - 「더 타임스」 2007년 1월 9일자(저자의 주)

로키나아제라는 효소를 카테킨이 억제하기 때문이라고 알려졌다.

처음 중국에 갔을 때 택시 앞좌석에 이상하게 생긴 잼병 같은 게 달린 걸 보고 의아해한 적이 있다. 나중에야 그것이 녹차 주전자라는 것을 알았다. 중국, 한국, 일본의 녹차는 홍차보다 농약이 덜하다. 중국에서 녹차는 소화와 순환, 체온 조절을 돕는다고 알려졌다. 녹차와 달리 홍차는 발효 과정을 거치는데 홍차는 카페인이 커피의 두 배이고, 홍차에 들어 있는 타닌 성분은 철분의 흡수를 방해한다. 또 홍차를 우리면 카테킨이 산화하므로 차를 마심으로써 얻는 이득도 사라져 버린다.

녹차가 없을 때에는 연한 홍차를 우유나 설탕을 넣지 않고 마신다. 그 밖에 허브차도 즐기는데, 주로 페퍼민트나 캐모마일에 꿀을 타서 마신다(처음 마시는 사람은 대개 아무것도 타지 않은 캐모마일의 맛을 좋아하지 않는 것 같다). 과일차를 마시기도 하지만 개중에는 산이 많아서 과하게 마시면 방광염을 일으키는 것도 있기 때문에 가끔 마시는 정도이다. 젤리나 과자에 들어가는 첨가물과 같은 성분이 들어 있는 과일차도 있는데 이런 것은 역시 마시지 않는 게 좋다.

▬ 술

과도한 알코올 섭취가 유방암의 원인이라는 주장은 오래전부터 제기되었다. 하버드 보건대학원의 연구로는 술을 많이 마실수록 유방암이 생길 위험도 더 커진다고 한다. 하루 와인 석 잔 혹은 알코올 30g에 해당하는 양을 마시면 유방암 발생 위험이 최대 40퍼센트 증가한다는 것이다. 이 연구는 기본적으로 미국과 캐나다, 네덜란드, 스웨덴 등 유방암이 많이 발생하는 나라를 대상으로 한 것이었다. 술이 간 기능에 문제를 일으키고 체내 에스트로겐과 인슐린유사 성장인자-1을 증가시킨다는 것은 맞는 말이다.

나는 유방암이 생기기 전부터도 술은 거의 마시지 않았고 치료 중에는 그마저도 완전히 끊었다. 지금은 약간의 술은 하는데 전통 방식으로 주조한 리얼 에일(맥주)만 마신다. 리얼 에일에는 특히 중요한 비타민 B군 등 영양분이 풍부하고 맥아와 홉이 마음을 진정시키는 작용을 하므로 도움이 되는 것 같다. 와인은 나한테는 산성이 너무 센 편이어서 방광염이나 관절에 문제를 일으킬 수 있기 때문에 마시지 않는다. 꼭 와인을 마셔야 한다면 유기농으로 생산된 것만 마시는 게 좋다. 대부분의 와인 생산지에서는 어디나 최소한 한 개 이상의 유기농 브랜드를 찾을 수 있다. 또한 슈퍼마켓이나 번화가의 주류 판매점에서도 꽤 합리적인 가격으로 유기농 와인을 살 기회가 점점 많아지고 있다.

중국 남성이 술을 마시는 것은 많이 봤지만(맥주나 청주, 마오타이주 등을 때로는 아주 많이 마시기도 하는데) 술 마시는 중국 여성은 거의 본 적이 없는 것 같다. 또 중국 남성의 전립선암 발생률이 매우 낮은 걸로 봐서, 적당량의 알코올 섭취가 유방암이나 전립선암을 일으키는 주요 원인이라고는 할 수 없을 것 같다. 하지만 술과 함께, 특히 유방암이나 전립선암의 주요 원인이라고 생각되는 호르몬 등 화학물질이 들어 있는 동물성 식품을 많이 먹는다면, 체내 에스트로겐이나 인슐린유사 성장인자-1을 증가시켜 암 발생 위험이 커질 수도 있다.

다시 말하지만 유방암 치료 중일 때는 홍차와 술, 커피를 전혀 마시지 않았다. 이런 음식을 멀리했을 때의 이점은 암 치료를 받고 있을 때에도 덜 불안하고(카페인이 없으니) 덜 우울하다(알코올이 없으니)는 것이다. 암 환자 중에는 슬픔을 달래려고 이런 것에 더 의존하는 경우가 있는데 오히려 더 우울해하는 것 같았다.

식습관 9 산과 알칼리의 균형

균형 잡힌 식사는 우리 몸속 혈액의 산성도를 알맞게 유지해준다. 암은 산성도가 진행되면 더 잘 생기는 것 같다. 단백질, 특히 동물성 단백질을 많이 섭취하면 그만큼 우리 몸이 산성화한다. 서양음식 중에서는 수분 함량이 낮고 지방과 단백질 함량이 높은 경질 치즈가 산을 가장 많이 발생시키는데 스테이크의 세 배에 달한다.

건강한 사람이라면 알칼리성 음식을 60퍼센트, 산성 음식을 40퍼센트로 섭취하는 것이 좋다. 환자는 알칼리성 음식의 비중을 80퍼센트 정도로 높일 수 있도록 해야 한다. 그러나 주의해야 할 점은 어떤 음식이 우리 몸속에서 알칼리성인지 산성인지에 대해 잘못된 정보가 너무 많다는 것이다. 과학적 연구에 근거한 정확한 정보인지 꼭 확인해야 한다.

식습관 10 건강한 요리를 나눠 먹자

걱정을 나눌 사람이 아무도 없다면 심심하고 외로워서 더 힘들어질 것이다. 가공식품이나 간편 식품을 사서 나 홀로 하는 식사는 건강에도 좋지 않다. 인간은 집단을 이루어 사냥하고 채취하며 요리하고 함께 먹는 사회적 동물로 진화했다. 다른 사람과 함께 음식을 준비하고 먹으면 정서적으로나 영양 면에서도 좋아질 여지가 많다. 각자 상황에 맞춰, 다른 사람과 함께 먹을 수 있는 몇 가지 간단하고도 건강한 음식을 만드는 법을 배워보자. 간단한 채소 수프, 샐러드와 구운 감자 같은 것은 만들기도 쉽고 영양가도 높다. 이런 음식으로 샌드위치나 햄버거, 피자 같은 가공식품을 대체하자.

정리: 유방암과 전립선암을 예방하는 식이요법

- 버터, 치즈, 요구르트와 같은 유제품을 먹지 않는다. 두유 요구르트나 두부 치즈 등으로 대신한다.
- 제빵 과정에 버터나 마가린, 우유가 사용된 빵은 먹지 않는다.
- 버터 대신 올리브유를 사용하고, 향을 낼 때에는 허브를 쓴다.
- 우유나 크림 대신 두유나 두부를 사용한다.
- 시중에서 파는 농축 환원 주스(과즙을 끓여 농축한 뒤 물을 타서 만든 주스)를 마시지 않는다. 주스는 신선한 채소와 과일로 직접 만들어 먹는다.
- 유제품(버터, 유청,* 카제인, 유당, 분유 등)이 들어간 비스킷 등 과자를 사 먹지 않는다. 유제품을 사용한 아이스크림, 초콜릿 등도 먹지 않고 두유 아이스크림으로 대체한다. 초콜릿은 유제품

---

* **유청(乳淸)** 젖을 가만히 놓아두었을 때 위에 고이는 노르스름한 물.

이 들어 있지 않은 다크초콜릿을 먹는다.

- 젖소 고기(저가의 쇠고기나 다진고기)를 사용한 식품(햄버거, 소시지 등)을 먹지 않는다.
- 커피나 차를 마실 때 우유나 크림을 넣지 않는다.

플랜트 프로그램의 식이요법

· · · · ·

반드시 금해야 하는 음식

- 우유: 유기농이든 아니든, 전지나 탈지, 저지방이든 아니든 간에 젖소, 양, 염소에서 얻은 것.
- 치즈: 이른바 베지테리언 치즈나 코티지 치즈도 모두.
- 요구르트: 우유로 만든 요구르트. (대안으로 캡슐에 들어 있는 유산균을 사서 두유나 쌀 또는 귀리로 만든 음료에 타서 만들어 먹는다.)
- 크림
- 버터
- 위에 열거한 것 중 뭐라도 들어 있거나 유청, 유당, 유고형분, 유지방, 카제인이 들어간 음식. 미심쩍을 때면 가게 주인이나 점원에게 확인한다. 유제품이란 식품의 제조나 가공 처리 과정에서 유제품을 사용한 것을 모두 포함한다.
- 마가린
- 쇠고기와 돼지고기, 가공육(햄, 소시지 등). 어떤 재료가 들어갔는지 확인이 안 되면 먹지 않는다.
- 시중에서 판매되는 고온, 고압으로 짜낸 식용유. 유전자변형 콩으로 만든 기름이나 옥수수유, 카놀라유, 유채유 등이 포함된다. 또는 이러한 식용유가 들어간 식품.
- 소금, 정제된 백밀가루, 백미, 백설탕, 사카린 등과 이런 것이 들어간 식품. 흰빵이나 파스타 등은 화학적으로 변형된 것으로 섬유소나 영양분이 결핍되어 있다.
- 봉지나 통에 담겨 있는 가공식품. 비스킷, 케이크, 과자, 탄수화물, 칩, 수프, 소금이 들어간 견과류, 햄, 소시지 같은 가공육, 시중에서 파는 병에 든 피클, 첨가물이나 색소가 들어간 깡통이나 종이팩에 든 과일 주스나 과즙, 과일 음료.
- 와인, 증류주, 색소나 향료가 들어간 탄산음료.

- 뭐든 플라스틱병에 들어 있거나 비닐로 포장되어 있는 것.
- 소스가 굳거나 분리되는 것을 방지하기 위해 고무나 전분, 유화제를 첨가하거나 인공 감미료, 향료나 색소 등을 넣은 반조리 식품.
- 인공 비타민이나 미네랄 보충제(단, 암 치료 중에는 비타민 A, C, E와 합성한 셀레늄을 복용했었다).

가끔 먹어도 되는 음식

이들 음식은 주 1회 정도 먹는데, 암 치료 중일 때에는 피한다.

- 과일 셔벗
- 콩 아이스크림
- 유제품이 들어 있지 않은 유기농 다크초콜릿.
- 피시앤칩스(우유를 넣어 반죽한 튀김옷은 벗겨내고 먹는다).
- 유기 축산으로 기른 돼지고기로 만든 베이컨.
- 과일허브차(젤리나 과자에 쓰이는 인공 화학물질이나 색소가 첨가되지 않은 것).
- 외식 때에는 태국, 한국, 일본, 그리고 전통 중국 식당에 간다. 한 가지 주의할 점은 서양에서 먹는 아시아 요리는 서양인의 입맛에 맞춰 바꾼 것들이 많다는 것이다. 아니면 어떤 종류건 진짜 비건 음식을 파는 식당에 간다.

하루 한 번쯤은 먹어도 되는 음식

이들 음식은 항암 효과가 있거나 회복기에 좋은 것들이지만, 유방암 치료 중에는 먹지 않았다.

- 유기 축산으로 기른 닭이나 칠면조. 특히 다리 같은 부위.
- 유기 축산으로 기른 오리, 토끼, 양고기.
- 야생 사슴 등 사냥 고기.
- 오염되지 않은 바다에서 잡은 참치, 농어 등 생선과 조개류.
- 고등어, 청어, 정어리, 자연산 연어 등 냉수성 어류.
- 곡물을 먹인 가금류에서 얻은 유기농 달걀이나 오리알.
- 리얼 에일이나 사과주.

많이 먹어도 되는 음식

- 신선한 과일과 말린 과일(유기농으로 재배한 것).
- 익힌 채소(유기농으로 재배한 것).
- 샐러드 채소(콩나물, 숙주나물의 새싹 등).
- 마늘
- 신선한 채소 주스와 과일 주스.
- 유기농으로 재배한 정제하지 않은 밀, 귀리, 보리, 쌀 등의 곡물이나 이것들로 만든 빵, 파스타 등의 식품.
- 음식 향료로는 와인이나 발사믹식초, 마늘, 민트, 샐비어, 타임, 고수 등을 쓴다. 가끔 아시아 음식을 만들 때에는 후추나 고추, 레몬그라스 등 매운 향신료를 쓴다. 특히 태국 향신료를 권하고 싶다. 태국은 유방암과 전립선암으로 인한 사망률이 가장 낮은 나라로 꼽힌다.
- 아마씨나 해바라기씨, 호박씨, 참깨 등의 씨앗류와 견과류. 그리고 참깨를 갈아 만든 중동식 타히니소스.
- 두유, 두부, 된장, 템페 등과 점점 다양해지는 유기농 콩 식품. 쌀과 완두콩을 재료로 해서 만든 자메이카식 요리도 훌륭한 단백질원이다.
- 후무스와 타라마살라타(대구알 등 생선알과 채소로 만든 그리스식 요리)
- 당밀과 꿀.
- 한국, 일본, 중국의 녹차.
- 허브차(페퍼민트, 캐모마일, 네틀 등).
- 올리브유와 그 외 냉압착 방식으로 짜낸 참기름, 호두유, 호박씨유.
- 유기농 와인 또는 사과식초.

6장

유방암과
전립선암을
예방하는
생활방식 10가지

유방암 진단을 받았을 때 절망적이었던 건

의학의 관점으로는 '내가' 할 수 있는 게

아무것도 없다는 것 때문이었다.

Plant Programme

● ● ●

유방암 발생 위험을 줄이기 위해서는 식습관뿐만 아니라 생활방식도 바꿀 필요가 있다. 여기서 말하는 생활방식이란 식품을 구매하고 보관하는 방법에서부터 스트레스에 대처하는 것까지를 아우른다. 이제 가장 중요한 10가지 생활방식을 소개하겠다.

생활방식 1 비타민이나 무기질 보충제를 먹지 않는다

음식은 일단 통째로 먹는 게 좋다. 왜냐하면 앞에서 말한 대로 음식을 성분으로 쪼개려고 할 때에 주로 문제가 발생하기 때문이다. 게다가 비타민이나 무기질 보충제는 석탄이나 석유 유도체로부터 합성해 만든 것이 많다. 인공적으로 합성한 보충제를 너무 많이 복용하면 다른 데서 결핍을 일으킬 수도 있다. 예컨대 몰리브덴을 복용하면 구리의 흡수를 방해하게 되는 것처럼 말이다. 우리 몸은 식품에 들어 있는 영양분은 잘 다루지만, 인공적으로 만들어진 화학 보충제에 들어 있는 영양분은 너무 많이 흡수하거나 아니면 너무 적게 흡수하는 경향이 있다. 그래서 나는 비타민이나 미네랄 보충제는 복용하지 않는다. 다만 항암화학치료를 받던 6개월 동안 셀레늄과 비타민 A, C, E의 혼합정제를 먹은 적은 있다.

얼마 전 캐나다의 한 연구에 따르면, 유방암 환자 중에서 비타민과 무기질 보충제를 과다 섭취한 사람은 그러지 않은 사람보다 재발 또는 사망 가능성이 더 높았다.[63] 비타민 C와 베타카로틴, 니

아신(비타민 B₃), 아연, 셀레늄, 코엔자임큐텐을 복용한 환자의 5년 생존율은 72퍼센트였는데 이는 비교 집단의 81퍼센트보다 낮은 수치였다. 10년 이상 되었을 때에는 비타민과 무기질 과다 복용 환자의 사망 가능성이 10퍼센트 더 올라갔다. 비타민과 무기질 보충제가 생존율을 25~30퍼센트 높일 거라고 예상했던 연구자들은 이 같은 결과에 깜짝 놀랐다.

또 「브리티시 메디컬 저널」의 사설에서는 영양 섭취가 형편없는 경우가 아니라면 종합비타민을 규칙적으로 복용하는 게 아무 소용이 없다고 결론 내렸다. 다만 임신 전후의 여성에게는 엽산(녹색 잎채소나 멜론 같은 과일을 충분히 섭취한다면 이것도 필요 없지만), 노인에게는 비타민 D 정도를 권할 뿐이다. 보충제 복용이 암 치료에 도움이 될 거라는 기대와는 달리, 가짜약(플라세보)을 먹은 사람보다 보충제를 먹은 사람들의 사망률이 더 높았다는 것이다.[64]

미국 예방서비스 특별위원회 부의장도 비타민 보충제가 암을 예방한다는 점에 관해서는 과학적인 증거가 부족하다고 주장한다. 따라서 최대한 건강한 식사를 하는 것이 중요하며 보충제로 섭취하는 영양분은 건강한 음식을 통해 섭취하는 것과 다를 수 있다는 점을 지적한다.

영국 식품기준청에서는 많은 사람이 너무 고용량의 비타민과 무기질 보충제를 섭취함으로써 오히려 건강을 해칠 수 있다는 의견을 내놓았다. 이 기관의 비타민과 무기질 관련 전문가 그룹은 사람들이 쉽게 살 수 있는 비타민과 무기질 34종에 대해 과다 복용이 어떤 잠재적 위험이 있는지 4년간 조사했다. 그 결과 8종에 대해서는 충분한 증거를 바탕으로 안전한 최대 기준을 제시했고

23종에 대해서는 지침을 마련했다. 나머지 세 가지 무기질에 대한 발표도 있었는데, 그중 베타카로틴과 크롬은 사람에 따라 암을 일으킬 수도 있기 때문에 특히 흡연자나 석면에 노출된 적이 있는 사람들은 피해야 한다는 것이다. 다이어트, 보디빌딩 보충제로 널리 이용되는 크롬피콜린산 보충제도 발암 가능성이 있기 때문에 피해야 한다.[65]

아연 보충제 복용을 반대하는 증거도 있다. 하루 100mg 이상의 아연 보충제를 섭취하는 남성들은 진행성 전립선암에 걸릴 위험이 두 배 이상 증가한다. 물론 이는 권장 사용량을 훨씬 초과하는 것이긴 하다. 그런데 아연 보충제에 감기 예방 효과가 있다고 해서 미국에서는 상당수 남성이 권장량 이상으로 아연 보충제를 먹고 있다. 다시 말하거니와 결론은 분명하다. 인공 비타민 혹은 무기질 보충제를 먹지 말라는 것이다. 비타민과 무기질은 애초에 그랬던 것처럼 건강한 식사로 섭취한다.

━ 칼슘과 비타민 D

여성, 특히 갱년기 여성들은 골다공증 예방을 위해 칼슘 보충제를 먹으라는 말을 많이 듣는데, 칼슘 보충제 섭취가 유방암이나 난소암에 어떻게 부정적인 영향을 주는지 좀 더 자세히 살펴보자.

비타민 D가 인슐린유사 성장인자-1의 신호전달경로를 방해하거나 암세포 증식을 억제하고 세포 사멸을 증가시키는 등 여러 메커니즘을 통해 유방암을 막는다는 점에 대한 수많은 증거가 있다. 인슐린유사 성장인자-1과 그 수용체에 미치는 비타민 D의 영향에 대한 연구도 유사한 결과를 보여준다. 비타민 D는 췌장암의 위험을 86퍼센트 줄인다고 알려졌으며, 비타민 D 화합물이 끝분절효소인 텔로메라아제의 작용을 정상화하는 데에 도움을 준다고 한다.

비타민 D는 우리가 먹는 음식에 소량이 들어 있는데 암 발생률을 상당히 낮추는 작용을 한다는 것이 입증되었다. 그러나 음식을 통한 칼슘(그리고 단백질) 섭취량이 과도할 때에는 이 같은 효과가 줄어든다. 보충제나 다른 방법으로 칼슘을 다량 섭취하면 암 예방 효과가 있는 비타민 D의 혈중 농도가 떨어지는데 유제품은 칼슘이 풍부하므로 마찬가지 효과를 낸다.

비타민 D는 자외선 햇빛을 받아 피부에서 만들어진다. 따라서 맑은 날 가벼운 옷차림으로 야외 활동을 하면 우리 몸이 필요로 하는 비타민 D는 충분히 생성된다. 비타민 D가 많은 음식으로는 기름진 생선과 달걀을 들 수 있는데, 추운 지방에 사는 완전 채식주의자(비건)들이나 집 안에서 생활하는 노인들이라면 보충제를 복용하는 것도 고려해볼 수 있다. 이 경우에는 초고순도의 생선 간유를 권한다. 항상 명심해야 할 것은 지나친 비타민 D는 독이 된다는 사실이다. 또한 유제품이나 보충제로 칼슘을 너무 많이 섭취하면 암이나 골다공증을 예방하는 비타민 D의 효과를 방해하게 되므로, 칼슘은 녹색잎이 많은 채소나 통곡물, 콩 종류를 통해 섭취하는 것이 가장 좋다.

▬ 셀레늄

영국의 식생활에서는 셀레늄이 결핍되기가 쉽다. 셀레늄은 항산화제로서 전반적인 면역 기능 유지에 매우 중요한데, 건강 유지에 필수적이지만 아주 소량만 있으면 되는 미량영양소이다. 미국 국립

연구소에서 권장하는 셀레늄 하루 섭취량은 성인 기준 50~200마이크로그램(1μg은 1/1000mg이므로, 200μg은 0.2mg)이다. 어떤 전문가는 250~300마이크로그램이면 대부분의 암을 예방할 수 있다고 하는데, 사람들은 하루에 겨우 약 100마이크로그램만 섭취한다는 것이다. 그러나 셀레늄은 또 너무 많이 섭취하면 인체에 유해할 수 있다. 정확히 얼마만큼의 셀레늄이 역효과를 일으키는지는 단언하기 어렵지만 하루 900마이크로그램(0.9mg)이면 머리카락과 손톱이 빠지고 신경계에도 영향을 미치는 것으로 알려졌다.

셀레늄 역시 음식으로 섭취하는 것이 가장 좋다. 셀레늄이 풍부한 음식으로는 씨앗 종류나 마늘 외에도 통밀빵, 유기농 달걀, 양파, 브로콜리, 토마토 등을 들 수 있다. 그러나 브라질 땅콩은 제외하는 것이 좋다.

셀레늄은 비타민 E(식물성 기름, 쌀의 눈)와 함께 섭취할 때 가장 효과가 크다. 둘 다 산화방지제이고 항체 생성을 최대 30배까지 증가시킬 수 있기 때문에 면역 반응을 크게 향상시킨다. 셀레늄과 비타민 E는 또 체내 독성을 제거하고 활성산소의 발생을 억제하는 역할을 한다. 셀레늄은 토양에 자연적으로 존재하는데 우리가 음식으로 섭취할 수 있는 양은 그 음식이 자란 흙 속 셀레늄 함유량과 관련이 있다. 셀레늄과 건강에 대한 오래된 연구에서 미국 전역의 토양 속 셀레늄의 분포와 암 발생률 지도를 비교한 적이 있었다. 그 결과 암 발생률이 높은 지역은 토양 속 셀레늄의 함유량이 적은 지역과 일치했다. 예컨대 오하이오주는 암 발생률이 가장 높은 동시에 셀레늄 함유량이 가장 적었고, 사우스다코타주는 셀레늄 함유량은 가장 많고 암 발생률은 가장 낮았다.[66]

농업과 식품생산의 산업화로 인해, 심각한 정도는 아니나 비타민과 무기질이 결핍될 수도 있다. 또 비만이 이 같은 결핍의 원인이 되기도 한다. 나는 과체중도 아니고 내 몸에 필요한 건 대부분 다양한 유기농 식품을 통해 섭취한다. 비타민과 미네랄이 더 필요하다고 생각되면 신체 내 독성이나 불균형을 일으킬 가능성이 적은 신선한 유기농 주스를 만들어 먹는다. 그 밖에 요오드 결핍이 생기지 않도록 다시마를 먹고, 철분, 아연, 셀레늄, 크롬(당뇨병을 예방해 주는) 등 여러 가지 미량영양소의 좋은 공급원인 맥주효모와 우리 몸에서 코엔자임큐텐과 같은 화합물을 합성할 때 중요한 역할을 하는 비타민 B군을 먹는다. 코엔자임큐텐은 모든 종류의 세포가 최적의 기능을 하게 하는 필수 성분이라는 점이 밝혀졌는데 코엔자임큐텐 보충이 유방암 환자에게 도움이 된다는 증거도 있다.[67] 코엔자임큐텐은 또한 항산화제이자 활성산소 제거제이기도 하다. 우리 몸은 좋은 음식, 특히 맥주효모처럼 농축된 무기질과 비타민 B군이 풍부한 음식을 섭취하면 적정량의 코엔자임큐텐을 합성할 수 있다. 콩에도 코엔자임큐텐이 들어 있다.

● 내가 복용하는 식품보충제

나는 맥주효모(하루 6알), 붉은토끼풀(하루 1티스푼), 아이슬란드 다시마(하루 6알)를 먹는다.* 이것들은 모두 합성 물질이 아닌 자연식품이다. 또한 암 치료 중에는 셀레늄과 비타민 A, C, E의 혼합

....

* 제조사마다 알약의 함량이 다를 수 있으니 복용 지시를 따르고 권장사용량을 초과하지 않는다. – 저자의 주

정제를 복용했다. 인공적으로 만든 무기질이나 비타민, 보충제 같은 것을 먹을 수밖에 없다면 유당 제재가 아닌지, 인공 색소나 첨가물이 들어 있지는 않은지 반드시 확인하자.

생활방식 2 비닐과 플라스틱 포장 용기를 벗겨낸다

식품 포장은 매우 중요하다. 영국 환경보건연구원에서는 여성 호르몬 에스트로겐과 비슷한 여러 화학물질에 대한 최근 보고서에서 프탈레이트라는 일군의 화학물질이 동물의 번식을 심각하게 방해한다(수컷의 고환 손상 등)고 밝혔다. 실험 결과로는 어떤 프탈레이트는 선천적 결함이나 암, 고환 위축과 불임을 유발하는 것으로 나타났다.[68] 환경보건연구원은 보고서에서 프탈레이트의 주요 공급원 중의 하나로 식품과 직접 접촉하는 비닐(말랑한 플라스틱)을 들었다. 플라스틱에서 나온 프탈레이트는 음식으로 스며들고 결국 체내 지방에 축적된다(다시 말하지만 유방 조직은 지방의 비중이 높다). 식품 구매 시 가능한 한 옛날식으로 갈색 종이봉투에 담도록 하자. 필요하다면 유난을 떨 필요도 있다고 생각한다. 나로서는 절대로 그렇게까지 할 용기가 없지만, 내 친구 한 명은 슈퍼마켓 계산대에서 비닐 포장을 전부 벗겨내 버린다. 점점 더 어려워지고 있는 게 사실이지만, 플라스틱이나 비닐 포장이 되어 있지 않은 식품을 찾는 게 불가능하다면 최대한 철저하게 씻어낸다. 특히 채소는 비닐 또는 플라스틱과 직접 닿은 껍질을 벗겨내는 게 좋다. 불행히도 프탈레이트 같은 화학물질은 지용성이라서 물로 씻어내기가 쉽지 않으므로 최대한 피하는 게 상책이다.

플라스틱병에 들어 있는 식품이나 물, 주스, 내부가 플라스틱으로 되어 있는 병에 든 와인 등도 될 수 있으면 사지 않는 게 좋다. 이런 것에는 내분비 교란물질인 비스페놀 A가 들어 있을 가능성이 있기 때문이다.

생활방식 3 영양가를 살리는 요리법

요리는 좋든 싫든 간에 우리 식습관과 생활방식에서 중요한 부분을 차지한다. 지글지글 익어가는 소리와 온갖 냄새가 풍기는 요리 과정은 좋게든 나쁘게든 식품에 영향을 미친다. 예를 들어 열을 가함으로써 녹말이나 단백질, 비타민 등을 우리 몸이 쉽게 흡수할 수 있는 형태로 바꿀 뿐만 아니라, 옥수수가루 속에 든 아미노산 트립토판처럼 익히지 않으면 얻을 수 없는 영양소도 만들어진다. 팥에 들어 있는 독성 물질을 없앨 때처럼 반드시 익혀야 하는 식품도 있고, 고기처럼 익혔을 때 더 맛있어지는 음식도 있다. 하지만 요리 과정 중에 식품의 영양소를 파괴하거나 녹여 없애버릴 수도 있다. 반대로 영양 손실을 줄이는 요리법도 있다.

채소는 스테인리스나 대나무 찜통에 넣어 살짝 찌거나, 아니면 먼저 채소를 꼼꼼히 씻은 뒤 살짝 데친 다음 얼른 볶아내는 방법을 쓴다. 과일과 채소는 비타민과 효소가 파괴되지 않게 되도록 생으로 먹는 게 좋다. 사실 브로콜리는 푹 익혔을 때 속에 들어 있는 항암물질이 파괴된다고 하는 연구도 있다. 또 채소의 숨을 죽이거나 살짝 익힐 때에는 유기농 엑스트라버진 올리브유만 쓴다. 고기는 어떤 종류든 오븐이나 그릴에서 천천히 익히고, 생선은 그릴에 살짝 구워서 먹는다. 고기나 생선 요리에는 과외의 기름이나 소금을 쓰지 않고 허브나 마늘, 때로는 후추나 다른 향신료로 맛을 낸다. 전자레인지가 아예 없으니 거기에다 음식을 조리하거나 데우지 않는다. 전자레인지로 조리하는 것은 통상적인 가열과는 달리 음식 내의 물 분자를 진동시킨다. 그러면 활성산소가 발생하는데, 아무래도 일반적인 조리법을 쓸 때만큼 '나쁜' 성분을 충분히 파괴하지는 못할 것 같다(이와 관련한 구체적인 정보는 찾지 못했지만). 무엇보다도 전자레인지로 조리한 음식은 맛이 없다. 삶은 감자만 하더라도 전통적인 방식으로 한 것과 전자레인지로 익힌 질척하고 텁텁한 맛은 비교할 수조차 없다. 요리와 관련해 몇 가지 기준을 소개하면 다음과 같다.

▬ 요리할 때 주의할 점

- 기름을 써서 요리한다면 연기가 날 정도로 너무 심하게 가열하지 말 것. 그 정도라면 필수지방산인 리놀레산이 파괴된다.
- 한번 사용한 기름은 리놀레산과 비타민 A, C가 파괴되었을 것이므로 버려야 한다. 영양소는 이미 산화되고 변질되었을 테고 암을 유발할 가능성도 있다.
- 삶는 요리는 되도록 짧은 시간 동안 끓이고 그 물은 나중에 육수로 사용하자. 수용성 비타민이나 무기질이 빠져나온 것이기 때문에 국물의 영양가가 아주 높다.
- 혹시 요리책에 나와 있다고 해도 콩 종류를 조리할 때에는 물

에 베이킹소다를 타지 않는 게 좋다. 베이킹소다는 중요한 비타민 B군을 파괴한다.

- 재료는 요리 직전에 준비하자. 채소는 일단 세포가 손상되면 비타민 C가 파괴된다. 마찬가지 이유로 채소를 너무 잘게 다지는 것도 좋지 않다. 채소 종류는 껍질을 벗기는 것보다 솔 같은 걸로 문질러 씻는 게 낫다.
- 재료가 준비되면 곧바로 끓는 물에 넣는다.
- 딱 맞는 뚜껑이 있는 냄비를 사용하자. 구리는 산화를 조장하고 비타민 C를 파괴하므로 구리로 만든 냄비는 쓰지 않는 게 좋다. 찜 요리에는 스테인리스나 대나무 찜기를 쓴다.
- 요리가 되면 바로 먹자. 보온 상태로 보관하면 영양소 손실만 초래할 뿐이다. 이 같은 이유로 외식을 너무 자주 하는 건 건강에 해롭다.
- 압력솥은 사용하지 말 것. 비타민이나 중요한 영양분을 파괴한다.
- 음식을 비닐로 싸지 말 것. 해로운 화학물질이 음식에 흡수될 수 있다.
- 음식 저장 방법도 매우 중요하다. 설익은 과일과 채소를 냉장고에 보관하지 말 것. 비타민과 피토케미컬이 증가하지 않는다. 멜론과 감귤 종류, 아보카도는 실온에서 보관하는 것이 좋다.

스트레스, 이렇게 대처하자

나는 긍정적인 생각을 함으로써 암을 치료할 수 있다는 주장을 전혀 근거 없다고 여겼다. 단순히 긍정적인 생각을 한다고 해서 유방암이 나을 것 같지는 않았다. '긍정적 사고방식'의 문제점 중 하나는 상태가 나아지지 않으면 종종 자기가 충분히 노력하지 않은 탓이라고 자책하게 되는 것이다. 때로는 주변 사람들이 이런 생각을 더 강화하기도 하는데, 그렇게 되면 환자들은 자기가 충분히 긍정적이지 않아서 병이 낫지 않는 거라고 확신하게 된다. 루이스 헤이의 『치유』라는 책에는 각종 질병과 그 원인을 정리한 목록이 실려 있다. 암(아마 모든 종류의 암)에 대해서는 그럴 법한 원인으로 '자신을 갉아먹는 큰 슬픔이나 깊은 상처, 오랜 분노, 깊숙한 비밀 또는 증오나 무기력감'을 든다. 그리하여 '나는 지나간 모든 것을 기꺼이 용서하고 놓아보낼 수 있다. 내 인생을 즐거움으로 가득 채우리라. 나는 자신을 사랑하고 받아들일 것이다.'와 같은 새로운 사고방식을 가지라는 조언을 내놓는다. 그럴 수도 있을 것이다. 하지만 나는 암을 유발하는 화학물질을 내 삶에서 제거할 수 있는 좀 더 이성적인 방법을 선택하겠다.

▬ 유방암에 걸리기 쉬운 성격이란 건 없다

심지어는 유방암에 걸리기 쉬운 특정한 성격이 있다는 주장이 제기된 적도 있다. '암 성격'에 대해서는 특히 200명 이상의 암 환자를 연구한 로렌스 르샨이라는 미국 심리학자가 많은 글을 남겼다. 르샨에 따르면, 감정적으로 불우한 유년기를 겪은 사람이 친밀한 관계나 어떤 일에 전념을 다함으로써 충족감을 경험했으나 또다시 그런 관계나 일을 상실하게 되었을 때 암이 발병한다는 것이다. 다른 주요한 특징으로는 특히 자기방어를 위한 화를 낼 줄 모른다는 점을 들 수 있는데, 대개 성인군자로 불리는 사람이 이에 속한다. 르샨은 자기 환자 중 76퍼센트가 이 유형에 해당한다고 보았다. 그러나 단언컨대 나는 이 유형이 아니며, 내가 아는 유방암 환자 중에 이 설명에 들어맞는 사람은 한 명도 없다!

신중하게 설계된 연구는 모두 르샨의 이론이 틀렸다고 지적한다. 암 성격이라는 개념은 도움이 되지 않을뿐더러 또다시 죄책감을 느끼게 한다. 앞서 언급한 것처럼 문제는 화학적인 것이며 서구식 식습관에 그 원인이 있다. 장융의 소설 『대륙의 딸들』에서는 중국 여성들이 과거에 겪었던 극심한 스트레스의 예를 생생히 보여주고 있는데, 그럼에도 불구하고 서구식 식단으로 바뀌기 전까지는 유방암 발생률이 낮았다.

스트레스가 유방암의 중요한 원인으로 지목되고 있기 때문에 사람들은 더욱 걱정하게 되고, 그래서 더 스트레스를 받는 악순환이 발생한다. 내가 유방암을 앓았을 때, 나는 스트레스 때문에 유방암이 재발할까 봐 몹시 걱정스러웠는데 결과적으로 괴로움만 커진다는 것을 깨달았다. 지난 7년 동안에는 가족이나 일과 관련해 정말로 스트레스가 심한 상황도 몇 차례 겪었지만 암은 재발하지 않았다. 왜냐하면 암은 근본적으로 음식이나 환경에서 들어온 해로운 화학물질이 일으키는 문제였기 때문이다. 현재 나는 건강한 식습관과 생활방식을 유지하고 있고 스트레스도 썩 잘 대처하고 있다.

어쨌든 건강과 전반적인 웰빙을 위해서 스트레스와 인생의 괴로움은 되도록 줄이는 것이 좋다. 스트레스가 신체에 영향을 미친다는 것은 과학적으로도 입증되었기 때문에 스트레스를 일으키는 원인을 아예 제거하거나 줄이는 방법을 찾아 노력하는 것은 의미가 있다. 옛이야기나 민간요법 등을 보면 오랫동안 전해 내려오는 지혜나 관찰에 근거한 것들이 있다. 나는 유방암이 생겼을 때, 어린 시절 우리 마을의 걸걸한 할머니들이 '젖가슴이 떨어져나갈 만큼 걱정스러웠다'고 이야기하던 것을 떠올렸다. 뭔가 이 같은 표현에 근거가 있는 게 아닐까! 스트레스로 인한 화학적 변화가 어떤 영향을 끼치는지를 모두 기술하려면 책 한 권은 필요할 것이다. 부신 호르몬은 '싸움 혹은 도주'라는 신체 메커니즘을 위해 혈당량을 증가시키고 심박수를 높이지만 소화기능은 떨어뜨려 우리 몸이 달아나거나 싸울 태세를 갖추도록 해준다. 그런데 이런 상태가 너무 심하게 오래가면 면역체계에 영향을 미치게 된다. 앞서 말한 대로 스트레스를 받으면 젖 분비를 조절하는 프로락틴의 수치도 상승한다.

상담가 등 전문가에 따르면 사람은 인생의 큰 변화에 직면하거나 중요한 것을 상실하면(유방암 진단 같은) 감정 반응이 대개 정해진 패턴을 따른다고 한다. 맨 처음에는 충격으로 멍한 상태가 되는데 그러다 저항을 하고, 차차 받아들이면서 절망에 빠졌다가, 비로소 과거를 떠나 보내고 새로운 현실에 적응하게 되는 식이다. 단계마다 감정의 세기나 경과 시간이 어느 정도인지는 개인차가 있다. 사실 암이라면 쉽게 희망을 포기해버린 채 '절망의 골짜기'에서 절대로 헤어나오지 못하는 사람도 있다.

나는 문제에 부딪히면 '내가 할 수 있는 일은 무엇인가' 단계로 재빨리 넘어가는 편이다. 유방암 진단을 받았을 때 절망적이었던 건 의학의 관점으로는 '내가' 할 수 있는 게 아무것도 없다는 것 때문이었다.

만약 심장질환이라면 식이요법과 운동요법을 지키면 되고, 감염으로 인한 질병이라면 약을 먹고 쉬면 된다. 하지만 유방암에 대해서는 환자가 할 수 있는 건 아무것도 없다는 말을 듣게 될 것이다. 이미 살펴본 것처럼 유방암의 위험인자에 대해서는 다음과 같은 말뿐이다. "너무 늦었군요. 그런데 유방암 예방을 위해 당신이 할 수 있었던 일은 어차피 거의 없었답니다."

이 책의 앞부분에서 설명한 것처럼 식습관과 생활방식을 바꾸는 것은 자신을 지키기 위해 할 수 있는 매우 중요한 일이다. 식습관만으로도 암과 싸우는 데 도움이 될 뿐만 아니라, 뇌에 필요한 필수영양소(아연, 요오드, 비타민 B군, 필수지방산 등)를 더욱 균형 있게 제공함으로써 정신적, 감정적 웰빙 상태로 만들어준다.

▬ 유방암 스트레스 대처 방안

유방암 극복과 관련해 몇 가지 감정적인 문제들을 살펴보자. 가슴을 잃으면 많은 사람이 절망감에 빠진다. 세 군데 암 센터를 대상으로 한 최근 연구를 보면, 암 진단을 받은 사람 중 47퍼센트가 실제 정신질환에서 나타나는 것과 같은 정도의 괴로움을 느꼈다고 한다.[69] 유방절제 수술을 받은 대부분의 여성이 그러하듯, 나 역시 매우 걱정했던 일 중 하나가 나를 대하는 사람들의 태도가 달라지지 않을까 하는 것이었다. 연민의 대상이나 놀림감이 되지는 않을지 걱정스러웠다. 나는 남자들이 훨씬 많은 직장으로 돌아갈 일이 특히 걱정스러웠다. 그러나 현실은, 모두가 놀랄 만큼 친절하고 세심했으며 사려 깊게 대해주었다. 실제로 업무상으로는 나와 가장 격렬하게 맞섰던 동료가 누구보다도 먼저 내게 편지를 보내왔다. 당시 영국 지질연구소의 수석 지질학자였던 피터 앨런 박사는 내게 신중하면서도 세심한 장문의 편지를 보내왔는데, 실제로 내가 겪을 최악의 공포를 예상하고 그것들을 해결할 수 있게 도와주는 내용이었다. 앨런 박사는 편지에서 모두가 나를 한 인간이자 과학자로서 얼마나 소중하게 생각하는지 밝힌 다음, 신체적 변화에 대해서는 너무 걱정할 필요가 없다고 했다. 무슨 일이 있었든, 나에 대한 동료들의 우정과 존중은 변치 않을 거라는 말이었다. 이것은 앞으로도 내가 보물로 간직할 정말 훌륭한 편지였다. 앨런 박사와 나는 업무상으로는 여전히 티격태격하지만, 앨런 부부는 내게 어떤 친구보다도 소중하다.

● 심리치료

아내나 어머니가 유방암에 걸려 결혼생활이나 가족관계가 무너지는 경우가 있다. 게다가 유방암 환자 중에는 결혼생활의 파탄 같은 인생에서의 고통스러운 상황을 견디기 위해 노력하다가 발병한 사람이 많다. 차링크로스 병원에서 만난 어느 훌륭한 심리치료사의 도움에 힘입어 내가 개발한 몇 가지 대처 전략을 소개해보겠다. 심리치료사를 만나는 건 나로서는 쉽지 않은 결정이었다. 심리치료라고 하면 어릴 적 아버지가 받았던 끔찍한 정신과 치료와 역시 정신과의사였던 첫 번째 남편과의 힘들었던 시간이 떠올랐기 때문이다. 내가 심리치료에 대해 의구심을 표현하자 그 여의사는 곧바로 나를 안심시켰다. 자기는 심리치료사가 되기 전에 케임브리지대학에서 외과를 전공하고 다시 정신과 공부를 했다는 것이다. 팔이나 다리가 절단된 사람들이 그러한 문제를 받아들일 수 있도록 돕는 것이 그 의사의 전문 분야였다. 또 어떤 상황에서도 전기충격요법이나 약물치료를 권하지는 않을 거라고 나를 안심시켰다.

심리치료 덕분에 마침내 나도 가슴의 상실을 받아들일 수 있게 되었다. 또한 그 의사는 내 인생의 다른 문제들 그리고 내 성격이나 내가 보이는 반응 행동 등을 수용할 수 있도록 도와주기도 했다. 이 과정에서 나는 두려움이나 화, 죄책감 등 해결되지 않은 감정이 특히 해롭고 부정적인 영향을 준다는 것을 알게 되었다. 그 의사의 도움으로 나는 부정적인 감정을 낳은 과거 사건과 기억을 다시 떠올렸고 이를 새롭게 해석해 마침내 해결할 수 있었다. 불편한 상황을 풀고 감정적인 짐을 덜기 위해 몇 년 동안 연락하지 않던 사람들에게 편지를 쓰거나 전화를 걸기도 했다. 하지만 이 같은 일이 항상 가능한 것은 아니다. 그럴 때 과거를 수용하는 유일한 방법은 새로운 시각을 갖는 것이다.

극도로 부정적인 상황을 어떻게 긍정적으로 바꿀 수 있는지 한 가지 예를 들어보겠다. 요즘의 많은 첫 번째 결혼이 그렇듯이 나의 첫 결혼도 실패로 끝났다. 그 사건은 커다란 슬픔과 불안감을 안겨주었으며, 불편한 시간이 오래갔다. 그때 우리 아버지는 병환 중이었고 생활을 위해 어머니가 힘들게 일하고 계셨다. 친정 식구의 도움을 받을 수 없으니 어린 아들을 시부모님에게 맡길 수밖에 없었다. 어쨌든 전 남편과는 친구로 남기로 했으니, 그리고 나중에 우리의 미래가 좀 더 안정되면 아들에게 가장 좋은 게 무엇인지 다시 결정할 수 있으리라 믿었기 때문이었다.

양육권 심리 중 문제가 불거졌다. 아들이 전남편 쪽과 많은 시간을 보냈으니 법원에서는 아이가 익숙한 상황에 그대로 머무르는 것이 좋다고 보았고, 나한테는 면접교섭권만 부여했다. 황당하고 끔찍한 상황이었다. 가장 슬픈 일은 그 이후 나와 아들 사이에 연락이 거의 없었다는 것이었다. 그런데 심리치료의 도움으로 마침내 나는 어떻게 해서 일이 그렇게 된 건지 이해할 수 있게 되었다. 무슨 일이 있었는지 이해하게 되면서 나는 그 어느 때보다도 살아야겠다는 결심을 굳건히 했다. 아이가 언제든지 내게 돌아올 수 있도록 늘 준비가 되어 있어야 한다(아들을 깊이 사랑하는 강하고 소중한 사람이 되겠노라)고 마음먹었다. 이런 식으로 나는 상처와 분노로 가득 찬 끔찍한 만성 스트레스 상황을 견뎌내는 방법을 터득했다. 도움만 받으면 아무리 괴로운 상황도 극복할 수 있다. 이렇게 몇 달이 지나자 나는 심리치료가 도움이 된다는 것을 확실히 알게 되었다.

심리치료의 도움으로 나는 암에 대처하는 두 가지 유용한 전략을 배웠다. 첫째는 인지치료이다. 과학자의 필수 자질인 창의적 사고의 영향 탓인지, 나는 규격을 벗어난 한두 장의 벽돌 때문에 이상야릇한 모양의 '걱정 탑'을 쌓아올렸다. 암이 생겼을 때 앞날에 대해 무시무시한 시나리오를 상상하는 것은 자연스러운 일이다. 인지치료는 이 걱정 탑을 역으로 해체해 '사실'(비뚤어진 벽돌 한두 장 때문에 전체 탑이 비뚤어지게 되었다는) 앞에 서도록 해준다. 그러면 합리적이고 이성적이며 덜 무서운 앞날을 그릴 수 있다. 영국의 대표적인 정신보건기관인 MIND에 따르면, 인지치료란 긍정적으로 생각하고 행동하는 것을 배우는 것이다. 부정적인 생각을 극복할 수 있게 해주는 일종의 행동 치료인 셈이다. 그 심리치료 의사는 내게 적극적이되 공격적이지 않은, 그래서 부정적인 감정의 영향을 덜 받는 방법도 알려주었다. 예컨대 걱정되거나 맘에 안 드는 것이 있을 때 침착하고 명확한 태도로 자기 의사를 밝힌다면 부정적인 감정을 일으킬 수 있는 상황을 대개는 피할 수 있다. 인지치료와 적극적인 태도에 대해 읽어볼 만한 좋은 책도 많이 나와 있다.

내 경험으로는 억눌린 감정을 분출하도록 하는 카운슬링보다는 지적이고 분석적인 심리치료 과정이 훨씬 유용했던 것 같다. 심리치료는 상황에 대한 새로운 관점과 통찰을 주어서 명확하고 단순한 대응 전략을 만들 수 있게 했다. 반면에 카운슬링은 비유를 하자면, 물이 맑아 보이긴 하지만 바닥에는 감정들이 가라앉아 있는 연못을 기다란 막대기로 휘저어 혼란스럽게 만드는 것 같았다. 게다가 카운슬러들은 결코 내담자를 안심시키기 위한 말을 하지 말라고 교육을 받는다. '그럴 때 기분이 어땠나요?' 혹은 '가장 두려운 일은 뭔가요?' 하는 질문에 반복해서 대답하면서, 나는 뇌에 부정적인 피드백만 주고 두려움을 키우고 있다는 것을 깨달았다. 그런데 내가 아는 사람 중에는 카운슬링이 꽤 도움이 되었다고 말하는 사람도 있다. 그러니 그저 나한테 맞지 않았다고 해야겠다. 또 유방암 환우회에 참여한 적도 있지만 오히려 유방암에 '빠져 있게' 만들어서 더 우울했던 것 같다. 물론 그런 모임이 유익했다는 사람도 있다.

● 최면치료와 심상요법

내가 가장 도움을 받았던 사람은 나중에 가까운 친구가 된 페기 히슨이라는 여성 최면치료사이다. 페기와의 상담은 정말이지 큰 도움이 되었다. 페기는 전쟁 통에 세 자녀를 키웠고 6년 동안 뇌졸중에 걸린 남편의 병시중을 들었으며 네 명의 손주들이 학교에 들어가고 대학에 진학하는 것을 지켜보았다. 상식이 아주 풍부했고, 무엇보다 중요한 건 내가 원할 때 항상 내 곁에 있어준 점이다. 어머니나 남편, 자식들처럼 감정적으로 너무 휘둘리지 않으면서 나를 돌봐줄 수 있었다. 만약 유방암이나 다른 어떤 심각한 삶의 문제에 직면했다면 그녀를 만나보라고 권하고 싶을 정도이다. 나는 페기의 힐링 세션에 가거나 힐링 음반을 자주 이용했다.

스트레스와 긴장을 풀어주는 요법은 대개 '이완'으로 시작한다. 맨 먼저 아무런 방해도 받지 않게 전화기나 초인종 등의 코드를 뺀 다음 불을 끄거나 커튼을 치고 반듯이 누워(나는 베개를 베지 않는데 필요하면 낮은 걸 베고) 따뜻하고 편안한 상태를 유지한다. 그러고 나서 발가락부터 시작해 발, 종아리를 거쳐 점차 위쪽으로 올라오며 순서대로 신체 각 부위의 긴장을 푼다. 발가락에서 머리끝까지 완전히 긴장이 풀렸다고 느껴질 때까지 반복한다. 이런 식으로 진행되는 괜찮은 힐링 음반이 여럿 있는데 내 생각에는 페기 히슨 것이 최고인 것 같다. 동시에 나는 복식호흡도 병행했는데 이완에는 정말로 효과가 있는 것 같다. 사람은 불안하면 호흡할 때 흉곽만 이용해 얕은 숨을 자주 쉰다. 복식호흡은 공기를 들이마시고 내뱉을 때 폐 아래쪽에 있는 횡경막이라는 큰 근육을 사용함으로써 전체 폐활량을 다 이용하는 호흡법이다. 간단한 확인 방법으로는 손을 복부에 대고 호흡을 할 때마다 손이 위아래로 움직이도록 하면 된다. 새소리를 들으며 아름답고 평화로운 정원을 거니는 장면이나 모래에 파도가 부드럽게 부서지는 아름다운 해변을 걷는 장면을 상상하는 것도 좋다.

나는 명상을 배워서 지금도 하고 있는데, 정말 단순한 방법이지만 마음속 걱정을 몰아내고 깊이 안정을 취할 수 있게 해준다. 명상할 때 나는 양초와 수정이라는 단어 중 하나를 마음속으로 계속 반복하면서 양초 불빛이 부드럽게 흔들리거나 수정이 반짝거리는 장면을 떠올린다. 그러면 잠시 후에 정말로 기분이 편안해진다. 나는 평소에 뭐든지 빨리빨리 하는 사람이라서 처음에는 명상이 힘들었지만, 하고 보니 정말로 마음을 비우게 되고 일할 때, 특히 문제해결에 도움이 되었다. 직접 해보지는 않았지만 요가도 이와 비슷하게 도움이 될 것 같다. 명상이나 요가가 스트레스와 긴장을 줄이고 혈압을 낮추는 등 스트레스로 인한 신체적 증상을 완화하는 데에 효과적이라는 점에 대해서는 수많은 증거가 있다.

암 환자에게 심상(이미지)요법을 사용하는 경우도 있다. 심상요법은 우리 몸이 암세포를 죽이는 장면을 떠올린 다음 그 찌꺼기를 몸 밖으로 배출하고 마침내 다시 건강하고 온전한 상태가 되는 것을 마음속으로 그려보게 하는 것이다. 미국의 사이먼튼이 유행시킨 것으로 전형적인 이미지는 신체 면역체계가 암을 공격해 해치우는 상상을 하는 것이다. 예컨대 상상은 이런 식으로 시작된다. "당신의 백혈구는 물고기입니다. 헤엄을 치면서 회색 암세포를 잡아먹고 있지요. 마음의 눈으로 보는 스크린에 이 이미지를 띄우세요. 이미지가 선명해지면 직접 물고기 중의 한 마리가 되어 나머지 물고기를 이끌고 공격을 개시합니다. 당신은 먹이를 먹는 물고기죠. 마지막 단계에서는 건강할 때 했던 일들을 떠올립니다. 인생에서 가장 건강했던 때를 그려보고 그 느낌 그대로 현재의 이미지를 만듭니다." 나는 심상요법은 그다지 효과가 없다고 생각했지만 이런 방법으로 기분이 나아진다고 하는 사람도 있기는 하다.

● 가족이 함께 겪는다

지금까지 남편이나 아이들, 우리 어머니에 관해 많은 이야기를 하지 않았다. 아마도 그 당시에는 우리 모두 너무 힘들어서 한 가족으로 대처할 수 없었던 것 같다. 늙으신 어머니는 아버지가 돌아가신 후 혼자 살고 계셨고 자식이라곤 나뿐이었다. 나는 존 캐맥 선생과 함께 어머니가 최악의 상황에 빠지지 않도록 무진 애를 쓰고 있었다. 캐맥 선생과 교구 신부님은 어머니를 주의 깊게 살폈고 어머니는 신앙에서 큰 위로를 얻은 것 같다.

1993년, 암이 재발할 때마다 나는 남편에게 솔직히 털어놓았고 딸 엠마에게도 가능한 한 다정하게, 놀라지 않게 이야기를 했다. 물론 막내아들 톰에게도 부드러운 어조였지만 '진실'했다. 그때 남편은 노팅엄에서 일하며 톰을 돌보았고, 나는 런던에서 치료를 받고 있었다. 그러다 보니 남편은 병원에 같이 간다든지 치료를 받을 때 옆에 있어준다거나 하지 못했고, 내 병에 관해 이야기하는 걸 힘들어했던 것 같다. 집안일이나 장보기, 그 외 실질적인 일들은 기꺼이 도와주었지만 감정에 관해 이야기하는 것만큼은 어려워했다. 그때는 남편이 그러는 게 너무 속상했다. 나는 남편이 공립학교와 케임브리지대학을 다니면서 언제나 의연한 태도를 보이도록 교육을 받은 탓이라고 여겼다. 그러나 남편과 감정에 관해 대화를 나눈 뒤, 나는 그의 반응이 무심해서가 아니라 지나치게 신경을 쓴 탓이라는 것을 깨달았다. 남편은 내 상황이, 특히 항암주사를 맞는 게 너무나 마음 아팠던 것이다. 괴로워하는 모습을 내게 보이지 않으려고, 자칫 내 앞에서 감정을 주체하지 못할까 봐 대화 자체를 피하려고 했던 것이다.

내가 이 책을 쓰게 된 배경에는 내 딸 엠마와 같은 젊은 여성에게 도움이 되었으면 하는 것도 있다. 내가 처음 암에 걸렸을 때 엠마는 열세 살이었는데 그때부터 내가 다 나을 때인 열아홉 살이 되도록 몹시 힘들어했다. 엠마는 학교 공부, 특히 수학과 과학을 잘했던 아주 똑똑하고 실력 있는 아이다. 내가 아프기 직전에, 엠마는 예비 입학생 부모들에게 좋은 인상을 주기 위한 학교 행사에서 물리학 발표자로 뽑힌 몇 안 되는 아이 중 하나였다. 그러나 불행히도 내 병이 딸의 학업에 영향을 미쳤고 엠마는 오랫동안 화가 나 있는 것처럼 보였다. 나는 최근에서야 내 병 때문에 딸이 어떤 일을 겪었는지, 얼마나 고통을 받았는지 알게 되었다. 1987년에 내가 처음 아팠을 때 엠마는 막 가슴이 봉긋해지고 있었다. 그런데 그때 자기 엄마의 가슴에는 엄마를 죽일지도 모를 치명적인 병이 자리 잡고 있었던 것이다. 그전까지 엠마에게 엄마라는 존재는 어떤 경우에도 스스로를 통제할 수 있고 무슨 일이든 설명할 수 있으며, 잘못된 일을 바로잡아 상황을 호전시키는 사람이었다. 아마도 자기 친구 엄마들보다는 멋지다고 생각했을 것이다. 딸아이는 자연스럽게 자기 친구들의 이러저러한 문제도 내게 들고 오곤 했다. 그런데 자기 인생의 튼튼한 기둥이었던 엄마가 갑자기 연약한 희생자가 되어 제 한 몸 지키기도 어려워진 것처럼 보였을 것이다. 엠마는 강인하고 용감한 아이로, 자신의 인생을 회복하기 위해, 즉 '정상 궤도로 돌아오기' 위해 열심히 노력했다. 지금은 런던에 있는 신생 광고·마케팅 회사의 회계 담당자로서 매우 성공적인 경력을 쌓아가고 있다. 딸과 나는 서로에게 정말로 헌신적이다. 얼마 전 둘이서 '쓰러질 때까지 쇼핑하기' 외출을 했는데, 나는 엠마가 틈만 나면 자동으로 나를 안거나 팔짱을 끼곤 한다는 사실을 알아차렸다. 엠마는 이제 가끔 엄마를 잃을까 봐 얼마나 무서워했는지 모른다는 이야기를 내 앞에서 할 정도가 되었다. 이 책을 쓸 때에도 정보를 찾아주거나 격려와 지원을 아끼지 않았다.

막내 톰은 내가 처음 유방암 진단을 받았을 때 여섯 살이었기 때문에 당시에는 무슨 일이 일어났는지 이해하지 못했다. 1993년, 유방암이 7개월 동안 네 번이나 재발하던 해에 톰은 열한 살이었는데 엠마와 마찬가지로 한동안 학교 공부를 힘들어했다. 하지만 톰은 자기가 괴로운 건 드러내지 않으면서 정서적으로 내게 큰 힘이 되어주었다. 톰과 나는 내가 놓인 상황에 관해 많은 이야기를 나누었고, 아들은 다른 가족하고 생긴 문제를 '치유'할 수 있도록 나를 도와주었다. 톰은 지금 영국의 한 명문대에서 의학 공부를 하고 있는데, 훌륭한 의사가 되리라 믿는다.

이런 과정을 통해 나는 가족들 또한 얼마나 큰 고통을 겪는지 이해하는 것이 참으로 중요하다는 사실을 깨달았다. 한 가족이라 해도 다 다르게 반응할 것이다. 가족 중 암 환자가 있다면 나머지 사람들은 아픈 식구를 격려하고 도와주어야 할 뿐 아니라, 암에 대한 두려움이나 불안, 괴로움 등에는 스스로 대처해야만 한다.

사람마다 성격도 다르고 각기 다른 대처 능력과 방법을 가지고 있다. 나는 오래지 않아 식구들에게 내 감정이나 불안, 두려움을 떠넘기지 않을 수 있게 되었다. 가족이란 너무 가까운 사이라서 사실 이미 두렵고 슬픈 상태이기 때문에 서로 상처를 주는 악순환 속으로 쉽게 빠져들게 되는 것이다.

● 친구들

나는 가족 외에 내게 신경을 써주기는 하지만 함께 두려움에 휩쓸릴 만큼 가깝지는 않은 다른 사람들에게 의지하는 법을 배웠다. 바로 친구들과 우리 교구 신부님, 그리고 예전 주치의 존 캐맥 선생과 앞서 언급한 페기 히슨 등이다. 이들은 모두 나를 잘 알고 진심으로 걱정하고 격려해주었지만 가족처럼 강렬한 감정은 아니었다. 친구들은 하나같이 직업을 갖고 바쁘게 살고 있었는데 한 명씩 돌아가며 시간을 내 나를 병원에 데려다주고 방사선치료나 항암주사를 맞을 때 곁에 있어주었다. 마치 내게 최선의 보호막을 제공하기 위해 하나의 팀을 이룬 것처럼 각자 할 수 있는 일을 해주고 시간을 할애해주었다. 친구들이 어떻게 도와주면 좋겠냐고 물어왔을 때, 나는 영국인 특유의 내성적이고 독립적인 성향을 접어두고 도움을 요청했다.

친구와 함께하는 것은 상호적인 과정이며 실질적인 도움이 될 수 있다. 암에 걸린 친구를 위해 뭔가 해주고 싶다면, 솔직하게 어떻게 도와주면 좋겠는지 물어보고 진심으로 돕고 싶다는 뜻을 표현하기 바란다. 온갖 종류의 소소한 일들(아이를 데려오거나 장보기, 병원에 같이 가주기 등)이 어떤 때에는 큰 도움이 된다. 런던에서 친구들이 내게 어떤 도움을 주었는지 몇 가지 예(차링크로스 병원에 치료받으러 갈 때 동행해준 것 외에)를 들어보자. 이웃이자 친구인 에드나 루이스는 개인 사무실을 가진 건축가로, 두려움을 토로하는 내 이야기를 묵묵히 들어주거나 나 대신 우리 교구의 줄리안 레인도프 신부님에게 도움을 청하는 등 언제나 내 곁에 있어주었다. 다섯 번째 암이 재발했을 때는 남편이 중국에 있었는데, 에드나는 그때도 우리 집에서 자면서 전화를 대신 받아주곤 했다. 그뿐만 아니라 우리 아이들과도 많은 이야기를 나누며 곁을 지켜주었다. 재능 있는 인테리어 디자이너인 비키 가이튼은 우리 집 부엌 청소에서부터, 사용하지는 않았지만 내 가발 손질이 예쁘게 되었는지 확인하러 미용실에 함께 가주는 등 여러모로 나를 도와주었다. 비키는 또 내게 도움을 줄 수 있는 자기 친구 두 명을 소개해주기도 했다. 그중 한 명은 사회복지사로 일하다 은퇴한 사라 스콧으로, 비키와 똑같이 힘들 때 의지할 수 있는 사람이었다. 또 재능 있는 화가인 로버타 스토커와 수학 강사인 추 시몬즈는 수도 없이 나를 보러 와주었고 가끔 장도 대신 봐주며 끝없이 나를 응원했다. 뛰어난 아동 패션 디자이너인 아이리스 캠벨은 주말농장에서 자기가 직접 기른 유기농 채소를 계속 갖다 주었고 톰이 런던에 올 때면 가족같이 보살펴주었다. 제니 롱과 마리아 캘버트도 자주 나를 보러 왔고 외출을 도와주거나 엄청난 격려와 응원을 해주었다. 출판인인 사라 웨리도 외출할 일이 있을 때 나를 자주 도와주었는데 엠마에게는 두 번째 엄마나 마찬가지다. 사라는 내가 목에 큰 혹이 생겨 최악의 상태에 있을 때 새 옷을 사도록 강요하다시피 했는데, 나는 그때 산 셔츠를 아직도 가지고 있다. 사라는 사실상 내가 희망을 포기했음에도 여전히 미래가 있다고 믿는 사람처럼 행동하게 하려고 일부러 못살게 군 것이라고 고백하기도 했다. 노팅엄의 다른 친구들, 특히 페니 투티는 톰을 며칠씩 자기 가족과 함께 지내게 해주는 등 여러 가지 도움을 주었다.

하지만 모든 친구가 다 그랬던 건 아니다. 어떤 친구들은 나를 만나러 오거나 전화도 하지 않았고 내가 나을 때까지 소원한 관계를 유지했다. 암 환자에게는 흔한 경험일 텐데, 연락하지 않는다고 해서 그 친구들이 마음이 없는 건 아니다. 그저 어떻게 대처해야 하는지 모를 뿐이다. 그러니 차갑게 대하지 말고 시간이 흘러 그 친구들이 감당할 수 있을 것 같다고 느끼는 때가 오면 다시 받아주자.

내가 아팠을 때에는 가끔 유방암 환자는 말할 것도 없고 암과 조금이라도 관련이 있는 사람이라면 누구하고도 이야기할 수 없었던 때가 있었다. 머릿속에서 더 이상은 감당할 수 없다고 하는 것 같았다. 그러나 분명한 건 의도적으로 신경을 안 썼다기보다 저절로 무심해졌던 것 같다. 한번은 직장에서 친구들과 점심을 먹고 있었는데 누군가 어느 직장 동료의 아내가 암에 걸렸다는 이야기를 꺼냈다. 아마도 내가 도움을 줄 수 있으리라 생각하는 것 같았다. 그러나 도움이 될 만한 이야기를 하는 대신 나는 핑계를 대고 그 자리를 빠져나왔다. 그때 거기에 있었던 사람들은 모두 나중에 나를 이해한다고 말했다. (내가 처음으로 암이 다 나았다고 생각한 1994년부터는 도움을 요청하는 다른 암 환자들이나 암 환자 친구를 둔 사람들에게 조언할 수 있게 되었다.)

● 일은 계속한다

투병 중일 때라도 병가는 최소한으로만 내고 일을 계속하는 편이 더 낫다. 예를 들어 한 달에 두 번, 항암화학치료를 위해 4일만 쉬는 것이다(치료받는 데 이틀, 나머지 이틀은 메스꺼움을 가라앉히기 위해). 나는 일을 계속함으로써 목적의식을 갖게 되었고 내 문제를 머릿속에서 지워버릴 수 있었다. 부모님이 암에 걸렸거나 자기가 암에 걸렸거나 식구 중에 암 환자가 있는 다른 많은 친구와 동료들도 예전처럼 일하는 게 암을 감당하는 데 도움이 되었다고 한다. 물론 이는 일의 종류나 작업 환경, 개인의 성격에 따라 다르며, 직장 상사와 동료들의 배려가 필요하다.

당시 영국 지질연구소의 책임자였던 피터 쿡 박사와 그의 아내 노마는 자주 전화를 하거나 나를 격려하기 위해 저녁식사 자리를 마련하는 등 최고의 배려를 해주었다. 내 자리를 대신한 데이비드 모건 박사는 중요한 의사결정을 할 때마다 나도 참여하고 있다고 느낄 수 있도록 노력을 기울였다. 모건 박사는 내 사무실로 자리를 옮기는 것은 마다했지만, 내가 치료 때문에 자리를 비우는 며칠 간은 하루 몇 시간씩 내 자리에 앉아 일을 대신 해주었다. 또한 연구소의 복지 담당관인 하워드 베이트슨 신부는, 전직 지질학자이자 현재는 수사 신부인데, 크나큰 힘이 되어주었고 친절히 대해주었다. 홍보 담당관 힐러리 히슨과 당시 내 비서였던 자넷 드루리는 남성 위주의 직장에서 여성 동료로서 특별한 도움을 주었다. 친구와 동료들은 내게 꽃과 메시지, 카드 공세를 퍼부었고 전화도 자주 해주었다. 이 모든 일은 내가 긍정적인 기분을 유지하는 데 매우 중요한 역할을 했다.

당시에 나는 친구와 동료들을 보며 피터팬 이야기의 한 장면을 떠올렸다. 죽어가는 팅커벨을 구하기 위해 모두가 팅커벨 이름을 외쳐야만 하는 것처럼, 만약 암에 걸린 친구가 있다면 뭐든 내가 할 수 있는 일을 하자. 그것이 고작 '팅커벨'을 외치는 것처럼 한 장의 카드를 보내는 것에 지나지 않는다 하더라도.

이런 과정을 겪으며 나는 훌륭한 가르침을 받았다. 예전의 나는 매우 경쟁심이 강하고 야심만만한 사람이었다. 주변 사람들이나 인간관계는 우선순위에서 두 번째나 세 번째 혹은 네 번째로 밀리기도 했다. 그러나 투병 과정을 통해 사람들을 내 인생에 받아들임으로써 더 행복하고 나은 사람이 된 데다가, 놀랍게도 훨씬 더 성공적인 사람이 되었다!

암에 감정적으로 어떻게 대처할 것인가에 대해서는 친구이자 동료인 크리스 에반스 박사의 이야기로 정리하는 게 가장 좋을 것 같다. 가슴 아픈 일이지만 에반스 박사는 1995년에 아내를 떠나 보냈다. "나는 아내가 아팠던 4년 동안 사람마다 반응이 다를 수밖에 없다는 것을 배웠다. 옳고 그른 것은 없다. 세상에는 도움을 줄 수 있는 사람도 있고 같은 일을 겪고 있는 사람도 있다. 사람마다 다양한 대처 방안을 제시할 수는 있겠지만 무엇보다 중요한 것은 우정과 열린 마음, 사랑이다."

■ 해야 할 일과 하면 안 되는 일

- '암에 걸리면 죽는다'는 속설을 믿지 말 것. 오늘날 많은 암은 치료할 수 있고, 그렇지 않은 암도 장기적으로 관리할 수 있으므로 새로운 치료법을 기다려볼 수 있다.

- 암이 생겼다고 자책하지 말 것. 암을 자신이 유발했다고 생각하지 마라. 특정한 성격이나 감정 상태 혹은 고통스러운 사건을 겪었다고 해서 암이 생긴다는 증거는 없다.
- 과거의 문제를 해결하는 데에 유용한 전략, 즉 정보수집이나 다른 사람과의 대화, 자신감을 느끼게 해주는 방법 등을 믿고 시도해볼 것. 효과가 없다면 다른 사람의 도움을 받도록 하자.
- 늘 '긍정적인' 태도를 유지하지 못한다 하더라도 죄책감을 느끼지 말 것. 얼마나 잘 대처하던지 상관없이 저조기는 온다. 저조기가 건강에 부정적 영향을 미친다는 증거는 없다. 그렇지만 저조기가 너무 자주 또는 심하게 온다면 도움을 청하는 게 좋다.
- 환자 모임에 참여해서 마음이 편해진다면 그것도 좋다. 뭐가 됐든 기분을 상하게 하는 일이라면 하지 말자.
- 정신건강 전문가에게 상담을 받는 것을 남부끄러워하지 말자. 그건 나약함이 아닌 용기의 상징이며, 병이나 치료를 더욱 잘 견디게 해줄 수도 있다.
- 명상이나 이완 등 감정을 조절하는 데에 도움이 되는 방법을 찾아서 활용할 것.
- 궁금한 사항을 물어볼 수 있고 서로 존중하고 믿을 수 있는 의사를 찾을 것. 치료를 받을 때에도 의논 파트너라는 생각을 하자. 예상되는 부작용을 물어보고 미리 준비하자. 그러면 실제로 문제가 발생했을 때 더 쉽게 대처할 수 있다.
- 혼자서 걱정하지 말 것. 가장 가까운 사람들이 감당할 수 있다면 그들과 함께하자. 그게 안 되면 친구들에게 연락해 조금씩 도움을 받자. 혹시 이것도 안 되면, 생명의 전화 같은 데에 전

화해서 두려움을 털어놓자. 치료법에 관해 의사와 상의할 때에는 친한 친구를 대동하자. 연구에 따르면 매우 긴장한 상태에서는 종종 정보를 놓치게 된다고 하는데, 친구가 대화 내용을 잘 기억했다가 전달해줄 것이다.

- 과거에 도움을 받았던 정신적, 종교적 믿음이나 의식이 있었는지 찾아보자. 이런 것들이 위로가 될 수도 있고 투병 의지를 갖추는 데에 도움이 될 수도 있다.
- 대체요법이나 말도 안 되는 비논리적인 방법 때문에 병원 치료를 포기하지 말 것. 그러나 식습관과 생활방식을 이 책에서 설명하는 대로 바꾸는 것은 병을 이기고 치료를 견디는 데에 분명 도움이 될 것이다.

생활방식 5 불면증과 피로감을 없애려면

암 때문에 생기는 가장 흔한 문제 중의 하나가 불면이다. 나도 거의 14년 동안이나 불면을 겪고 있다. 내 경우는 잠을 잘 자도록 처방받은 강력한 진정제 때문에 더 악화된 것 같다. 약 말고 허브 같은 것을 이용하는 방법도 있지만 별 효과는 없었다.

내가 찾아낸 것 중에서는 뾰족한 지압봉으로 손목의 수면점을 자극하는 지압요법이 효과가 있었다. 지압 대신 멀미방지 밴드를 차는 방법도 있다. 지압봉과 달리 멀미방지 밴드는 얼마든지 재사용이 가능하다. 이 멀미방지 밴드는 지압봉과 원리는 같지만, 자극하는 부위가 다르다. 나는 수면점에 똑딱단추를 대고 그 위에 멀미방지 밴드를 차는데 이렇게 하면 돈도 아끼고 플라스틱 물건을 덜 쓸 수 있어서 좋다.

나는 또 서점이나 건강식품 매장에서 쉽게 살 수 있는 자기 최면 음반도 듣는다. 자기 전에 우유 대신 두유를 넣어 만든 유기농 오트밀을 먹는 것도 진정 효과가 있는 것 같다(글루텐 알레르기가 있는 사람에게는 맞지 않지만). 오트밀을 만드는 귀리는 전통적으로 과잉 행동 장애가 있는 아이들을 치료하는 데에 쓰였고 약초상에서는 벤조다이아제핀이나 바륨 같은 신경안정제 중독이나 알코올 중독, 약물중독 치료를 위해 여전히 사용한다.

잠들기 어려울 때 BBC 월드 서비스 방송을 들으며 뭔가 많은 것을 배운다고 스스로를 안심시키기도 한다. 하루 이틀 못 자는 건 큰 문제가 아니며 대개는 나중에 그 수면 부족을 메우게 된다. 밤새 잠을 못 잤다고 생각하는 경우에도 자다 깨다 하면서 사실상 꽤 잤을 것이다. 다른 건 몰라도 벤조다이아제핀 같은 수면제는 먹지 않도록 하자. 수면제로는 자연스러운 수면이 거의 불가능하고 불안감을 더할 뿐이다.

생활방식 6 생활 속 유해 물질을 피하자

암세포는 정상 세포보다 크기 때문에 암세포가 퍼질 때에는 보통 첫 번째로 도달한 모세혈관 망에 걸리게 된다. 모세혈관은 신체 각 조직으로 피를 운반하는 아주 미세한 혈관으로, 혈관을 따라가던 암세포가 이 모세혈관에 걸리게 되는 것이다. 폐는 장기

중에서 혈관이 매우 발달된 신체 기관으로, 다른 여러 장기에서 나온 피가 가장 먼저 도달하는 곳이다. 예외적으로 장에서 나온 혈액만은 간으로 먼저 간다. 이런 이유로 암이 발생하면 2차 종양을 막기 위해 최대한 보호해야 하는 장기가 폐와 간이 되는 것이다. 유방암의 경우는 특히 그렇다. 그래서 나는 암을 일으킬 수 있는 모든 종류의 화학물질에 노출되지 않겠다고 마음먹었다.

유해 화학물질의 영향은 노출 기간이나 양, 노출 방법, 다른 화학물질의 존재 여부에 따라 달라진다. 폐의 주 기능은, 신진대사에서 나온 이산화탄소가 포함된 '오래된 피'를 신선한 산소가 들어 있는 '새 피'로 바꾸는 것이다. 폐는 먼지나 미세입자, 유해 화학물질에 어느 정도는 대처할 수 있지만 유해 화학물질로 둘러싸이면(예를 들어 담배 연기 또는 도시에서는 자동차나 비행기의 배기가스에 강력한 발암물질인 벤젠이 들어 있고 그 외에도 수많은 발암물질이 대기 중에 포함되어 있다) 원발성 폐암*을 일으킬 가능성이 훨씬 커진다. 또한 유방암 세포가 침입해 폐에 2차 종양을 만들려고 할 때에도 맞서 싸울 능력이 현저히 떨어진다.

간은 온갖 종류의 중요한 효소와 신체 기능에 필수적인 화학물질을 생성할 뿐 아니라, 신진대사 찌꺼기 등 독성 화학물질을 제거하는 역할을 하는 놀라운 장기이다. 간은 우리 몸의 독소를 제거하고 항암 물질을 만들어낸다. 내 전략은 앞으로도 계속해서 가능한 한 좋은 영양소를 많이 섭취해 간이 제 기능을 하도록 하고,

....

* **원발성 폐암** 암세포가 기관지나 세기관지, 허파꽈리 등 폐를 구성하는 조직에 처음 생기는 것. 이와 달리 암세포가 다른 기관에서 생겨나 혈관이나 림프관을 통해 폐로 이동해 증식하는 것을 전이성 폐암이라고 한다.

음식이나 피부에 바르는 것, 들이마시는 공기 등은 최대한 오염된 것을 피해 간에 주는 부담을 가능한 한 줄이는 것이다.

▬ 담배

영국 암연구소 웹사이트에는 흡연이 유방암의 위험 요소는 아니라고 나와 있지만, 금연이 꼭 필요한 과학적 근거는 충분하다. 예를 들어 직접이든 간접이든 흡연에 노출되지 않은 사람은 유방암에 걸릴 확률이 매우 낮다. 그런데 간접흡연에 노출된 여성의 유방암 발생률은 흡연 여성 발생률의 80퍼센트에 달한다는 연구 결과가 있다.[70]

특히 가슴이 발달하는 성장기의 흡연은 유방암 발생 위험을 높인다. 최근의 한 연구는 사춘기 때 흡연을 시작한 여성들의 암 발생 위험이 크게 커진 것을 보여주었다.[71]

담배 연기는 오염 물질의 주요 원천이기도 하다. 미국의 경우만 보아도 모든 암의 대략 30퍼센트가 흡연으로 인해 발생하는 것으로 추정된다. 흡연은 폐암뿐만이 아니라, 구강과 기관지, 식도, 방광, 췌장 등에도 암을 일으킨다고 하는데 위암, 간암, 신장암에도 영향이 있는 것 같다. 또한 일부 백혈병이나 대장암, 직장암 등의 원인이 될 수도 있다. 담배 연기는 잘 알려진 가장 치명적인 발암 요인으로, 200가지 이상의 발암 물질을 포함하고 있다. 그중에는 폴로늄 210과 같은 방사능 물질, 카드뮴*과 같은 맹독성 중

---

* 카드뮴은 내분비 교란물질이면서 특히 뼈에 해롭다. 유방암이라면 뼈로 전이되는 것을 특별히 조심해야 하므로 더욱 주의해야 한다. – 저자의 주

금속, DNA에 심각한 손상을 유발하는 다환방향족탄화수소(PAH) 같은 위험한 유기화학물질이 포함되어 있다. 담배를 많이 피우는 것만으로도 폐암에 걸릴 위험이 대략 2,000퍼센트 증가한다. 나는 담배를 피운 적이 없지만 간접흡연도 피하려고 노력한다.

내가 보기에 흡연자들은 대부분 기침을 하고 이는 누런데다 피부는 거칠고 주름이 져 있다. 불쾌한 냄새야 더 말할 것도 없다. 동석한 사람들이 담배를 피워도 되냐고 물으면 나는 단호히 '안 된다'고 말한다. 니코틴 중독 때문에 금연이 어렵다면 니코틴 패치를 붙이거나 니코틴 껌을 이용할 수 있다. 강력한 발암 물질을 포함한 것은 니코틴이 아니라 타르 성분이기 때문이다. 흡연자 개인을 비난할 생각은 없다. 실은 담배 피우는 게 전혀 매력적이지도 않고 어쩌면 심각한 질병에 걸릴지도 모르는데, 많은 젊은이가 광고 이미지에 넘어가 해로운 습관에 많은 돈을 쓴다.

━ 인공 화학물질을 피한다

나는 가능한 한 인공 화학물질을 피하려고 노력하지만, 화장을 안 할 수는 없어서 저자극성 제품을 쓴다(이때는 제품 상세 정보를 아는 것이 중요하다). 미국에서는 1990년(내가 찾아낸 것 중 가장 최근) 38,000명의 환자가 접촉 피부염, 천식, 메스꺼움 등 화장품으로 인해 치료가 필요한 문제를 경험했다고 한다. 가장 심각한 사례 중 하나를 소개하자면, 머리 염색약에 들어 있는 화학물질 때문에 어떤 여성은 골수에 문제가 생겨 혈소판 수치가 내려갔다(항암화학치료를 받는 중이라면 특히 문제가 된다).

또한 나는 향수는 뿌리지 않고 향을 첨가하지 않은 비누와 무향 탈취제를 사용한다. 최근에 유명 업체에서 판매하는 고가의 샤워젤에 붙은 상표를 봤는데, 성분 중에 주요한 내분비계 교란물질인 프탈레이트가 들어 있는 걸 보았다. 런던 브루넬대학의 존 섬터 교수에 따르면 화장품에 사용되는 아주 흔한 방부제인 파라벤이 에스트로겐 모방물질일 수도 있다고 한다. 다른 제품도 마찬가지이지만 화장품은 반드시 성분을 확인하고, 성분이 단순할수록 더 좋은 것이라는 점을 꼭 기억하도록 하자.

목욕물에는 소금 외에 엡솜염* 같은 화학물질은 넣지 않는다. 익숙한 인공 화학물질조차 종종 문제를 일으키는 것 같다. 「네이처」에 실린 최근 논문을 보면 흔히 사용하는 항균제인 트리클로산은 세균에 돌연변이를 일으킴으로써 항균 효과를 내는데, 트리클로산은 항균 비누와 로션, 구강청정제, 치약, 플라스틱 장난감, 양말, 도마 등에 사용된다. 나는 먼지와 지용성 화학물질, 그리고 '세균'을 뭉쳐서 씻어내는 품질 좋은 단순한 구식 비누를 더 좋아한다.

그리고 인위적으로 젊음을 유지하게 해주는 화학물질은 사용하지 않는다. 호르몬 대체요법 중에서도 특히 에스트로겐 단독요법은 앞으로도 받지 않을 작정이다. 미국과 영국의 일부 의사들은 환자에게 노화 방지를 위해 인간 성장호르몬 치료를 제안한다고 한다. 1998년 「브리티시 메디컬 저널」에 실린 논문에서는 호르몬의 자연 수치가 높으면 암에 걸려 일찍 죽을 수 있다고 주장한다. 운동선수나 보디빌더가 사용하는 성장호르몬도 조심해야 한다.

....

* **엡솜염** 황산마그네슘이 주성분으로 입욕제로도 쓴다.

그 외 많은 암이 주로 공장 노동자나 페인트공, 인테리어 작업자, 미용사 등 직업적으로 특정 화학물질에 많이 노출된 결과로 발병한다고 한다. 그중 가장 위험한 화학물질에 속하는 것이 벤젠(가구나 고무 제품 생산에 사용되고 일부 페인트나 배기가스에서 방출됨), 포름알데히드(주로 새 자동차의 천 시트, 의류, 가구, 화장품 및 샴푸 등에 방부제로 사용됨), PCB(머리 염색약, 변압기, 유압유, 페인트와 광택제, 윤활유, 잉크류와 접착제, 살충제에 사용됨) 등이다.

나는 흰머리가 있지만 화학물질이 내 두피에 직접 닿게 하는 일은 없다. 특히 어떤 머리 염색약에 들어 있는 화학물질은 두피에 직접 닿으면 암을 유발할 수도 있다고 해서 사용하지 않는다. 이런 점에 관해 미용사와 이야기를 나누고 미용실에서 쓰는 화학물질의 발암성에 대해 반드시 확인하자.

나로서는 도저히 암 치료법이라고 믿을 수 없는 대체요법 중 하나가 아로마테라피이다. 특히 항암화학요법을 받는 중이라면 잘 생각해야 한다. 간은 강력한 항암주사 말고도 온갖 원치 않는 화학물질과 죽은 세포, 그 외 다른 잔해들을 청소하기 위해 엄청난 일을 하고 있다. 또 피부는 신체 중 가장 큰 기관이라 할 수 있는데, 우리가 피부에 바르는 것 중 많은 부분이 혈류 속으로 흡수된다.

아로마테라피에서는 아몬드유와 같은 캐리어 오일(피부로 흡수되지 않음)*이 기초로 사용되며, 특정한 효과를 위해서 대개 휘발성이 있고 피부를 통과할 수 있는 분자로 된 에센셜 오일이 추가된

---

* **캐리어 오일** 주로 식물의 씨앗을 압착하여 만든 오일로, 에센셜 오일을 피부로 전달해 주는 역할을 한다.

다. 피부를 통해 흡수되는 오일 중에는 강력한 화학물질의 추출물이 농축된 것도 있다. 에센셜 오일이 피부를 통해 고농축물로 전달됨에도 불구하고, 많은 사람이 아로마테라피에 사용되는 오일은 식물과 꽃에서 추출된 것이므로 해롭지 않을 거라고 잘못 생각하고 있다. 에센셜 오일은 사실 자연 상태에서는 전체 과육과 꽃, 잎의 일부로서 저농축물이다. 대부분의 '에센셜' 오일은 어떤 부작용이 있는지 과학적으로 검증된 바가 없다. 그런데 한 연구에 따르면 장뇌, 히숩, 세이지 오일이 발작 같은 매우 심각한 부작용을 일으킬 수 있다는 것이다. 리모넨(레몬향 아로마테라피 오일)은 신장 손상을 일으킬 수도 있다고 한다. 기분을 좋게 만든다는 바질 오일과 타라곤 오일에는 또한 설치류에게 암을 유발하는 에스트라골이라는 화학물질이 포함되어 있다. 요컨대 아로마테라피에 사용되는 많은 오일은 매우 강력한 화학물질이다.

내가 운전하는 자동차는 무연 휘발유를 사용하도록 엔진을 개조한 1972년식 빈티지 랜드로버이다. 차에 문제가 있으면 새 부품으로 갈아 끼우면 된다. 이 차는 생산 과정에서 사용되었거나 실내에 분사된 휘발성 유기화학물질은 이미 오래전에 증발했다. 그래도 나는 자동차보다는 최대한 대중교통을 이용하려고 한다. 정비도 잘 되어 있고 최적으로 운행되는 자동차라도 배기가스에는 벤젠 같은 위험한 화학물질이 포함되어 있다. 만일 집에 페인트칠을 했다면 확실히 환기를 시켜야 한다(영국에서 사용되는 유성 페인트 중 일부는 스칸디나비아 국가들에서는 사용이 금지되어 있다). 새 가구나 커튼, 가구 덮개천 또한 포름알데히드와 벤젠의 주요 출처가 될 수 있는데, 벤젠은 순간접착제에서도 나온다.

PVC(염화비닐) 역시 최대한 피해야 한다. 몇 년 전「더 타임스」는, 아기들이 입에 넣고 빠는 딸랑이와 고무젖꼭지 등 연질 염화비닐(폴리염화비닐) 장난감에 대해 유럽위원회가 긴급 금지령을 촉구했다고 보도했다. 이런 장난감에는 프탈레이트와 관련된 위험한 화학물질이 포함되어 있다는 것이다. 프탈레이트는 플라스틱을 부드럽게 만드는데, 해당 기사에서는 유럽 8개국에서는 이미 장난감에 프탈레이트 사용을 금지하고 있지만 영국은 그렇지 않다고 지적했다.

만약 우리 집 정원의 식물이 죽는다면, 내버려둘 수밖에 없다고 생각한다. 식물을 살리기 위해 음식물 쓰레기를 퇴비로 만들어 뿌리는 정도는 하겠지만, 집 주변이나 정원에는 화학물질을 되도록 쓰지 않을 것이다. 우리 집 정원에는 다양한 종류의 야생 새와 나비, 무당벌레, 두꺼비, 고슴도치가 산다. 화학물질을 사용하는 사람들 집 정원과 우리 집 정원의 생물 다양성을 비교하면, 화학물질 사용이 동물들에게 해로운 영향을 끼친다는 것이 분명한 것 같다. 그러니 어떻게 인간에게 영향이 없을 거라고 할 수 있을까? 앞서 유방암과 관련이 있는 살충제 문제에 관해서도 이야기한 바 있다.

유기인산 화합물이 발암물질이라는 증거는 없지만, 중추신경계에 손상을 준다. 양털에 붙은 기생충을 제거하는 세양액이나 머릿니를 죽이는 샴푸 외에도 우리에게 친숙한 수많은 제품이 유기인산 화합물을 바탕으로 한다. 그중에는 애완동물에 붙은 이나 벼룩을 없애는 데 쓰는 살충제와 스프레이, 치료약, 벼룩 퇴치 목걸이가 포함된다. 나는 이 중에서 그 어느 것도 사용하지 않는다. 또 인공 화학물질을 흡입할 가능성이 있기 때문에 머리 손질을 하거나 냄새 제거용, 또 집 안 청소나 정원 일 등 그 어떤 목적으로도 스프레이를 절대 사용하지 않는다.

집에서는 나무나 유리, 도자기, 천연 재료로 만든 물건을 사용하고 조리 도구는 스테인리스나 법랑, 강화유리로 된 것을, 식품 포장에는 알루미늄 포일을 쓴다. 옷이나 실내 장식에도 되도록 천연 소재를 사용하고 플라스틱이나 인조섬유, 그 외 화학물질을 쓰지 않으려고 노력한다. 또한 새 옷을 사면 의류보존제를 제거하기 위해 입기 전에 먼저 세탁하고 깨끗이 헹군다. 세탁이나 설거지를 할 때에는 세제도 최소한의 양만 사용하고 깨끗이 씻어낸다. 화학 연구소에서 일하는 사람이 일상생활에서 이처럼 화학물질을 피하려고 무지 애를 쓰는 게 좀 이상해 보일 수도 있을 것 같다. 나는 내 동료들과 마찬가지로 화학물질이 생물학적 과정에서 하는 작용에 대해서는 긍정적인 생각을 하고 있다. 다만 어떤 작용을 하는지 알기 때문에 노출을 최소화하려는 것이다.

만일 영양이 풍부한 좋은 음식을 먹고 오염물질에 대한 노출을 줄인다면, 인공 화학물질을 사용하지 않고도 피부와 외모가 전반적으로 좋아지는 것을 느낄 수 있다. 우리들 각자는 위험한 화학물질에 대한 노출을 줄이고, 또 그렇게 함으로써 물과 땅을 포함한 환경을 개선해 좀 더 건강한 식품을 얻을 수 있다. 이는 대부분의 자연과학자에게는 상식이며 누구든 아주 쉽게 받아들일 수 있을 것이다.

인공 화학물질의 위험을 완전히 제거하는 것은 불가능하다. 하지만 앞서 말한 기준을 따른다면 개인적으로는 위험을 줄일 수 있다. 새로운 미용 제품이나 인조섬유, 정원용 스프레이 등이 나왔다는 광고를 보거나 들을 때면 그 제품이 정말로 필요한지 신중하게 생각해보자. 십중팔구는 필요 없을 것이다. 이런 물건을 외면하는 사람들을 흔히 괴짜로 묘사하기도 하는데, 이들을 괴짜로 부르는 사람은 사실 돈을 벌기 위해서 우리로 하여금 필요 없는 물건을 사게 하는 사람들이다. 내가 만나는 사람, 같이 시간을 보내고 우리 집에 놀러 오는 사람은 아무도 나를 괴짜로 생각하지 않는다. 직접 말하지 않는 한 우리 집에 뭔가가 없거나 다른 집과 다르다는 걸 알아차리지도 못할 것이다. 정말이지 대부분의 사람은 내가 (과학자임에도 불구하고) 지극히 평범하다고 말할 것이다!

생활방식 7 하루 30분씩 햇빛을 받으며 걷자

과체중이거나 주로 앉아서 생활하는 여성은 인슐린과 성장인자 수치가 증가하기 쉽고 이는 암의 위험성을 키운다. 유방암, 난소암과 비만의 관계를 보여주는 증거는 계속 늘어나고 있다. 비만 여성에게서 나타나는 에스트로겐 과잉은 호르몬 관련 암 발생을 높이는 것 같다. 비만이 위험요인이 되는 다른 암으로는 신장암과 식도암이 있는데, 엉덩이에 비해 두툼한 허리를 가진 항아리 체형의 사람들은 췌장암 위험이 증가하는 것으로 나타났다. 규칙적인 운동, 특히 격렬한 운동을 하면 에스트로겐을 조절하게 되어 유방암 예방 효과가 있다는 것을 보여주는 연구가 많이 있다. 특히 초기 단계 유방암 환자의 경우 운동을 통해 신체 기능을 증진하고 치료 부작용도 완화할 수 있다. 비타민 D 대사물질 수용체는 내분비기관 및 생식기관에서 발견되는데 여러 종류의 암을 억제하는 작용을 한다고 알려졌다. 가장 유용한 형태의 비타민 D는 햇빛의 작용으로 피부에서 생성되는데, 비타민 D, 햇빛, 자외선, 위도와 암의 관계에 대한 역학 연구들을 보면 비타민 D가 유방암과 난소암을 포함해 몇몇 종류의 암에 대해서는 예방 효과가 있다는 것을 알 수 있다. 따라서 햇빛 아래에서의 야외 활동이 특히 이롭다. 규칙적인 운동을 하도록 노력하자. 하루 30분씩 햇빛을 받으며 빠르게 걸으면 몸과 마음의 건강에 도움이 된다.

생활방식 8   호르몬요법은 피하자

호르몬에 노출되는 게 유방암 위험을 높인다는 주장에 대한 가장 설득력 있는 증거는 임신부에게 처방한 고용량의 DES(디에틸스틸베스트롤)*와 관계가 있다. 이 처방을 받은 어머니에게서 태어난 여성들은 질과 자궁의 암 발생률이 올라갔고, 어머니 자신도 유방암이 35퍼센트 증가했다. 그러나 DES의 유방암 위험성이 밝혀진 것은 20년이 지나서였다. DES에의 노출과 발병 사이에는 이처럼 긴 시간이 필요했던 것이다. 연구자들은 이 밖의 다른 호르몬 약물과 유방암의 관계를 보여주는 확실한 증거는 없다고 결론지었다. 그러나 이미 발생한 암이 진행하는 데에 호르몬이 관계한

....

* DES(디에틸스틸베스트롤) 최초의 합성 에스트로겐으로 1940년대부터 1971년까지 미국에서 유산 및 조산 방지 목적으로 널리 처방되었다.

다는 증거는 명백하다.

현재 두 종류의 경구피임약이 미국을 비롯해 많은 나라에서 팔리고 있다. 가장 많이 처방되는 경구피임약은 천연 여성호르몬(에스트로겐과 프로게스테론)을 합성한 것이다.

두 번째 종류는 미국에서 미니필이라는 이름으로 불리는 경구피임약으로 프로게스틴(합성 프로게스테론)만 들어 있는데, 미니필은 두 가지가 섞인 약보다는 피임 효과가 떨어져 많이 처방되지는 않는다.

여성의 생식기관에 생기는 암은 성호르몬의 영향을 받는다는 주장 때문에 연구자들은 30년 이상 경구피임약 사용자들에게 큰 관심을 기울였다. 그 결과, 비록 항상 일치하는 결론에 도달한 것은 아니지만 경구피임약의 사용과 특정 암 발병에 대해 풍부한 데이터가 만들어졌다. 새로운 연구는 경구피임약을 사용한 나이 든 여성들은 그러지 않은 사람과 비교해 유방암 발생에 차이가 없었다는 것을 보여준다. 「브리티시 메디컬 저널」에 따르면 경구피임약 복용과 유방암이 무관하다는 증거가 많아지고 있지만, 이와 같은 발견은 35~64세로 대상 연령을 제한한 연구 결과라는 점에 주의해야 한다.

서구 선진국의 의사들은 대부분 폐경기가 된 50대 여성에게서 에스트로겐이 감소하는 게 골다공증이나 다른 증상을 일으키는 주요 원인 중 하나라고 생각한다. 이에 대한 간단한 해결책은 호르몬 대체요법을 사용하는 것이다. 그중에서도 에스트로겐 단독 요법은 이미 오래전에 자궁내막암의 증가와 관련이 있다는 것이 분명해졌다. 그래서 에스트로겐과 프로게스틴이 둘 다 포함된 약으로 대체하게 되었다(호르몬 병합요법). 그러나 도중에 중단되기는 했지만 이들 약물 중 한 종류에 대한 임상시험 예비 조사 결과는 그 약이 유방암의 위험을 26퍼센트, 관상동맥 심장질환은 23퍼센트, 그리고 뇌졸중을 38퍼센트 증가시키는 것으로 나타났다.[72]

에스트로겐 단독요법에 대한 유사한 연구를 보면, 치료를 중단한 뒤에도 유방암 고위험 상태가 4년간 지속되고 나서 보통 사람 수준으로 돌아왔다고 한다. 최근의 관찰 연구에서는 호르몬 대체요법 기간이 길면 유방암 위험도 커지는데 호르몬 대체요법을 중단한 뒤 5년 이상이 지나야 보통 사람 수준이 된다고 한다.[73] 이와 달리 호르몬제 복용을 중단하고 6개월쯤 지나면 정상 상태로 회복되기 시작한다는 연구 결과도 있다.

에스트로겐 단독요법을 사용한 집단과 에스트로겐, 프로게스테론을 병합해 사용한 집단을 비교하면, 두 집단 모두 비사용 집단보다 유방암 위험이 커지지만 호르몬 병합 집단의 유방암 위험이 더 큰 것으로 나타났다. 한편 미국에서 최근 들어 유방암 발생률이 감소한 것은 호르몬 대체요법의 사용 비율이 30퍼센트에서 15퍼센트로 줄어들었기 때문이라는 주장도 있다.[74]

호르몬 대체요법을 쓰는 게 현명한 선택이 아니라면 대신 어떤 방법이 있을까? 이미 앞에서 식물성 에스트로겐이 풍부한 식단의 이점에 대해 언급했다. 『보완요법 및 대체의학 가이드: 근거중심 의학적 접근』[75]을 보면 음식으로 섭취하는 식물성 에스트로겐은 거의 부작용이 없다고 알려졌다. 다만 농축 보충제의 경우는 일부 부작용이 있다고 한다. 요컨대 식물성 에스트로겐이 풍부한 식사는 해로운 점은 거의 없는 반면 여러 가지 건강상 이점을 얻을 수 있는 것이다.

또 일찍이 호르몬 대체요법이 유방암의 위험을 높일 수 있다고 경고한 JR 리의 『천연 프로게스테론』이라는 책을 보면 프로게스테론 유사 물질을 포함한 식물이 5천 종이 넘는다고 한다. 특히 야생 참마를 비롯해 프로게스테론이 풍부한 식물에 들어 있는 크림은 에스트로겐 약물이나 호르몬 대체요법보다 효과는 훨씬 좋으면서 부작용은 적다. 또한 적절한 프로게스테론 수치를 회복하면 유방암 예방에도 도움이 된다. JR 리가 인용한 전향적 연구에 따르면, 폐경 이전의 여성 중 프로게스테론 수치가 낮은 사람은 정상 수치의 사람보다 유방암에 걸릴 위험이 5.4배 높았고 어떤 종류든 암으로 인한 사망이 10배 증가했다고 한다. 이 같은 차이는, 흔히 유방암의 위험인자로 거론되는 사춘기 시작 및 폐경 연령, 경구피임약 복용 경험, 양성 유방 질환 유무, 초산 연령 등이 달라져도 그대로 유지된다.

JR 리는 또한 프로게스테론 수치에 따라 유방암 수술 후 생존율이 달라진다고 하면서, 프로게스테론 수치가 최고조에 달하는 생리주기의 후반부에 수술하는 것이 생존율을 높이는 방법이라는 견해를 내놓았다.

1996년 「영국 암학회지」에 실린 20년간의 전향적 연구에서도 프로게스테론 수치가 높은 여성의 생존율(65%)이 프로게스테론 수치가 낮은 여성(35%)보다 상당히 높게 나타났다.

한편 프로게스틴(여성 호르몬 프로게스테론을 인공적으로 만든 의약품)은 유방암을 예방하지 못한다는 주장도 있는데, 오히려 유방암의 위험을 높이는 것처럼 보인다. JR 리는 프로게스틴이 프로게스테론과 달라서 종양억제유전자가 암과 싸우도록 자극하지 못한다고 거듭 설명한다.

또한 에스트론과 에스트라디올(체내에서 생성되거나 일부 음식에 들어 있음)을 비롯해 에스트로겐 화학물질의 해로운 작용을 지적하며, 자궁을 적출한 여성에게 에스트로겐 대체요법을 처방하거나 에스트로겐과 프로게스틴을 함께 쓰는 호르몬 대체요법을 처방하는 것에 대해 우려를 표명한다. JR 리는 또한 프로게스테론 크림은 유방 세포의 증식 속도를 400퍼센트 이상 감소시킨다고 주장한다. 뿐만 아니라 전립선암 환자 중에서도 프로게스테론 크림을 매일 소량씩 사용해 병변의 진행 없이 전립선 특이항원 수준을 감소시킨 사례가 있다고 주장한다.

개인적으로 나는 말이나 다른 동물의 오줌에서 추출해 만든 프로게스테론 크림을 사용할 생각은 없다. 대신 블랙 코호시라는 약초가 들어 있는 야생 참마 크림은 사용한 적이 있는데 상당 기간 아무런 부작용 없이 호르몬 대체 약물 대신 쓸 수 있는 방법이다. 이 방법을 쓸 생각이라면 사전에 주치의와 충분히 상의해야 한다. 유방암 중에는 프로게스테론 수용체 양성인 것도 있기 때문에 주의가 필요하다.

생활방식 9 유방암 완치 후 임신을 해도 괜찮다

가족을 미처 완성하기도 전에 유방암 진단을 받게 된다면 임신과 관련해 어려운 결정을 내려야 한다. 에스트로겐 농도가 유방암

세포의 증식에 영향을 미친다고 알려졌기 때문에, 유방암 생존자는 임신을 하지 않는 게 좋다고 충고하는 의사가 많다. 그러나 비록 연구는 많지 않지만, 성공적인 유방암 치료 후에 임신한다고 해서 재발 위험이 커지는 것은 아니라고 한다. 유방암 환자에 대해 의사들은 특정한 치료를 받은 게 아니고 다른 전신 질환이 없을 때에는 치료가 끝나고 2년쯤 지난 뒤에는 아기를 가져도 괜찮다고 말한다. 그러나 최근의 연구 결과는 이와 다르다. 국소 부위 유방암이라면 치료가 끝나고 6개월 뒤에 바로 임신을 해도 생존율이 떨어지지 않는 것으로 나타났다.[76] 재발 위험에 대해서는 의사와 상의하는 것이 좋다. 모성과 유방암 생존을 둘러싼 복잡한 문제와 불확실성을 해결하는 데에 상담이 도움될 수도 있다.

생활방식 10 낙태가 유방암 위험을 높인다는 증거는 없다

낙태에는 인공유산과 자연유산 두 가지가 있다. 유방암과 자연유산(혹은 사산) 사이에는 아무런 관련성도 발견되지 않았다. 인공유산의 경우 덴마크에서 1935년에서 1978년 사이에 태어난 여성을 대상으로 수행한 최대 규모의 가장 믿을 만한 연구는, 인공유산이 유방암 발병 위험에 영향을 주지 않는다는 증거를 제공해준다. 이보다 작은 규모의 두 가지 연구도 유사한 결론을 도출했다. 미국 암학회의 발표로는 현재까지는 인공유산이 유방암과 관계가 있다는 것을 지지하는 과학적 증거는 없다. 관계가 있어 보이는 것은 아마도 종교적이거나 도덕적인 이유로 낙태를 반대하는 사람들 때문인 것 같다.

정리: 유방암과 전립선암을 예방하는 생활방식

- 암 환자가 인공 비타민이나 미네랄 보충제를 복용하면 여러 가지 문제를 일으킬 수 있다는 점에 대해서는 과학적인 증거가 존재한다. 그러니 다시마나 맥주효모처럼 미량영양소가 풍부한 자연 보충제를 먹자. 무엇보다 중요한 것은 유기농 과일, 채소가 풍부한 건강한 식단을 유지하는 것이다. 칼슘 보충제는 특히 문제를 일으킬 소지가 있다고 본다.
- 플라스틱이나 비닐 포장에서 유해 화학물질이 누출되어 체내 지방에 축적될 수 있다. 가능한 한 옛날 방식대로 갈색 종이 봉지를 쓰도록 하자.
- 패스트푸드나 즉석식품으로 끼니를 때우지 말고, 요리를 배워서 건강하고 영양가 있는 음식을 만들자.
- 스트레스를 줄이는 게 좋다. 스트레스가 신체적으로도 부정적인 영향을 미친다는 증거도 있다. 스트레스를 줄이는 방법으로 명상이나 이완, 심상요법 등이 있는데, 암 환자 중에는 카운슬러나 심리상담가의 도움이 유용했다는 사람들도 있다.
- 자책하지 말자. 어떤 사람들은 암을 자기 잘못에 대한 벌이라고 생각한다. 그러나 암은 신이 내리는 형벌이 아니다. 유방암과 난소암을 비롯해 대부분의 암에 대해서는 이 책에 나와 있는 것처럼 매우 합리적인 설명이 가능하다.

- 음식과 공기, 물속의 오염 물질로서 다양한 소비재에 들어 있는 화학물질의 문제는 의사들이 관심을 두지 않는 한 개선하기 어렵다. 어떻게 하면 내 생활에서 노출을 줄일 수 있는지 찾아보자.
- 유방암, 난소암과 비만의 관계에 대해서는 이를 입증하는 증거가 계속 쌓이고 있다.
- 햇볕을 쬐며 하는 야외 활동은 유방암과 난소암을 예방하는 데에 유용한 비타민 D를 증가시킨다. 요가나 태극권 같은 부드러운 운동은 스트레스 대처에 도움이 될 수 있다.
- 피임약과 유방암 간의 관련성을 보여주는 일관된 증거는 없지만, 호르몬 대체요법은 유방암과 난소암 발병 증가와 강한 연관이 있다. 갱년기 증상을 완화하기 위해서는 식물성 에스트로겐이 풍부한 식사를 하는 것이 좋다. 불임 치료제를 장기간 사용하는 게 난소암의 위험을 높인다는 일부 증거도 있다.
- 연구가 많지는 않지만, 유방암 치료를 성공적으로 마친 뒤에는 임신이 재발의 위험을 높이지는 않는다는 것이 밝혀졌다. 재발 위험에 관해서는 의사와 상의하는 게 좋다. 모성과 유방암 생존을 둘러싼 복잡한 문제와 불확실성을 해결하는 데에 상담이 도움될 수 있다.
- 현재까지는 인공유산이 유방암이나 난소암의 원인이라는 것을 지지하는 과학적 증거는 없다.

여행을 위한 조언

• • • • •

5장과 6장에서 설명하는 모든 요인은 일상생활에서 쉽게 통제할 수 있다. 나는 외국 여행을 많이 하는데, 다음은 여행 중에 플랜트 프로그램을 지킬 수 있는 몇 가지 방법이다.

1 여행할 때에는 언제나 충분한 시간 여유를 가진다. 일정이 지연된다고 해서 스트레스를 받거나 짜증 내지 않도록 한다. 비행기를 탄다면 우주 방사선의 피폭을 줄일 수 있도록 야간 비행을 택하자.

2 여행 일수에 맞는 다시마, 맥주효모, 레드클로버 정제를 챙기고 두유 분말(주로 아기나 유아를 위해 캔으로 판매함)을 가져간다. 허브티백과 현지에서 살 수 있을 때까지 먹을 충분한 과일을 챙긴다.

3 비행기에서는 비건 식사를 주문하고 VGML(Vegetarian Meal) 코드를 사용하고 있는지 확인한다. 그 외 코드는 유제품이 포함되었을 수 있다. 탈수를 예방하기 위해 물을 많이 마셔야 하는데, 끓인 물을 요청해 준비해 간 허브티백을 넣어 마신다.

4 목적지에 도착하면 가장 가까운 과일 채소 노점이나 가게를 찾아 매일 신선한 식품을 산다. 과일 채소는 나라에 따라서는 끓인 물에 헹궈서 먹어야 한다. 요리할 때 살짝 데치는 것처럼 (호텔 싱크대에) 정말 아주 잠깐만 담갔다 꺼내야 한다.

5 여행 전에 사전에서 주요 어휘를 그 나라 말로 찾아서 메모해둔다. 예컨대 프랑스에서는 soya(콩)를 soja라고 한다. 미리 번역해둔 단어장을 보여주는 것만으로도 여행이 대단히 편해진다. 필요한 물건을 어디서 살 수 있는지 호텔 직원에게 단어장을 보여주고 물어볼 수도 있다.

6 현지 음식을 찾아보고 어떤 요리를 먹을 수 있는지 확인한다.

7 어디를 가든 심각한 알레르기가 있어서 유제품은 전혀 먹지 않는다고 말한
   다(프랑스에서 가장 어려웠다). 도저히 안 되면 치즈를 빼고 요구르트나 크림
   을 걷어내고 먹는다. 나는 여봐란듯이 그렇게 한다.

8 유제품을 피하는 독창적인 방법을 개발한다. 예를 들어 조식 뷔페에서 시리
   얼을 먹을 때에는 자두주스나 다른 과일 주스를 부어 먹는다.

9 시차 때문에 잠들기 어렵다면 캐모마일이 마음을 안정하는 데에 좋다.

7장

삶은 내 손에
달려 있다

서양식 생활방식으로 맞닥뜨린 재앙을 해결하는

장기적이고 지속 가능하며 최종적인 유일한 방법은

그 생활방식을 바꾸는 것이다.

・・・

이 장에서는 이른바 '시스템'이라고 하는 것이, 피할 수 있는 수많은 유방암과 전립선암의 위험요인으로부터 왜 우리를 보호하지 못했는지, 혹은 그 원인을 알려주지 못했는지 설명하고자 한다. 이는 내가 건강에 관한 한 우리 스스로 알아서 해야 한다는 결론에 이르게 된 이유를 설명하는 것이기도 하다. 우리의 삶은 정말로 우리 손에 달려 있다. 그리고 지식이 있으면 스스로 결정할 힘을 가질 수 있다. 이 책에서 언급한 사실과 과학적 통찰은 개인적이고 사회적인 위험을 줄이려는 것이다. 그리고 맨 마지막에 열 가지 '황금법칙'(플랜트 10계명)을 제시해두었다.

・・・

이 책에서 나는 유방암과 전립선암을 유발한다고 생각되는 증거들을 모으고, 이 같은 질병을 예방하고 치료할 수 있는 식습관과 생활방식을 소개했다.

그러나 여전히 정말 헷갈리고 이해할 수 없는 게 한 가지 있다.

이 책에 실은 온갖 정보와 과학 실험, 질병학 연구, 통계 조사 등은 권위 있는 과학 학술지에 발표된 것이다. 대부분의 정보는 이미 몇 년, 심지어는 몇십 년 전에 나와 있었고 누구나 쉽게 볼 수 있었다.

왜 알지 못했을까?

과학자로서 나는 전공 분야 학술지 외에 일반 과학 학술지도 많이 읽는다. 그리고 대부분의 사람처럼 신문이나 TV를 통해 최신 정보를 얻기도 한다. 그럼에도 유방암에 걸리기 전까지는 이런 필수적인 정보에 대해 전혀 들어본 적이 없었다.

왜 아무도 말하지 않았을까?

미디어는 유방암에 관한 정보와 조언으로 넘쳐난다. 하지만 대부분은 지나치게 단순하거나 비과학적이거나 내용이 서로 모순된다. 이 책에서처럼 유제품에 반대하거나, 내분비계 교란물질과의 관련성을 말하는 정보는 본 적이 없다. 이에 관해 말한 사람이 정말 없나? 그리고 당국에서는 왜 이 같은 연관성에 대해 조처를 하는 사람이 아무도 없는 걸까?

우리 건강에 영향을 주는 다른 상황에 대해서는 어떤지 살펴보자.

서양식 식습관은 건강에 해로운 요소가 많다고 알려졌다. 예를 들어, 버터, 치즈, 고기는 콜레스테롤과 중성지방 함유율이 높은데 이미 오래전에 이들이 심장병의 원인이라는 것이 밝혀졌다. 그러나 일반 대중은 이러한 위험에 관해 명확한 설명을 들은 적이 없다. 이 책의 3장에서 살펴보았던 '중국 연구'에서 캠벨과 첸준시는 동물성 식품을 아주 조금이라도 섭취하게 되면 혈장 콜레스테롤의 농도가 많이 증가할 수 있고, 결국 만성 퇴행성 질환(심혈관 질환과 당뇨병, 그리고 유방암과 대장암을 비롯한 여러 종류의 암)이 매우 증가한다는 것을 보여주었다. 또한 저지방 유제품이나 기름기를 제거한 고기, 지방 첨가량을 줄인 식품 덕분에 서양에서 지방 소비가 감소했다고 밝혔다. 그러나 청과나 곡물 섭취를 권장하는 것은 거의 주목을 받지 못했다. 이 식품들이 사실상 만성 퇴행성 질환을 예방한다고 알려진 성분을 모두 다 포함하고 있음에도 말이다. 이처럼 중요한 메시지를 매우 선택적으로 왜곡하고 있는 점에 대해 과학자들은 식품 산업계가 로비를 통해 미디어와 (그 결과 대중의 인식과) 공공 정책 입안자들에게 영향력을 행사한 결과라고 본다. 가장 그럴듯한 설명이다.

질병 예방을 위한 위기 대응 커뮤니케이션 방법을 개발하는 대신, 우리는 그동안 알약이나 물약, 수술, 또는 다른 고비용의 외과적 방법으로 질병 치료를 해왔다. 건강에 영향을 주는 식습관이나 생활방식에 관한 커뮤니케이션은 거의 없다시피 할 뿐 아니라 행동을 어떻게 바꾸어야 하는지에 대해서도 확실한 지침이 없었다.

결과적으로 특수한 이익 집단의 반감을 사지 않고 농업이나 농약, 식품 산업, 제약, 의약품과 의료기기 제조 등의 분야에서 물질적 풍요(그리고 일자리)를 유지하게 해 준다. 그러나 있는 그대로의 사실을 분명하고 단순하게 전달함으로써 사람들이 직접 자기 행동을 결정하고 질병을 예방할 수 있도록 하는 게 더 낫지 않을까? 건강에 좋고 영양가 높은 유기농 식품을 생산하는 것과 마찬가지로 단순히 약을 처방하는 것이 아니라 환경이나 사회복지 관련 일자리, 즉 건강교육이나 질병 예방과 모니터링 관련 의료직을 늘리는 게 더 낫지 않을까?

문제는 어디에 있을까?

정치가들이 과학에 대한 이해가 부족한 것이 진짜 문제다. 정치가 중에는 과학자가 거의 없다. 법학이나 정치학, 경제학을 전공한 사람이 대부분이고, 공중 보건이나 환경보다도 경제적인 면에서 자기네 나라가 경쟁 우위를 유지하고 있는지에 더 신경을 쓰는 것 같다. 일반적으로 부의 창출이 삶의 질보다 우선하는데, 이는 아마도 국민 대부분의 견해를 반영한 결과일 것이다.

정치권이 어떤 문제에 직면하고 있는지를 잘 보여주는 유명한 사례가 있다. 몇 년 전에 에드위나 커리 영국 보건부 장관이 살모넬라균에 감염된 달걀의 위험성을 경고하고 나섰는데, 너무 직접적이고 노골적이었다는 이유로 즉각 파면당하고 말았다. 국민과 미디어에서는 커리 장관이 물러나는 것을 반대했고 오히려 장관의 용기를 칭찬했다. 그러나 커리 장관은 누구도 건들지 못하는 경제적 이익을 침범한 사람이었고 결국 장관직에서 쫓겨났다.

가만 보면 정치가들의 수준은 그들에게 자문을 해주는 사람들의 수준 그대로일 때가 많은데, 이렇게 보면 우리 국민들은 제대로 된 봉사를 받기는 틀린 것 같다. 영국은 전통적으로 행정 공무원직에 특정 분야의 전문가보다는 여러 분야를 조금씩은 다 아는 사람(제너럴리스트)을 써왔다. 즉 이들이 각 부처에 의견을 내는 '고위 공무원'이 되는 것이다. 영국 차관급 고위 공무원 스무 명 중에서 과학 분야 학위를 가진 사람은 한 명도 없다. 내가 만나본 대부분의 고위 공무원은 옥스퍼드나 케임브리지대학을 졸업한 고대역사나 고전학 전공자로 과학에 대해서는 제대로 이해하지 못하는 것 같았다. 실제로 에너지의 기본 단위인 줄(Joule)이 뭔지 모르는 전 영국 에너지국의 고위 행정 공무원도 있었고, 석탄에 관심이 많다고 한 고위 관료들이 가장 기본적인 광산 용어조차 모르는 경우도 보았다.

상업화가 과학에 미친 영향에 대해 배스대학의 수석과학자 데이비드 팩햄은 다음과 같이 말했다. "시민에 대한 과학 서비스 및 공공 부문 연구기관의 쇠퇴는 광범위한 정부의 역할에 대해 포괄적인 과학 자문이 제공될 수 있는지 의문을 제기하게 한다. 과학 전문가를 보유하는 일은 지속성과 안정성이 중요하다. 수도꼭지처럼 틀었다 잠갔다 할 수 없기 때문이다."

점점 심해지는 과학의 상업화는 정말 문제다. 영국의 경우 과거에는 공무원 신분이었던 과학 관료들이 현재는 민영화된 연구기관에서 일한다. 원자력기구, 국립물리학연구소, 정부화학연구소, 건축연구소, 교통연구소, 국립자원연구소는 모두 매각되거나 민영화되었고, 정부는 이제 과학 자문을 구할 때 주로 3년짜리 단기 계약을 기반으로 한다. 계약이 끝날 때쯤이면 보통 견실성이나 서비스 품질 못지않게 '비용'이 중요한 기준이 되는 입찰을 통해 재계약을 맺는다. 다른 연구기관들에 대해서도 상업화 요구가 증가하는 추세이다. 이는 대학도 마찬가지다. 1980년대부터 '학생 1인당'으로 책정되던 재정 지원이 급격히 줄어들었다. 잉글랜드와 웨일스에서는 인당 연구비가 대략 절반으로 떨어졌다. 그 결과 과거에는 출판이나 학위를 목표로 한 연구의 비중이 높았다면 지금은 산업이나 상업적 이해관계에 따라 직접 지원을 받게된 것이다.

이런 현상은 미국도 마찬가지다. "산업계에서는 특정 회사에서 연구비를 받는 과학자가 다른 곳에서 자금을 지원받는 조사관과는 협업할 수 없도록 하는 조항을 계약서에 넣어달라고 대학을 압박한다. 심지어 몇몇 학교는 민간 자본을 받아서 수행한 연구는 학술회의에서 발표하기 전에 반드시 해당 재정 지원 기업에 연구 성과를 먼저 제출해야 한다는 조항에 동의했다고 한다." 하버드대학의 총장을 지낸 데렉 복의 말이다.

여러 산업 분야에서 정책적으로 대학 연구를 지원하는 목적은 자사 제품과 관련이 있는 부정적인 연구의 영향을 약화시키려는 것이다. 대표적인 사례가 바로 담배회사가 흡연에 대해 사람들이 잘못 판단하도록 한 연구를 지원한 것이다. 담배업계는 니코틴이 중독성이 있고 흡연이 암을 유발할 수도 있다는 연구 결과를 이미 1960년대 초에 받아 보았지만 이를 숨겼다. 자신들의 상업적 이윤을 보호하기 위해 담배업계는 영국과 미국의 대학에서 특별한 '공공 과학' 연구를 하도록 자금을 댔다. 이들 연구는 담배를 좀 더 좋게 보여줄 수 있는 증거를 찾아서 흡연이 위험하다는 '주장'에 반론을 제기할 때 활용할 수 있도록 하려는 것이었다. 이 연구의 자금 출처는 공개되지 않았다. 결국 1994년 흡연의 위해성이 세상에 드러나자 담배업계는 그 논문이 실린 출판물이 퍼지지 못하도록 온갖 무기를 총동원했다. 대학 도서관이 해당 책자를 소장하지 못하게 했고 그 자료를 찾아본 사람들의 명단을 확보해 관련 교수들의 연구 자금을 끊도록 정치적 영향력을 이용했다.

한편으로는 일반 국민의 이익을 대변해야 하고 누구나 당연히 무료로 이용할 수 있어야 하는 정부 지원 연구조차 대부분 정책을 위한 도구로 여긴다. 만약 그 연구가 자기들의 정책을 지지한다면, 통과다. 하지만 그게 아니라면 보통은 다음 중 하나 또는 전부에 해당하는 대상이 될 것이다.

• 보도자료나 기자회견 금지

- 통상적인 경로를 통한 출판 금지
- 최소 부수의 원고 복사본만 제작
- 마치 우연인 듯 8월 공휴일 직전 금요일에 배포

광우병(소해면상뇌병증, BSE) 위기야말로 공익을 위한 과학이 은폐, 왜곡된 적절한 예다. 문제는 이른바 관계자 회의의 비밀성, 부분적인 연구 결과 공개, 연구비 지원을 끊겠다는 암시적인 위협, 그리고 비판적인 과학자에 대한 비방 등이었다. 미국 코넬대학의 과학기술학 교수 쉴라 자사노프는 이렇게 지적한다.

상황을 악화시킨 것은 단순히 우리 식탁의 주요 음식인 쇠고기가 치명적일 수도 있다는 생각뿐만이 아니었다. 또한 크로이츠펠트야코프병*이 예고 없이 발생하고 치료가 불가능하며 끔찍한 죽음에 이르게 한다는 것 때문만도 아니었다. 정부와 정부 쪽 자문을 맡은 일부 사람들은 1988년 이래 계속해서 쇠고기가 안전하다고 말했고, 광우병이 사람에게 전염되는 것은 불가능하다는 설명을 널리 퍼뜨렸다. 그때 공무원들이 의도적으로 국민에게 잘못된 정보를 전달한 것이라면 오늘날이라고 해서 그들이 하는 말을 어떻게 믿겠는가?

과학자들은 영국에서 광우병 위기와 같은 낭패를 겪은 뒤 자신들의 이미지가 추락했다고 우려를 표명한다. 정치인과 대중 모두

....

* **크로이츠펠트야코프병(CJD)** 이 병의 변종이 인간 광우병이다.

로부터 부당한 비난을 받았다는 것이다. 그러나 과학자의 이미지는 공공 정책을 채택하는 과정의 투명성이 훨씬 더 높고, 공공 부문 과학자들이 솔직하고 올바른 공정성으로 대중의 인정을 회복할 때에만 개선될 수 있을 것이다.

병원 의사들은 식습관, 생활방식, 환경에 대해 훨씬 더 많은 관심을 기울여야 한다. 내가 아는 많은 의사가 건강한 식사를 하지 않는다는 사실은 의사들이 식품 영양의 중요성을 모른다는 것을 의미한다. 존 캐맥 선생의 일화가 있다. 선생은 내가 회복한 데에 매우 깊은 인상을 받아, 자기 딸의 친한 친구를 비롯해 많은 유방암 환자에게 나를 소개했고 내 조언을 따르도록 강력히 권했다. 하지만 선생 자신은 그러지 못했다. 선생은 채소를 거의 먹지 않는 전통적인 서양식 식습관을 가지고 있었다. 십자화과 채소는 모두 거부했는데 나의 설득 끝에 먹게 된 유일한 녹색 채소가 완두콩이었다. 선생은 당뇨병, 관절염, 심장동맥 심장질환 등 퇴행성 질환을 달고 살다가 결국 간암으로 돌아가셨다. 선생은 '그 분야 최고 전문의'라는 의사들이 처방해준 약을 점점 더 많이 먹었다. 선생이 건강을 위해 먹은 유일한 음식은 심장에 좋다고들 하는 레드 와인이었다. 선생이 내 말을 들을 준비가 되었을 때는 이미 너무 늦어버렸다. 그래도 죽기 전 짧게나마 주스를 마시고 콩을 먹기도 했다. 선생이 심혈관 수술을 받았을 때 병문안 갔던 일이 기억난다. 마침 간호사가 와서 음료를 고르라고 하자, 선생은 오렌지주스를 마시라는 나의 강권에도 큰 잔 가득 우유를 마셨다. 선생은 심장 수술을 받고 6개월 뒤 간암으로 세상을 떠났다.

내가 아는 의사 친구 중에 식품화학에 대해 잘 아는 사람은 거의 없는 것 같다. 차링크로스 병원에서는 전문의나 수련의들이 정크푸드를 사는 것도 자주 보았다. 추측건대 의사는 극심한 압박을 받으면서 장시간 일을 해야 하므로, 너무 바빠서 제대로 된 점심을 먹을 시간이 없는 것 같다. 내가 관찰한 바로는 대부분의 의사는 우리가 먹는 음식이나 주위 환경 속의 화학물질과 유방암이나 전립선암의 관련성에 대해 잘 모르는 것 같다. 그 대신 의사들의 지식은 대부분 새로운 약이나 시술에 관해 쏟아져나오는 문헌에 의존한 것이다. 또한 정치인들은 대중의 우려를 불식시키는 연구를 하라고 의사들을 닦달한다. 그러니 정신없이 바쁜 그들에게 내가 찾아낸 유방암에 대한 과학 문헌을 전부 파헤쳐달라고 하는 것은 비현실적인 요구일 것이다. 그런데 내 말이 맞고 그래서 이제 유방암의 원인을 확실히 안다고 해보자. 우리가 습관을 바꿀까? 아니면 먹고 싶은 대로 먹고 나중에 의사들이 수습해주기를 바라게 될까? 흡연의 위험성을 알고 난 뒤 40년 동안 우리는 어떻게 행동했던가. 어떤 사람들은 위험을 알면서도 여전히 담배를 피운다. 그러면서 나중에 의사가 폐암이나 흡연으로 인한 다른 질병을 치료해줄 것이라고 기대하는 것이다.

'유방암이나 전립선암이 많아지는 것은 누구의 잘못인가?'라는 질문에 대한 내 대답은 우리 모두의 잘못이라는 것이다. 특히 우리 사회에서 비교적 고학력인 사람들이다. 나는 동시에 이런 질병 때문에 발생하는 개인적, 사회적 위험을 모두 줄이도록 변화를 일으켜야만 하는 사람도 우리라고 생각한다.

유일한 해답은 생활방식을 바꾸는 것이다

과학자라는 직업 덕분에 나는 유방암과 전립선암의 원인에 관한 연구 자료를 많이 볼 수 있었고, 이 병을 예방하고 치료하는 방법을 개발할 수 있었다. 이 방법에는 중국과 한국에서 일한 경험과 그보다 적지만 일본과 대만, 태국 동료들과 함께한 경험이 포함되어 있다. 내가 우연한 기회에 '중국 암 사망 분포도'를 보고 중국이나 다른 동양인 과학자들과 이야기를 나눌 수 있었던 것은 행운이었다. 과학 전문용어를 헤치고 나아갈 수 있게 과학적 훈련을 받았던 것과 암을 견뎌내고 치료 방법을 찾아 마침내 완치할 수 있는 강인함을 가졌음에 감사한다.

타이밍도 중요하다. 서양식 식습관이 덜 유입되었을 때 홍콩과 베이징, 서울을 여행했던 것은 행운이었다. 내가 만약 최근에 이 지역을 여행했다면 전통적인 동양 식습관과 서양 식습관의 차이를 몰랐을 것이다. 중국이나 한국, 일본에서는 먹는 일이 늘 즐거웠는데, 그곳 음식이 나한테 안전하다는 것을 알았기 때문이다. 최근에 중국과 한국을 방문했을 때 나는 서양식 정크푸드가 많아진 것, 특히 젊은이들이 정크푸드를 많이 먹는 것을 보고 매우 걱정스러웠다. 그들은 광고를 통해, 서양식 탄산음료를 마시고 젖소고기 가공육에 버터와 옅은 노란색이나 분홍색의 질척이는 소스로 범벅된 샐러드를 넣은 버거를 먹는 것이 멋있다고 설득당한 것이다. 질척거리는 소스는 북미에서 샐러드나 샌드위치에 흔하게 뿌리는 것이다. 동양에서도 크림을 얹은 초콜릿 푸딩을 갈수록 많이 먹고, 초콜릿이나 크림을 넣은 커피로 식사를 마무리한다. 베이징에서 장을 보고 음식을 먹는 것은 내게 크나큰 즐거움이었다. 하지만 지난번에 중국에 갔을 때 보니, 내가 좋아하던 슈퍼마켓은 전형적인 서양식 가공 정크푸드로 가득 차 있었고 심지어는 두유를 찾는 일조차 쉽지 않았다! 지난해 홍콩에서는 호텔 근처에서 진짜 전통 중국 음식점을 찾는 것도 어려웠다. 이러니 동양 국가들에서 유방암과 전립선암의 발생률이 높아지는 것도 당연한 것 같다.

이 책에서 나는 유방암과 전립선암의 위험을 낮추는 여러 가지 정보를 제공했다. 그러나 서양식 생활방식으로 맞닥뜨린 재앙을 해결하는 장기적이고 지속 가능하며 최종적인 유일한 방법은 그 생활방식을 바꾸는 것이다. 우리 자신의 생활방식과 그것이 지구에서 함께 살아가는 동물과 지구 행성에 어떤 영향을 미치는지에 대해 확실하고 세세하게 이해할 수 있어야 한다. 다음은 「브리티시 메디컬 저널」의 최신호에 실린 런던 열대위생의과대학 맥마이클 교수와 케임브리지대학 파울스 박사의 논문 중 일부이다.

현재 우리의 인구 규모와 대량 소비 경제활동은 전 지구적인 수준에서 생물권의 생명유지 시스템을 파괴하고 있다. 생명유지 시스템이란 우리 선조들이 살았던 과거에는, 물질이 유기적으로 순환하는 지구의 자정능력으로 인해 지구 생명이 안정적으로 보존되었던 것을 말한다. 그러나 이제 우리가 사는 세상은 그렇지 않다. 우리는 대기의 기체 구성을 변화시키고 있으며, 모든 대륙에서 기름진 토양이 사라지고 있다. 바다에서는 물고기를 남획

해왔고, 관개농업에 필요한 많은 대수층*을 심각하게 고갈시켰다. 그리고 전례 없는 속도로 지구상의 생물 종을 멸종시키고 있다. 지구의 기본적인 생명유지 시스템에 일어난 이러한 변화는 인간의 건강에 장기적이고 과거에 경험하지 못한 새로운 위험을 제기한다. 한편 국지적 환경오염 물질의 증가, 특히 도시의 대기오염은 우리가 이미 경험하고 있는 건강상의 문제를 더욱 악화시킨다.

두 사람은 또한 곡물과 우유, 고기의 생산량을 계속 늘리기 위해 수많은 화학물질이 필요하게 된 농업의 산업화를 언급한다. 한편 유전자변형 작물에 대해서는 아직 그 위험성이 충분히 분석되지 않았으므로 앞으로 새로운 위험을 초래할 수 있다고 전망한다. 이들의 결론은 다음과 같다.

잠재된 더 큰 위협은 인구증가 그 자체 때문이 아니다. 그보다는 오늘날 전 지구적으로 환경을 천천히 파괴하는 보통 사람이 늘어났고 그들이 전체적으로 지구를 심하게 파괴하게 된 것이 문제다. 다시 말해 부유한 국가의 생산 및 소비 패턴을 전 지구적인 규범으로 받아들이게 하려는 시도 때문이다. 현재 전 세계 인구의 수요량은 이미 전체 지구의 수용능력을 30퍼센트 정도 초과한 것으로 추산된다.

'살아 있는 지구 지수'는 인간의 활동이 자연 생태계에 미치는

----

* 대수층(帶水層) 지하수를 품고 있는 지층.

영향을 수량화하려는 최초의 체계적인 시도이다. 여기에서는 세 가지 유용한 지표인 산림생태계(자연림 면적), 담수생태계(70종의 지표생물*), 해양생태계(87종의 지표생물)를 동등하게 평가한다. 이들 지표는 1970년을 100으로 할 때 1995년에는 68로 떨어졌는데 이는 지속할 수 없을 정도로 악화되었다는 것을 의미한다.

따라서 풍요의 기준을 소득이 아닌 인간의 다른 속성으로 바꿀 필요가 있다. 소득 수준에 상관없이 건강 증진이라는 관점을 강화해야 하는 것이다. 이는 우리가 지구의 오염이나 파괴를 초래하는 소비는 최소화하면서 인간의 삶의 질은 최대로 높이고자 한다면 특히 중요하다.

맥마이클 교수와 파울스 박사가 말하고자 하는 것은 우리가 건강한 종으로 살아남으려면 우리의 가치를 물질주의에서 웰빙을 위한 다른 방안으로 바꾸어야 한다는 것이다. '물건'이 아니라 좋은 음식과 교육, 예술, 그리고 인간 말고도 다양한 종이 어우러진 훼손되지 않은 아름다운 환경과 우정, 사회적 교류, 건강에 더 많은 가치를 부여해야 한다.

돌이켜보면 나는 식습관과 생활방식을 서구 중산층의 일을 중시하는 직장 여성 기준에서 전통적이고 동양적인 식습관과 생활방식, 가치를 가진 여성으로 변화시킨 것이다. 그에 따라 단순하고 실용적인 기준을 제시하고자 한다. 개인적 또는 사회적으로도 유방암과 전립선암뿐만 아니라 그 외 수많은 비전염성 또는 퇴행성

....

* **지표생물(指標生物)** 특정 지역의 환경 상태를 잘 나타내는 종.

질환의 위험을 줄이고 동시에 건강을 향상시킬 수 있을 것이다.

플랜트 10계명

1 장을 볼 때는 좋은 음식 재료를 최우선으로 살 것. 플랜트 프로그램을 최대한 지키도록 노력하고, 돈을 더 들여서라도 가능한 한 자연적으로 혹은 직접 재배한 유기농 식품을 구한다. 이는 정부와 식품업계에 분명한 메시지를 던지는 일이기도 하다.

2 진화 과정에서 인간 성인이 먹게 된 음식만 먹는다. 무엇보다 중요한 것은 원래 소나 염소, 양의 새끼들을 위한 유제품을 제외하는 것이다. 또한 식품가공 과정에서 영양소가 크게 줄었거나 변화된 음식은 먹지 않는다. 색소, 향미료, 방부제, 유화제 등 인공 화학첨가물이 들어간 식품이나 수소를 첨가해 만든 경화유(마가린, 쇼트닝) 등 화학적으로 변화된 음식도 먹지 않는다. 마케팅이나 광고에 속아 넘어가지 않도록 하고 '교묘한 표현'을 보게 되면 그 속에 숨어 있는 사실과 꾸밈을 분리할 수 있어야 한다. 의심하라. 그리고 상품 라벨을 확인하고 정보를 요구하자. 이른바 서구식으로 균형 잡힌 식사를 해야 한다는 충고를 더는 따를 필요가 없다.

3 끼니때가 되면 건강에 좋은 영양가가 풍부한 식사를 하는 것을 최우선으로 한다. 세련된 생활방식을 과시하는 물건을 가지려

고 돈을 아끼고, 경력 개발을 위해 시간을 아끼는 것은 직장 여성들에게 유방암이 생기는 두 가지 근본 원인일 것이다.

4 우리 모두를 위해 환경을 개선하는 데에 더 관심을 두고 직접 행동에 나선다. 이미 수많은 화학물질이 쓰이고 있어서 한 개인으로서는 할 수 있는 일이 없다. 그래도 우리가 다 같이 하면, 향수나 화장품, 비닐, 세제, 청소용품, 가정이나 정원에서 쓰이는 화학물질, 인조섬유 등의 사용을 줄임으로써 환경에 미치는 화학물질의 영향을 줄일 수 있다. 과거에 우리가 DDT나 PCB 같은 것을 '기적의 화학물질'이라며 팔았던 것을 생각해 보자. 이제 이것들은 인간과 동물, 환경에 심각한 문제를 일으킨다는 것이 밝혀졌지만 사라지지 않고 여전히 남아 있다. 오늘날 우리가 사용하는 화학물질 중에서 과학자들이 미래에 유사한 판정을 내리게 될 물질은 어떤 것들일까? 환경, 영양, 인간의 건강에 대한 더 많은 연구와 질병 예방을 목적으로 한 더 많은 의학 연구를 촉구해야 한다.

5 기초 과학을 이해하기 위해 노력한다. 과학자들이 직간접적으로 사용하는 돈은 대부분 우리가 낸 돈이다. 그러므로 과학자가 무슨 일을 하는지 알 필요가 있다. 대중이 과학을 이해하는 데에 과학자들이 이바지할 수 있도록 질문을 던지자. 과학자들이 낸 대답이 이해가 안 된다면 부끄러워하지 말고 만족할 수 있는 답을 얻을 때까지 계속 질문하자. 과학자들이 자기가 하는 일을 제대로 설명하지 못한다면 그건 우리의 잘못이 아니라

그들에게 문제가 있는 것이다. 과학이라고 하면 특히 여성들은 지레 손사래를 치며 자기들이 얼마나 비과학적인지 고백한다. 마치 과학에 대해 조금이라도 안다고 인정하는 것이 여성스럽지 않다는 듯이. 과학이 인류를 몰락이 아니라 혜택으로 이끌도록 하기 위해서는 과학을 잘 아는 것이 중요하다. 과학이 사회의 이익을 위한 방향으로 나아가도록 하는 데에는 특히 여성의 참여가 필수적이다. 여성들이 흥미로워할 만한 책으로 레이첼 카슨의 『침묵의 봄』, 콜본, 듀마노스키, 마이어 공저의 『도둑맞은 미래』, 맥마이클의 『과부하 행성Planetary Overload』 등이 있다. 과학 기구에 일반 회원으로 참여하자.

6 자기 몸의 기본적인 신체구조를 알고 적어도 한 달에 한 번 유방 자가진단을 한다. 인체에 관한 책(어린이를 위한 쉽고 좋은 책)으로 자기 몸에 대해 공부하고 지역 보건소에 가서 자가진단법을 확실히 가르쳐달라고 요청한다. 매달 생리가 끝나고 며칠 뒤 찬찬히 검사한다. 평소 자기 가슴의 생김새와 만졌을 때 느낌을 확실히 알고 있으면 아무것도 아닌 일로 의사를 찾아갈 일도 없고 문제가 생겼을 때에도 바로 알아차릴 수 있다. 또한 40세 이상이라면 1년에 한 번 유방전문 병원에서 검진을 받는 것이 좋다.

7 최악의 경우 유방암 진단을 받을 수도 있다. 그러면 동원할 수 있는 온갖 수단을 다해 맞서 싸워라. 외과와 방사선치료, 화학치료 전문의가 있는 좋은 암 전문 병원을 찾아라. 암을 극복하

기 위해서 의사들과 협력하고, 치료 과정에서도 수동적인 희생자가 아닌 건설적인 참여자가 되어라.

8 인공 화학물질을 피하기 위한 플랜트 식습관과 생활방식을 최대한 따른다. 의사 처방에 따른 약이라도 최소화한다. 약 처방을 받거나 권유를 받으면 그 약이 어떤 작용을 하고 어떤 부작용이 있는지 정확하게 물어보자. 설명이 충분히 이해되고 다른 대안이 없을 때에만 약을 먹는다. 의사가 약의 작용을 제대로 설명하지 못하거나 그 약이 효과가 있는 경우와 없는 경우를 제시하지 못한다면 신뢰할 수 없다.

9 감정적 고통에 대처하기 위해 명상이나 최면요법, 심상요법, 요가와 같은 방법을 이용한다. 그러나 단순히 긍정적인 생각에만 의존하지는 말자. 가장 중요한 것은 식습관과 생활방식을 바꿈으로써 신체의 화학작용을 변화시키는 것이다. 친구, 가족과 이야기를 나누고 그들의 도움을 받자. 하지만 그들이 잘 대처하지 못한다 해도 이해하자. 그들도 고통스러울 수 있다는 점을 인정하고 나중에 돌아올 준비가 되었다고 하면 다시 내 삶에 받아들이자.

10 유방암이 곧바로 사형선고를 의미하는 것은 아니다. 암이 진행 중이라 하더라도 극복할 수 있다는 것을 잊지 말자. 내 말을 믿어도 좋다, 내가 그렇게 했으니까.

유방암이 나를 변화시켰다

아는 것이 힘이다. 이 책에서 나는 과학자로서, 그리고 다섯 번의 유방암 발병으로 고생한 환자로서 유방암이라는 주제에 관해 내가 얻은 지식을 공유함으로써, '모든' 여성이 개인적으로나 사회적으로 유방암에 대처하는 힘을 가질 수 있도록 노력했다.

첫 번째 암 진단을 받기 전까지 나는 성취욕에 불타는 직장 여성이었다. 아이들을 위한 시간은 언제나 낼 용의가 있었지만 실은 무늬만 엄마이자 아내였다. 식품업계의 이른바 '건강' 정보를 믿었던 탓에 영양 상태가 좋지 못했다. 건강한 식품이라고 광고하고 파는 것을 먹고 살았기 때문이다. 저지방에 식이섬유가 많은 식품에다 유제품의 비중이 높았는데, 코티지 치즈와 요구르트, 다진 젖소 고기로 만든 음식을 먹은 뒤 밀크티나 시중에서 파는 가공 오렌지주스로 씻어내렸다. 나는 과일과 곡물류는 많이 먹었지만 샐러드나 채소는 거의 먹지 않았다. 영양소 결핍을 보충하기 위해 그저 고용량 비타민 C와 종합비타민, 종합미네랄 알약을 먹었다.

그러나 이제 나는 나 자신과 다른 사람에게 더 친절해졌다. 아무리 바쁘고 아무리 간단한 식사를 하더라도 영양이 풍부한 건강한 음식을 챙겨 먹는다. 가족과 친구를 위한 시간도 더 많이 할애한다. 그러자 놀랍게도 직장과 인생에서 훨씬 더 성공적이 된 것 같다. 옷이나 집, 정원, 자동차에 관한 한 이제는 겉멋을 부리지 않고 가능한 한 비물질적이 되고자 노력한다.

그 대신 지구라 불리는 아름다운 푸른 행성의 지속가능성과 환경에 대해 점점 더 많은 관심을 두게 되었다. 유방암이 나를 변화시켰다. 불안해하고 권위에 쉽게 넘어가던 사람에서 구속받지 않는 강인한 여성으로.

유방암은 나를 멈춰 세웠다.

그리고 길에 핀 장미꽃 향기를 맡을 수 있는 여유를 갖게 해주었다.

플랜트 프로그램
실천 사례

2000년에 처음 책을 낸 뒤로 암 연구와 식생활, 특히 유제품과 관련한 연구를 계속해왔다. 그 결과 몇 권의 책을 더 쓰게 되었다. 가장 최근의 신상 변화는 영국 지질연구소를 그만둔 뒤 런던 임페리얼 칼리지의 교수가 된 것인데, 환경과 음식, 건강에 대한 연구에 집중하고 있다. 또한 런던에 있는 암 지원 클리닉에서도 일하고 있고, 암뿐만이 아니라 심장병이나 골다공증처럼 충분히 피할 수 있는 위험요인과 식습관의 관계를 알려주는 웹사이트 개발에도 참여했다.

암 진단을 받고 치료 과정을 거쳐오는 동안 다른 사람들은 어떻게 암을 이겨냈는가 하는 이야기를 듣는 게 내게는 매우 중요한 일이었다. 그 결과 이 책의 새 판에는 여러 사람의 경험담을 담을 수 있게 되었다. 플랜트 프로그램이 진단과 치료, 회복 과정에서, 또한 그들의 삶 자체에 어떤 영향을 미쳤는가 하는 이야기이다. 각각의 이야기는 그들 나름의 시각에서 자신들의 언어로 표현된 것이다. 이들의 이야기가 유방암을 앓고 있거나 가까운 사람 중에 유방암 환자가 있는 독자들에게 도움이 되기를 바랄 뿐이다.

유방암 2기, 의사인 나에게…
●
메리 벨쇼

2004년 7월, 침대에 누워 있던 중 오른쪽 유방 바깥쪽에 멍울이 생긴 걸 발견했다. 지난 몇 달간 생리 전에는 부드러운 느낌이 있었는데, 양쪽 가슴 바깥쪽으로 이미 몇 년 전부터 멍울이 자꾸 생겨나곤 했다. 후자에 대해서는 나 나름대로 섬유선종이라는 진단을 내리고 있었다. 그런데 멍울이 많아지는 게 아니라 갑자기 지름이 약 2cm 정도 되는 유난히 딱딱하고 불규칙한 멍울이 느껴졌다. 더 자세히 보니 오른쪽 겨드랑이에 딱딱한 작은 분비선이 있었다.

내 마음은 곧바로 최악의 장면을 향해 치달았다. 이미 광범위하게 전이된 유방암으로 때 이른 죽음을 맞이하게 된 내 모습을 상상하며 울음을 터뜨렸다. 엄마 잃은 아들과 상실감에 빠진 남편은 어떻게 할까.

나는 지역 일반의(주치의)로 일하고 있었고 아들은 겨우 여섯 살이었다. 내가 열두 살 때 아버지가 돌아가셨고 고모는 70대에 유방암 진단을 받은 뒤 3주 만에 돌아가셨다. 직업상 젊은 환자가 그런 식으로 죽어가는 것도 보았다.

이틀 후에 진료를 받았고 곧이어 초음파와 유방조영술, 조직검사를 했다. 닷새 뒤, 휴가 중일 때 외과의사가 전화해서 매우 사무적인 어조로 내가 유방암이라고 알려주었다. (이런 소식을 들을 거라고 예상하고 준비를 하고 있었음에도) 실은 전혀 준비되어 있지 않았다! 나는 충격에 빠졌고 이를 받아들이는 데에 큰 어려움을 겪었다. 마흔다섯의 나이에 건강하다고 자신하고 있었는데 유방암 선고를 받은 것이다.

휴가 중에 여섯 살 난 아들에게 암에 대한 이야기를 해주었다. 엄마가 암에 걸렸다는 게 '너무 너무 아프다'라는 뜻이 아니라는 걸 겨우 이해시킬 수 있었다. 아들은 식구들 사이에서 포옹과 입맞춤이 부쩍 많아진 중대한 변화를 알아차렸다! 다행히도 아들은 이 같은 소식을 잘 받아들여 주었고 우리는 어느 정도 보통 때와 같은 휴가를 보낼 수 있었다.

며칠 뒤 골반과 복부의 통증과 식욕감퇴, 메스꺼움 때문에 '너무 너무 아팠다'. 다시 한 번 광범위하게 전이가 되었을 거라고 확신했고 말기 환자를 위한 완화의료를 거쳐 곧 하늘나라로 가리라 생각했다. 나중에 알고 보니 이 같은 증상은 과민성 대장 증후군과 스트레스 때문이었다. 투병 중에 내가 깨달은 바로는 나의 의학적 지식은 장점인 동시에 단점이었다.

나는 가족, 특히 아들을 위해 가능한 모든 의학적 치료를 다 받기로 했다. 다행스럽게도 간단한 종양 절제수술(부분절제술)과 오른쪽 겨드랑이의 림프절을 모두 제거하는 수술을 받으면 되었다. 외과의사는 유방 절제수술(전절제술)을 권했지만, 나는 그런다고 반드시 예후가 더 좋아지는 건 아니라는 걸 알고 있었고 피할 수만 있다면 흉한 상처가 남는 수술은 받고 싶지 않았다. 그리하여 6개월간의 집중 항암화학요법과 3주간의 방사선치료, 그리고 12개월 동안 허셉틴 치료를 받았다. 허셉틴은 3주마다 정맥주사로 맞았는데 그 당시에는 국민건강보험 지원 약제가 아니었기 때문에 내 돈으로 맞아야 했다. 내 경우 허셉틴은 별다른 부작용은 없었다.

제인 플랜트와 마찬가지로 나 역시 롤러코스터를 탔다. 치료를 받는 동안 가까운 사람을 잃는 매우 슬픈 경험을 두 번이나 했다. 그 사건과 독한 항암주사 때문에 치료 첫해는 매우 우울하게 보냈다. 검사 결과나 예후를 기다리는 끔찍한 과정과 항암주사의 부작용에 대처할 수 있는 심리적인 지원이 정말 필요했다.

나는 재발 위험을 낮추는 데 도움이 될 수 있는 온갖 보조요법을 탐색해보기로 했다. 플랜트 프로그램을 따르는 것 외에도 다양한 종류의 허브와 고품질의 비타민을 먹기 시작했고 면역체계를 유지하는 데 도움이 된다고 생각되는 기 치료와 요가를 시작했고 스트레스를 다스리기 위해 명상 음반을 들었다. 매우 긍정적인 태도와 무시무시한 통계를 무시하는 것, 후원회 여성들의 지지 등도 내게는 큰 도움이 되었다. 간단히 말해 두려움과 비관론에 사로잡혀 있다가 3개월 만에 나의 미래를 통제할 수 있는 희망적이고 긍정적인 느낌이 들게 되었다.

내 종양은 2기, 크기는 2cm로 에스트로겐과 프로게스테론에 음성이며 허셉틴에 반응하는 선암*이었는데 13개 림프절 중 4개에 퍼져 있었다. 그러나 국소 림프샘을 넘어서서 퍼지지는 않았다.

암 진단을 받고 나서 맨 처음 든 의문은 나 자신을 위해 무엇을 할 수 있을까 하는 것이었다. 특히 식습관을 바꾸면 재발의 위험을 낮출 수 있을지 궁금했다. 식습관의 변화가 재발 감소에 도움이 된다는 증거는 없다는 얘기를 들었을 때 그다지 놀랍지는 않

....

* **선암** 선(腺)을 구성하고 있는 세포에서 발생하는 암. 대부분의 유방암 유형은 선암이다.

왔다. 간호사는 '균형 잡힌 건강한 식단'을 유지하는 게 좋다고 했다. 그러나 이는 전혀 말이 되지 않았다. 나는 이른바 '균형 잡힌 건강한 식단'을 지키는 동안 암이 생겼던 것이다.

나는 오랫동안 일반적으로 건강한 식단이라고 하는 것을 먹었다. 과일 또는 채소를 하루 다섯 차례 섭취하고 저지방 유제품과 전형적인 서구식 요리인 신선하고 편리한 사전 조리 식품을 먹었다. 스스로 건강하다고 느꼈고 걷기나 수영, 정원 일 같은 신체 활동을 규칙적으로 했다.

수술 후 10일쯤 지나 우연히 동네 책방에서 제인 플랜트의 책을 발견했을 때 깨달음이 찾아왔다. 그동안 유방암에 대한 수많은 정보를 유방 클리닉의 간호사가 보내주었고 나 스스로 의학 서적을 읽기도 했다. 대부분의 독서는 매우 우울한 것이었다. 나는 보통 사람을 위해 쓰인 책을 찾아보기로 했는데, 유방암에 대처하는 실용적이고도 희망적인 설명을 들을 수 있기를 기대했다. 그때 제인 플랜트의 이 책이 눈에 띄었다. 고무적일 뿐만 아니라 정말로 충실히 찾고 연구한 결과물이었다.

나는 단숨에 책을 읽어나갔고 곧바로 플랜트 교수의 이야기에 사로잡혔다. 병 때문에 겪는 감정적 기복에 대한 설명은 내 얘기 같았다. 그러나 무엇보다도 힘이 되었던 것은 내 몸을 위해 스스로 무언가를 할 수 있다는 사실이었다.

플랜트 교수의 책을 읽고 그녀의 프로그램을 따라 하자 심리적으로 모든 게 신속히 바뀌었다. 스스로 통제력이 생긴 것 같았고 심리적인 에너지를 얻었을 뿐 아니라 물리적으로도 돌덩이를 내려놓았으며(6주 정도 만에 옷 치수가 두 단계나 줄었으니) 기분이 좋아졌다. 20대부터 생겼던 가슴의 멍울 같은 것도 사라졌고 더는 아프지 않았다. 그 밖에 가벼운 천식이나 습진, 감기를 달고 사는 것 같은 사소하지만 고질적인 문제들도 사라졌다. 콜레스테롤 수치(총 콜레스테롤 대 고밀도 지단백 콜레스테롤(HDL)의 비율)도 3.5로 아주 좋아졌고 갑작스러운 조기 폐경에도 불구하고 항암주사를 맞던 짧은 기간을 제외하고는 갱년기 증상도 전혀 없었다. 항암화학 치료도 비교적 수월하게 받을 수 있었고 아들을 학교에 데려다주거나 운동을 하는 것도 가능했다.

그다음 18개월의 과정 동안 암과 식습관, 생활방식에 대해 충실히 연구한 많은 책을 읽었다. 모든 책이 비슷한 조언을 담고 있었는데, 생활방식의 변화와 특히 식습관이 유방암 치료와 재발 방지에 중요한 역할을 한다는 것이었다.

책을 읽음으로써 나는 암에 대한 생각을 근본적으로 달리하게 되었다. 지금은 유방암을 비롯한 여러 암이 현대의 서구식 식습관으로 인한 잘못된 물질대사 때문에 생긴다고 믿는다. 그러므로 치료에도 식습관의 변화가 필수적이다. 또 식습관과 생활방식을 바꾸는 것이 유방암 재발이나 새로운 암 발생의 위험을 근본적으로 줄일 수 있으리라 확신한다. 유방암은 20년 혹은 그 이상이 지나더라도 언제든 재발할 수 있으므로 식단 변화는 평생 유지해야 한다. 우유에 들어 있는 호르몬은 아주 소량이라 하더라도 매우 강력하므로 유제품 없는 식단을 유지하는 게 중요하다. 환자 모임에서의 내 경험으로 보면 플랜트 프로그램을 따르는 여성들이 식습관에서 아무런 변화도 주지 않은 이들에 비해 예후가 더 좋았다. 안타깝지만 의사 말만 믿고 아무것도 하지 않는 건 최선의 방법이 아니다. 내 경험으로 봐도 음식에 관한 의사들의 지식은 매우 제한적이어서 대학입학 시험에서의 생물학 수준 정도를 넘지 않을 것이다. 지금은 의사로서 내가 만나는 유방암이나 전립선암 환자들 모두에게 이 식이요법을 권한다.

종양 덩어리를 없애는 데에는 현대 의학이 필수적이지만 나는 식습관 같은 전체적인 접근법에 더 믿음이 간다. 유방암 진단을 받은 지 이제 2년 반이 지났는데 내 상태는 아주 좋다. 앞날에 대해서도 확신이 있기 때문에 재발의 공포는 없다.

담당의사도 나를 만날 때마다 더 낙관적인 태도로 대한다. 나는 내 삶을 스스로 책임지기로 했는데 잘한 일인 것 같다. 제인 플랜트 덕분에 내 경험을 기록할 수 있었고 음식과 유방암의 관계에 대한 연구를 찾아볼 수 있었다. 나는 진심으로 제인 플랜트 식이요법을 추천한다. 플랜트 프로그램은 안전하고 심장이나 뼈 질환을 예방하는 데에 효과가 있을 뿐 아니라 전반적인 건강과 웰빙에 도움이 된다. 이 프로그램을 따라 하면 잃을 건 아무것도 없고, 나와 제인 플랜트, 수많은 여성이 그러하듯 얻는 것은 생명이다.

난소암 3기, 더 잃을 것이 없다면
●
그웬 선덜랜드

죽음에 직면했다는 생각에 내가 절망에 빠져 어찌할 바를 모르고 있었을 때, 제인 플랜트의 이 책은 내가 할 일을 알려주었다.

그전부터도 나는 아주 심한 다리 경련과 체중 증가, 또 심각한 건조증과 자궁경부암 검사 때문에 주치의를 자주 찾아가는 편이었다. 누구나 그러하듯이 갱년기 증상이라고만 생각했다, 그 나이였으니까.

그러나 2002년 9월, 난소암 3기라는 진단을 받았다. 2004년 2월에는 항암화학요법을 계속하지 않으면 고작해야 몇 달밖에 살 수 없을 거라는 말까지 들었다. 나는 남은 생이 얼마이든지 간에 내 삶의 질을 지켜야겠다고 결심했다. 우리 가족 중에는 암으로 죽은 사람이 많았다. 그래서 나는 이제 내가 암에 걸릴 차례가 된 것으로 생각했고 (최초의 충격이 가신 후에는) 열심히 맞서 싸우겠노라고 마음먹었다. 암은 내 삶과 생활방식을 바꾸도록 크게 경종을 울려주었다. 다시 기운을 내고 자기 삶의 주인이 되는 것이 중요하다.

난소암 환자로서 가장 어려웠던 점은 이 병에 대해 뭔가 긍정적이고 나한테 도움이 될 만한 정보를 거의 찾을 수가 없었다는 것이다. 통계 수치는 매우 비관적이었다. 난소암은 병이 상당히 진행될 때까지도 특별한 증상이 없으므로 '침묵의 암'이라 불린다.

나는 제인 플랜트 교수의 책을 소개받고 바로 그 식이요법을 시작했다. 플랜트 교수가 해낸 연구도 놀라웠지만 유방암과 함께 한 그의 여정은 정말 인상적이었다. 완전히 같지는 않지만 난소암 역시 유방암이나 전립선암과 비슷한 유전자 때문에 생기는 것이라면, 나라고 안될 게 뭐가 있겠는가? 더는 아무것도 잃을 게 없는데.

좋아하는 음식과의 결별을 이겨내기만 한다면 그다음부터는 아주 쉽다. 지금은 치즈가 지방 덩어리처럼 보이고 고약한 냄새가 나는 것 같다. 과일을 좋아했기 때문에 주스는 전혀 문제가 안 되었다. 가장 큰 문제는 매일매일 내가 먹을 신선한 음식을 마련하기 위해 충분한 시간을 들여야 한다는 것이었다. 이제는 습관이 되었지만.

진단 후 수술까지 6주나 기다려야 한다는 건 끔찍한 일이었다. 그래서 상당한 비용이 들기 때문에 경제적으로는 큰 부담이었지만 민간병원을 선택했다. 한 가지 혜택이라면, 내가 간 병원은 유기농 재료를 썼고 나의 식이요법을 존중해주었다는 점이다. 덕분에 입원해 있는 엿새 동안 긍정적인 태도를 유지할 수 있었다.

이 책은 단지 식이요법에 대한 것뿐만 아니라 오늘날 우리 생활 속의 독성 물질에 대해서도 알려준다. 플랜트 교수는 플라스틱에 들어 있는 인공 에스트로겐, 치아 충전재로 쓰이는 레진, 머리 염색약, 우리 몸의 산성도를 살펴보는 것 등을 포함해 이 모든 것에 대해 깊이 있게 논의해야 하는 이유도 설명해준다.

플랜트 교수 얘기 중에 나한테 가장 중요한 것은 '말하는 대로 실천하라'는 것이다. 그리고 내게는 이걸로 충분하다. 식이요법과 독성 물질을 연구해 비슷한 처지에 놓인 다른 사람들을 도울 수 있게 하려고 플랜트 교수가 유방암에 걸린 게 아닐까 하는 생각이 들 정도이다. 플랜트 교수는 마음으로부터, 또 자신의 경험에서 얻은 바를 가지고 사람들을 돕는다. 이 식이요법은 이제 나에게는 삶의 방식이며 언제까지나 함께할 것이다. 다른 암 환자들이 물을 때마다 나는 기꺼이 내가 아는 것을 알려준다. 실제로 내 이야기를 들은 사람은 암 진단을 받지 않았다 하더라도 자신들의 식단과 생활방식을 돌아보게 되는 것 같다.

어떤 의사의 지시로 잠깐 이 식이요법을 아주 제한적으로만 적용한 적도 있었지만 곧 다시 돌아왔다. 내가 이 글을 쓰는 이유는 또 다른 길이 있다는 것을 사람들에게 알려주고 싶기 때문이다.

주변에서는 내가 얼마나 건강하고 에너지가 넘쳐 보이는지 항상 감탄하는데, 그들에게 난소암 3기였다는 얘기를 하면 다들 깜짝 놀란다. 중요한 것은 나 스스로 건강하다고 느끼고 있으며, 매일매일 앞날을 내다보며 미래의 계획을 세운다는 점이다. 한때는 오지 않으리라 생각했던 바로 그 미래를 위해.

유방암, 나를 위해 무엇을 할 수 있을까
●
리안 발독

1 1996년 6월, 왼쪽 유방 바깥쪽 가장자리에 생긴 작은 멍울 때문에 주치의를 찾아갔다. 의사는 대수롭지 않게 여기는 듯, 국민건강보험(NHS) 유방클리닉에 가려면 3개월은 기다려야 한다고 말했다.* 굳이 유방클리닉으로 의뢰할 필요는 없다고 생각하는 것 같았다. 그래도 나는 다른 의사의 진단을 받아보고 싶다고 말했고, 7월에 민간병원의 외과의사를 만날 수 있었다. 외과의사는 내게 '혹시 유방암이라 하더라도 이 멍울하고는 전혀 관계가 없을

....

* **영국의 의료 제도** 영국의 의료 시설은 크게 민간병원과 세금으로 운영되는 NHS (National Health Service, 국민건강보험) 병원으로 나누어진다. 민간병원은 돈을 내면 쉽게 빨리 치료를 받을 수 있다. NHS는 누구나 무료로 치료를 해주지만 대기 시간이 길다. NHS에 가입하면 주치의(General Practitioner, GP)가 지정되어 응급상황을 제외한 모든 경우에 1차 의료 서비스를 받게 된다.

거'라고 말했다. 나는 확실히 하기 위해 침생검을 받겠다고 했지만 의사 말로는 멍울이 너무 작아서 정확한 위치를 찾기가 어렵다는 것이었다. 그 단계에서 초음파검사를 받을 수 있다는 건 나로서는 들은 적도 없었고 알지도 못했다. 11월이 되자 팔을 들면 멍울이 바로 보였다. 그래서 12월에 지난번 그 외과의사를 다시 찾아가서 멍울을 제거해달라고 했다. 국민건강보험에서는 여전히 '응급상황'으로 판정해주지 않았기 때문에, 장기 대기를 피하고자 보험 적용 없이 내 부담으로 수술을 받겠다고 했다. 이틀 후 부분마취로 제거수술을 받고 수술침대에서 내려오자, 의사는 "조직검사 결과가 음성으로 나온다는 것에 저의 전 재산을 걸겠습니다."라고 장담했다. 그때 내기를 받아들이지 않은 게 후회막심이다. 열흘 후에 실밥을 제거하러 갔을 때, 조직검사 결과가 악성으로 나왔으며 추가 수술이 필요하다는 말을 듣게 되었다(그것도 그 의사가 아니라 레지던트로부터). 마침내 국민건강보험 병원의 유방전문의 진료를 받게 되었는데, 그 전문의는 아주 서둘러서 단 이틀 만에 진료 약속을 잡더니 바로 그다음 주로 수술 날을 정해주었다.

나는 큰 충격을 받았다. 특히 조기 진단의 중요성을 알고 올바르게 대처하려던 나의 모든 노력에도 불구하고, 조기에 진단을 받지 못했을 뿐만 아니라 내 주치의와 민간병원의 외과의사까지도 유방암이 아니라고 장담했었다는 사실에 망연자실할 수밖에 없었다. 그 의사들은 누구도 심각하게 생각하거나 걱정하는 것 같지 않았다.

제인 플랜트는 내가 맨 처음 조언을 구했던 사람 중 한 명이다. 제인은 즉시 내가 받고 있던 호르몬 대체요법을 중단하고 모든 유제품을 끊으라고 말했다. 제인의 이론에 대해서는 이미 몇 년 전부터 알고 있었고 그녀가 했던 연구도 어느 정도는 말이 된다고 생각하던 참이었다. 나는 나보다 훨씬 더 심각한 문제에 직면했던 제인이 보여준 태도와 대체의학에 대한 제인의 과학적인 접근 방법에 감탄했다. 플랜트 프로그램은 적어도 유방종양과 림프 절제술, 그리고 뒤를 이은 방사선치료까지 전문 의료진이 내 생명을 맡았던 석 달 동안 나 자신을 위해 할 수 있는 뭔가 긍정적인 일이었다. 다행히도 림프샘이 깨끗했기 때문에 항암화학요법은 받지 않아도 된다고 했다. 그리고 타목시펜은 내가 거부했다. 종양 전문의에게는 내가 골칫거리였을 것이다. 하지만 그 의사는 환자 병력에 대한 고려 없이 무차별적으로 타목시펜 처방을 내리는 것 같았다. 나는 1년쯤 전 자궁에 이상세포가 생긴 적이 있었는데 타목시펜이 자궁암의 위험을 높일 수 있다는 점을 알았기에 거부했다.

대학에서 일할 때 의학 논문을 볼 기회가 있었다. 그때 스칸디나비아에서 수행된 연구에 대해 알게 되었다. 그 연구에 따르면, 코엔자임큐텐을 많이 복용하면 유방 종양의 크기가 줄어든다는 것이다. 하지만 내가 자문을 구했던 영국의 암 연구팀은 이를 완전히 무시했다. 그럼에도 나는 코엔자임큐텐을 3년째 복용하고 있다.

나는 아직 초기 단계(진단 후 3년 반밖에 되지 않았으니)인데 여기서 더 이야기하면 지나치게 자신만만하게 군다고 생각하겠지만 웬만큼은 건강하다고 느낀다. 여전히 아주 조심하고 혹시 무슨 신호가 나타날까 봐 경계를 늦추지 않고 있지만, 최소한 지금은 거의 2년간 완전히 탈진 상태라고밖에 표현할 수 없는 방사선치료의 후유증을 마침내 극복했다는 생각이 든다. 그뿐만 아니라 좀 더 건강한 음식을 먹음으로써 재발 위험을 감소시키기 위해 최선을 다하고 있다고 생각한다. 즉 과일, 채소, 생선은 많이 먹고, 포화지방과 유제품의 섭취는 제한하는 것이다(다만 내가 유일하게 아쉬워하고 때때로 도저히 참을 수 없는 치즈 샌드위치만 빼고!).

콩(유전자변형이 아닌)이나 식물성 기름으로 만든 다른 식품으로 유제품을 대체함으로써 유방암 발생이나 재발 위험을 낮출 수 있다면, 이는 다른 대안에 비해 큰 어려움 없이 확실히 해볼 만한 일이다.

2 이 책의 초판에 위의 글이 실렸는데, 지금은 그로부터도 6년(유방암 진단으로부터는 9년)이 지났다. 나는 여전히 살아 있으며 마침내 유방암 클리닉에서도 놓여났다. 이제 해마다 정기검진을 받을 필요도 없고 2년에 한 번 유방촬영만 받으면 된다.

지금도 유제품은 가능한 한 멀리하고 있지만, 여행 중일 때는 처음만큼 아주 철저하게 지키는 편은 못 된다. 제인의 식습관 원칙 가운데 견과류와 씨앗, 콩 종류와 두부 등은 워낙 싫어했던 음식이라 결코 따르지 못했다. 수많은 시행착오 끝에 입에 맞는 두유 브랜드는 하나 찾아낼 수 있었다. 지금은 요구르트와 치즈도 가끔 먹는다. 레스터에서 데본으로 이사를 한 뒤로는 생선을 자주(일주일에 서너 번 정도) 먹는데, 그전까지는 들어보지도 못한 온갖 종류의 생선을 알게 되었다. 또한 지역에서 생산된 유기농 과일 주스도 많이 마시고 역시 지역에서 나는 채소와 인공 방부제를 첨가하지 않고 냉동 보존한 반조리 식품을 먹는다.

코엔자임큐텐은 계속 먹고 있는데 평소에는 하루 400mg을 복용하지만, 치료 중일 때와 최초 5년 동안은 복용량을 하루 약 120mg으로 줄였었다. 한편으로는 너무 고가인 이유도 있었다. 더불어 이제 더는 우유나 크림, 버터 등을 먹지 않기 때문에 칼슘 보충제도 꾸준히 먹는다.

내 경험으로만 보면 맨 처음 찾아갔던 레스터의 주치의나 민간 병원은 정말 실망스러운 수준이었다. 하지만 9년 전에는 국민건강보험의 유방 전문의를 곧바로 만날 수가 없었던 탓도 있다. 지금이라면 가능한 한 빨리(14일 이내) 이관시켜 달라고 요청하는 것이 좋다. 만약 민간병원을 간다면 반드시 국민건강보험의 유방 클리닉에서 일하는 전문의가 있는 곳을 찾아가도록 권한다. 나의 최대 실수가 바로 이것이었다. 내가 찾아간 민간병원의 외과의사는 일반 외과의였고 지역 국민건강보험 유방 의료 기관과는 아무 연결이 없었다(그 의사가 유방암 수술 경험이 있다는 것은 알고 있었다). 일단 국민건강보험 '시스템'에 올라가자 최단 시간에 최선의 치료를 받을 수 있었다. 아마도 그때는 국민건강보험에서 내 주치의와 일반 외과의사가 실수를 저질렀다는 것을 알아차렸기 때문에 문제를 최소화하고 고소를 피하고자 그랬던 것 같다. 사실 고소를 하라는 사람도 있었지만 그러지는 않았다.

데본으로 이사한 다음부터는 정기검진을 맡은 데리포드 병원의 의료진이 치료를 맡아주었다. 한번은 의심쩍은 림프절을 떼어낸 적이 있는데 다행히 결과는 양성으로 나왔다. 내게는 엄청난 고통과 트라우마를 일으킨 사건이었지만 불행 중 다행이었다. 또 2년 전에는 수술하지 않은 쪽 가슴에서 작은 종양 2개를 발견했는데 이틀 만에 바로 진료를 받을 수 있었다. 초음파검사를 통해 꾸준히 모니터링을 하는 동안 종양은 점점 크기가 줄어들더니 저절로 없어졌다.

내가 해주고 싶은 또 다른 충고는 항상 앞날을 계획하고 그 목표를 달성하기 위해 노력하라는 것이다. 그것은 음악회일 수도 있고 친구들과의 모임 또는 주말여행일 수도 있다. 처음에는 그저 몇 주 후의 계획이겠지만 시간이 흐르고 몸이 점점 나아지면 장기적인 목표를 세워보자. 나는 2001년의 개기일식을 아프리카 잠베지 밸리에서 보겠다는 계획을 세우고 2년간 여기에 집중했던 적이 있다. 그리고 마침내 비행기에 올랐을 때 내가 느낀 성취감은 이루 말할 수가 없다. 그때 처음으로 내가 진짜 살 수 있으리라 생각했던 것 같다.

어머니와 두 언니도 유방암이었다
●
메리 램봇

나는 56세 여성으로 유방암 가족력이 있다. 어머니는 유방암으로 1950년대에 유방 전절제술을 받았는데 당시 53세였다. 어머니는 재발 없이 살다가 85세에 뇌졸중으로 돌아가셨다. 큰언니는 10년 쯤 전에 유방암 진단을 받고 유방 부분절제술을 했는데, 종양 주변에 약간 의심스러운 세포가 있어서 방사선치료도 받았다. 그 이후로는 건강하게 지낸다. 큰언니는 항암주사도 안 맞았고 타목시펜도 복용하지 않았다. 어머니와 큰언니는 같은 유형의 유방암이 아니었을까 한다.

둘째 언니는 4년 전에 침윤성 유방암 1기 진단을 받았는데 호르몬 수용체는 음성이라고 했다. 둘째언니는 양측 유방절제술을 받았는데 수술 후 폐색전증*이 생겼다. 그런데 6개월 만에 유방암이 척추로 빠르게 전이되어 항암화학요법과 방사선치료를 받았지만 1년 반 뒤에 사망했다. 나는 내 치료가 끝난 뒤, 남아프리카로 둘째 언니를 보러 가서 언니가 세상을 떠날 때까지 돌봐주었다. 나 역시 이런 최후가 올 때까지 시간이 얼마나 남았을까 하는 생각을 계속했기 때문에 무척 힘들고 스트레스가 많은 시기였다.

사실 둘째 언니가 진단받기 바로 한 달 전인 2002년 3월, 나역시 침윤성 유방암 2기 진단을 받았었다. 나는 4월에 오른쪽 유방 전절제술을 받고 3개월간의 항암화학요법 뒤 흉벽 방사선치료를 받았다. 그리고 다시 6개월간의 항암화학요법이 이어졌다. 그리고 회복한 뒤에는 한동안 '이제 다 지나갔구나.' 하고 생각했다. 그러나 1년 반 뒤인 2004년 12월, 허리 통증이 생겼다. 스캔 검사 결과 요추 3번 척추에 골 용해성 병변이 발견되었고 다시 척추 부위에 방사선치료를 받았다. 2005년 3월, 피검사 결과가 괜찮았기 때문에 주파수 치료라는 대체요법을 받기 위해 호주 서부의 퍼스로 갔다. 치료를 받고 나서 시드니로 돌아왔는데 사실 그 치료는 전혀 소용이 없었다. 퍼스에서 돌아온 뒤 피검사 수치도 나빠졌고 7월에는 새로운 척추 전이와 간 종양이 있다는 진단을 받았다. 다

....

* **폐색전증** 폐에 피를 공급해주는 폐동맥이 혈전(혈액이 응고된 덩어리) 또는 지방세포 등으로 막혀 혈류가 나빠지거나 혈액을 보내지 못하게 되는 병.

시 척추 방사선치료를 하고 6개월간의 항암화학요법을 시작했다.

인터넷에서 제인 플랜트의 책에 대해 알게 된 건 항암화학요법을 시작하기 한 달쯤 전이었다. 나는 음식과 암이 관련이 있다고 생각하고 있었다. 그래서 이미 그전부터 유기농 음식을 먹었으며 동물성 지방은 줄이고 채소 주스를 마시며 건강한 식단을 유지하고 있었다. 사실 나는 겉으로는 건강해 보였고 일도 정상적으로 하고 있었다. 제인 플랜트 기사를 보았을 때 더 자세히 알아보아야겠다는 생각이 들었다. 그래서 이 책을 샀고, 유제품을 식단에서 완전히 뺐다.

유제품이 해롭다고 생각한다면 플랜트 프로그램은 비교적 따라 하기 쉽다. 나는 그저 일주일에 생선만 한두 번 먹기로 했다. 가끔 소량의 새끼 양고기를 먹은 것 말고는 붉은색 고기와 닭고기도 전혀 먹지 않았다. 특히 암탉 닭고기에는 내 몸에 받아들이고 싶지 않은, 자연적으로 생성된 호르몬이 들어 있기 때문이다. 쇠고기도 마찬가지다. 지난 8개월 동안 유제품에는 입도 대지 않았다. 나는 물론 가공식품을 먹지 않지만, 가공식품에는 유제품이 다양한 형태로 들어 있을 수 있기 때문에 혹시 사게 된다면 반드시 라벨을 꼼꼼히 살펴보아야 한다.

플랜트 식이요법을 지킨 뒤로 피검사나 스캔 결과는 아주 좋았다. 지난 6개월여 동안 여덟 번의 항암화학요법을 마쳤고 지금은 2주 후에 나올 마지막 검사 결과를 기다리는 중이다. 처음에는 항암화학요법이 효과가 있을 가능성이 30퍼센트밖에 안 된다는 말을 들었지만, 지난번 피검사 결과는 다소 호전되었다고 할 수 있을 정도였다.

나는 플랜트 박사의 이 책이 터무니없는 생각이 아니라 충분히 설득력이 있다고 본다. 플랜트의 식이요법은 꽤 효과가 있어서, 내가 치즈와 요구르트, 아이스크림을 먹고 탈지우유를 많이 마시는 동안 절대 움직이지 않던 체중도 약간 줄었다.

많은 사람이 이미 오래전에 건강을 위해 담배를 버렸다. 유제품을 버리고 다양한 대체 음식을 찾는다면 건강하고 활기찬 생활을 할 수 있게 해주는 온갖 일을 다 할 수 있을 것이다.

전립선암의 원인과 예방법을 알고 싶었다
●
로저 베이컨

전립선암으로 인한 나의 여정은, 전혀 상관없는 문제로 피검사를 받기 위해 주치의를 찾아감으로써 시작되었다. 거의 50대에 가까워지고 있었기 때문에 주치의는 피검사에 PSA 검사(전립선 특이항원의 수치를 검사함)를 포함하는 것이 좋겠다고 판단했던 것이다. 일주일 뒤 외과의사로부터 전화가 와서 진료 약속을 잡았다. 내 PSA 수치는 19.6이었다(정상 수치는 3 정도까지이다). 의사는 이 정도면 높은 수치이기 때문에 전문의 진료를 의뢰해주겠다고 말했다. 그때는 PSA 검사가 뭔지, 전립선이 무슨 기능을 하는지도 몰랐고 이 모든 것이 내 인생을 어떻게 바꾸게 될지 전혀 감을 잡지 못했다.

그로부터 8년간 전립선에 대해, 그리고 전립선으로 인해 남성에게 생길 수 있는 온갖 문제에 대해 많은 것을 알게 되었다. PSA

수치가 높다는 게 곧바로 암을 의미하는 것은 아니며, 단지 전립선에 이상이 생겼을 수도 있다는 뜻이다. 나를 넘겨받은 비뇨기과 전문의는 진찰을 마친 뒤 조직검사를 해야만 정확한 진단을 내릴 수 있다고 말했다. 당시에는 상황의 심각성을 정말 제대로 인식하지 못했다. 조직검사를 받고 일주일쯤 뒤에 결과를 들으러 갈 때까지만 해도 나는 그 의사가 아무 문제도 없다고 하면서 그런 불편한 검사를 받게 해서 미안하다고 할 줄 알았다.

조직검사 결과 6개 샘플 중 4개에서 암이 발견되었다. 그러니 상당히 진행된 상태라고 할 수 있는데, 전립선암은 느리게 자라기 때문에 나도 모르는 사이 아마 45세나 그 이전부터 암이 생겼을 것이다. 충격적이었다. 의사는 그때 내게 세 가지 치료 방법 중 하나를 선택할 수 있다고 했다. 일단 관찰하면서 상태를 보든가, 호르몬요법을 쓰거나, 수술을 할 수 있다는 것이다. 전립선에 대해서는 아는 것이 거의 없었던 데다가 암이라는 말에 여전히 충격 상태에 빠져 있었고 관련 모임 같은 것도 몰랐기 때문에 의사의 권유대로, 생존 가능성이 가장 높을 것이라는 희망에 수술(근치적 전립선 절제술)을 받기로 했다. 나는 개인 의료보험이 있었는데 MRI와 뼈 엑스레이 결과가 깨끗하다고 나와서 전립선을 제거하는 개복 수술을 받았다.

수술은 잘되었고 회복도 빨랐다. 당시 나는 49세였다. 입원 기간은 채 일주일이 못되었는데 요도 카테터를 하고 퇴원을 했다. 카테터를 빼내자 5일 정도 만에 방광을 조절할 수 있게 되었고 2, 3개월 뒤에는 일터로 복귀할 수 있었다.

전립선에 대해 조금은 알게 되었지만 더 궁금한 것들이 있었다. 특히 전립선암의 원인과 지속적인 예방 방법, 그리고 내 아들을 위해 유전적 소인에 대해서 알고 싶었다. 곧 음식이 암을 예방하는 데에 중요한 역할을 한다는 것을 알게 되었고 채소와 과일 섭취량을 높였다. 유일한 육식인 닭고기도 끊고 오메가 3, 6 섭취를 위해 생선과 견과류, 씨앗을 늘렸다.

수술을 받고 2년쯤 지났을 때, 아내가 신문을 보다가 진행성 유방암에 걸렸지만 유제품을 끊고서 병이 나은 어떤 여성에 대해 읽게 되었다. 바로 제인 플랜트 교수의 기사였는데, 플랜트 교수는 음식을 바꿈으로써 자신이 어떻게 암을 극복할 수 있었는지에 대해 책을 썼다고 했다.

우리 부부는 그 책을 구해 플랜트 프로그램과 전립선암에 대한 참고 자료까지 관심을 두고 읽어보았다. 책에 나와 있는 음식은 이미 많이 먹고 있었지만 '모든' 유제품을 끊는다는 건 다른 얘기였다! 나는 단것을 좋아했고 크림 케이크를 즐겼는데, 식사 때마다 빼놓지 않았던 치즈를 포기해야 한다는 건 생각만 해도 무시무시했다.

그러나 플랜트 교수의 이야기를 상세히 읽다 보니 이 프로그램을 따라 해야겠다는 확신이 들었다. 유제품 섭취량을 줄여나가면서 나한테 맞는 대체 음식을 찾기 시작했다. 우유랑 요구르트, 아이스크림은 그나마 쉽게 포기할 수 있었고, 전부 콩 식품으로 대체했다. 치즈는 좀 더 어려워서 먹는 양을 줄이는 선에서 타협했다. 예전에 급성 췌장염이 생겨서 담낭을 제거했었기 때문에 음식을 조심해야 했다. 그러니 맵고 자극적인 음식은 확실히 식단에서 빼버렸다.

담당의사는 수술이 끝난 뒤 5년 동안 재발이 없어야 완치 판정을 받을 수 있다고 했다. 그 뒤 6개월마다 PSA 수치를 검사했다. 그런데 세 번째 검사 뒤부터 수치가 조금씩 오르기 시작하더니 0.2, 0.3, 0.5, 그리고 0.7이 되었다. 결국 암이 다시 생겼다. 6개월 만에 수치가 40퍼센트나 올라가자 담당의사는 방사선치료를 권했다. 2001년 여름이었다. 암세포가 파괴되기를 바라며 4주 동안 매일 방사선치료를 받았다. 치료는 전혀 힘들지 않았다. 기계가 주위를 돌며 처방된 대로 방사선을 쏘는 동안 가만히 누워 있기만 하면 되었다. 부작용이 있을 수 있지만, 내 경우에는 4주차에 피로감과 소화불량이 있는 정도였다.

암이 재발한 게 이 병과 맞서 싸워야겠다는 내 결심을 더 굳게 했다. 그래서 그동안 포기하지 못했던 유제품을 완전히 끊었다. 나의 선택지가 급속히 줄어들고 있었기 때문에 나의 생존 확률을 최대화하려는 방안이었다. 방사선치료 뒤에도 암이 재발한다면 내게는 호르몬요법밖에 남지 않는다. 호르몬요법은 사실 치료라기보다는 억제책으로 사용되는 것이다.

나는 2001년부터 플랜트 교수의 프로그램대로 유제품이 없는 식단을 거의 유지하고 있는데, 이 식이요법과 요리 방법은 따라 하기도 쉽다. 이 책에서도 권유하는 셀레늄을 복용하면서 6개월마다 PSA 수치를 검사하는데 지금은 아주 낮은 수치(0.01)를 유지하고 있다. 플랜트 교수의 식이요법을 실천한 뒤로 더 건강하고 활기가 넘치는 것 같다.

▮ 참고 문헌 ▮

1 Trichopoulos, Dimitrios, Li, Frederick, P., and Hunter, David J, 1996. What Causes Cancer? *Scientific American*, Special Issue, What you need to know about Cancer, September, 275, 3, 80–85.

2 Raleigh, V.S., 1999. World Population and Health in Transition. *British Medical Journal*, 319, 981.4.

3 American Cancer Society. Modelled data: cancer facts and figures, 2006.

4 Weinberg, Robert A., 1996. How Cancer Arises. Scientific American, Special Issue, What you need to know about Cancer, September, 275, 3, 62–70.

5 Boots the Chemist, 1998. *Breast Awareness – an essential guide*, Be enlightened, not frightened. Published in association with the charity Breast Cancer Care.

6 주1과 같음.

7 Holland, J.C., 1996. Cancer's Psychological Challenges. *Scientific American*, Special Issue, What you need to know about Cancer, September, 275, 3, 158–161.

8 *Cancer Incidence in Five Continents*, Vol.VII-X, published by the IARC (International Agency for Research on Cancer).

9 Kliewer, E.V. andSmith, K.R., 1995. Breast cancermortality among immigrants in Australia and Canada. *Journal of Natl Cancer Institute*, 87, 15, 1154–1161; Cancer Research Campaign, 1996, Factsheet 6.2, Breast Cancer – UK.

10 주1과 같음.

11 Cramer, D.W. and others, 1989. Galactose consumption and metabolism in relation to the risk of ovarian cancer. *Lancet*, 2, 66–71.

12 Stocks, P., 1970. Breast cancer anomalies. *British Journal of Cancer*, 24, 633–643.

13 Maruchi, N. and others, 1977. Relation of food consumption to cancer mortality in Japan,with special reference to international figures. Gann, 1977; 68, 1–13.

14 American Academy of Pediatrics Committee on Nutrition (1992). The use of whole cows' milk in infancy. *Pediatrics*, 89, 1105–1109.

15 Anyon, C.P. and Clarkson, K.G., 1971. A cause of iron-deficiency anaemia in infants. *N.Z. Med. J.*, 74, 24–25.

16 Clyne, P.S. and Kulczycki, A. 1991. Human breast milk contains bovine IgG. Relationship to infant colic? *Pediatrics*, 87(4), 439–444; Wilson, J.F., Lahey, M.E. and Heiner, D.C., 1974. Studies on iron metabolism. V. Further observations on cow's milk-induced gastrointestinal bleeding in infants with iron-deficiency anaemia. *J. Pediatr*, 84, 335–344.

17　Scott, F.W., 1990. Cow milk and insulin-dependent diabetes mellitus: is there a relationship? *Am J Clin Nutr*, 51, 489–491.

18　Ingersoll, Bruce, 1990. Technology and Health: FDA Detects Drugs in Milk but Fails to Confirm Results. *Wall Street Journal*, 6 February pB6; Ingersoll, Bruce, 1990. Politics and Policy: GAO Says FDA Can't Substantiate Claims About Milk. *Wall Street Journal*, 21 November pA16; and Ingersoll, Bruce, 1990. Technology & Health: FDA Plans a Nationwide Test of Milk for Antibiotics, Other Drug Residues. *Wall Street Journal*, 28 December p10.

19　Eppard, P.J. and others, 1985. Effect of dose of bovine growthhormone onmilk consumption: alpha-lactalbumin, fatty acids and mineral elements. *J. Dairy Science* Vol. 68(11), pp. 3047–3054; Cohick, W.S. and others, 1992. Regulation of insulin-like growth factor-binding proteins in serum and lymph of lactating cows by somatotropin. *Endocrinology*, 130(3), pp. 1508–1514.

20　Mepham, T.B. and others, 1994. Safety of Milk from Cows Treated with Bovine Somatotropin. *Lancet*, 334, November 19, 1445–1446 and Mepham, T.B. and Schonfield, P.N., 1995. *Health Aspects of BST Milk*, prepared for the International Dairy Federation Nutrition Week conference in Paris, France, June 1995.

21　Miller, M.A., Hildebrand, J.R., White, T.C., Hammond, B.G., Madson, K.S., and Collier, R.J., 1989. Determination of insulin-like growth factor-1 (IGF-1) concentrations in raw pasteurised and heat treated milk. *Journal of Dairy Science*, 72, Supplement 1, 186–187.

22　Hankinson, Susan E. and others, 1998. Circulating concentrations of insulinlike growth factor-1 and risk of breast cancer. *Lancet* 351, 9113, 9 May, 1393–1396.

23　Pollack, M.N. and others, 1998. IGF-1 Risk Factor for Prostate Cancer. *Science*, 279, 563–566.

24　Kurahashi N, Inoue M, Iwasaki S, Sasazuki S, Tsugane S; Japan Public Health center-Based Prospective Study Group. Dairy product, saturated fatty acid, and calcium intake and prospective cohort of Japanese men. Cancer Epidemiol Biomarkers prev 2008; 17:930-937

25　Holly, Jeff, 1998. Insulin-like growth factor-1 and new opportunities for cancer prevention. *Lancet*, 351, 9113, 9 May, 1373–1375.

26　Epstein, Samuel S., 1996. Unlabelled Milk from Cows Treated with Biosynthetic Growth Hormones: A Case of Regulatory Abdication. *International Journal of Health Services*, 26, 1, 173–185.

27　Outwater, J.L., Nicholson A. and Barnard N., 1997. Dairy products and breast cancer: the IGF-1, estrogen, and bGH hypothesis. *Medical Hypotheses* 48, 453–

461.

28 D'Ercole, J.A., Underwood, L.E. and Van Wyk, J.J., 1977. Serum Somatomedin-C in hypopituaritism and in other disorders of growth. *J. Pediatr*, 90, 3, 375–381; Cullen, K.J. and others, 1990. Insulin-like growth factor receptor expression and function in human breast cancer. *Cancer Research*, vol. 50, pp. 48–53.

29 De Leon, D.D., Wilson, D.M., Powers, M. and Rosenfeld, R.G., 1992. Effects of insulin-like growth factors (IGFs) and IGF receptor antibodies on the proliferation of human breast cancer cells. *Growth Factors*, 6, 327–336.

30 Peyrat, J.P., Bonneterre, J. and Hecquet, B. and others, 1993. Plasma insulin-like growth factor 1 (IGF-1) concentrations in human breast cancer. *Eur J Cancer*, 29A, 4, 492–497.

31 Musgrove, E.A. and Sutherland, R.I., 1993. Acute effects of growth factors on T471 breast cancer cell cycle progression. *Eur J Cancer*, 29A, 16, 2273–2279.

32 Heldrin, C.N. and Westermark, B., 1984. Growth factors: mechanism of action and relation to oncogenes. *Cell*, 37:9, 20.

33 Macaulay, V.M., 1992. Insulin-like growth factors and cancer. *Br J Cancer*, 65, 311–320.

34 Haraguchi, S., Good, R.A., Engelman, R.W. and Day, N.K., 1992. Human prolactin regulates transfected MMTV LTR-directed gene expression in a human breast-carcinoma cell line through synergistic interaction with steroid hormones. *Int J Cancer*, 52, 923–33.

35 Vonderhaar B.K., 1989. Estrogens are not required for prolactin induced growth of MCF-7 human breast cancer cells. *Cancer Lett*, 47, 105–110.

36 주27과 같음.

37 주27과 같음.

38 Allen, N.E., and others, 2000. Hormones and Diet: Low Insulin-like Growth Factor-1 but Normal Bioavailable Androgens in Vegan Men. *Brit. J. Canc.*, 83 (1), 95–97.

39 Chan, J.C., and others, 1998. Plasma IGF-1 and Prostate Cancer Risk: A Prospective Study. *Science* 279, January.

40 Riggs, B.L., Wahner, H.W., Melton, L.J. 3rd, Richelson, L.S., Judd, H.L. and O'Fallon, W.M., 1987. Dietary calcium intake and rates of bone loss in women. *J Clin Invest*, Oct, 80, 4, pp. 979–982.

41 Hegsted, D.M., 1986. Calcium and Osteoporosis. *J Nutr*, 116, 2316–2319.

42 Kim, J.B., 1990. Fractured truths. *Bestways* v18, n2, p26(7).

43 Dietary Reference Values for Food Energy and Nutrients for the United Kingdom. Department of Health, 1991. Page 139 table 22.2.

44 Heaney, R.P. and Weaver, C.M., 1990. Calcium absorbability from kale. *Am J Clin Nutr*, 51, 656–657.

45 Kurzer, M.S. and Xu, X., 1999. Dietary Phytoestrogens. *Annual Reviews of Nutrition*, Vol. 17, pp. 353–381.

46 Shurtleff, William and Aoyagi, Akiko, 1975. *The Book of Tofu*. Autumn Press Inc.

47 Kurzer, M.S. and Xu, X., 1999, Dietary Phytoestrogens. *Annual Reviews of Nutrition* Vol. 17, pp. 353–381.

48 Adlercreutz, H., Mazur, W., Bartels, P., Elomaa, V.-V., Watanabe, S., Wähälä, K., Landström, M., Lundin, E., Bergh, A., Damber, J.-E., Åman, P., Widmark, A., Johansson, A., Zhang, J.-X. and Hallmans, G., 2000. Phyto-oestrogens and Prostate Disease. *J Nutr*, 130, 658S–659S.

49 Zhou, J.-R., Gugger, E.T., Tanaka, T., Guo, Y., Blackburn, G.L. and Clinton, S.K., 1999. Soy-bean phytochemicals inhibit the growth of transplantable human prostate carcinoma and tumor angiogenesis in mice. *J Nutr*, 129, 1628–1635; Davis, J.N., Singh, B., Bhuiyan, M. and Sarkar, F.H., 1998. Genistein-induced upregulation of p21WAF1, downregulation of cyclin B, and induction of apoptosis in prostate cancer cells. *Nutr Cancer*, 32, 123–131; The Royal Society, 2000. Endocrine-disrupting chemicals. *Document* 06/00. The Royal Society; Setchell, K.D.R., 1998. Phyto-oestrogens: the biochemistry, physiology and implications for human health of soy isoflavones. *Nutrition*, 68, 1333S–1346S.

50 Glenville, Marilyn, 2003. *The New Natural Alternatives to HRT*. Second edition. Kyle Cathie.

51 Willet, W.C., 1994. Micronutrients and cancer risk. *Am J Clin Nutr*, 59, (suppl), 1162S–5S; Willett, Walter C., Colditz, Graham A. and Mueller, Nancy A., 1996. Strategies for Minimising Cancer Risk. *Scientific American*, Special Issue, What you need to know about Cancer, September, 275, 3, 88–95.

52 Levy, J., Bosin, E., Feldman, B., Giat, Y., Miinster, Danilenko, M. and Sharoni, Y., 1995. Lycopene is more potent inhibitor of human cancer cell proliferation than either A-carotene or B-carotene. *Nutr. Cancer*, 24, 257–266.

53 Nagasawa, H., Mitamura, T., Sakamoto, S. and Yamamoto, K., 1995. Effects of lycopene on spontaneous mammary tumour development in SHN virgin mice. *Anticancer Res*, 15, 1173–1178.

54 *Am J Epidemiol*, 1994, 139 (11), s37.

55 Pinto, J.T., Qiao, C.H., Xing, J., Rivlin, R.S., Protomastro, M.L., Weissler,

M.L. and Heston, W.D.W., 1999. Effects of garlic thioallylic derivatives on growth, glutathione concentration, and polyamine formation of human prostate carcinoma cells in culture. *Am. J. Clin. Nutr.;* Li, G., Qiao, C.H., Lin, R.I., Pinto,J., Osborne, M.P. and Tiwari, R.K., 1995. Antiproliferative effects of garlic constituents in cultured human breast cancer cells. *Oncology Rpts.*, 2, 787–791.

56 Greenwald, Peter, 1996. Chemoprevention of Cancer. *Scientific American*, Special Issue, What you need to know about Cancer, September, 275, 3, 96–99.

57 Mittelstaedt, Martin, 2002. Data point to breast-cancer risk. *Globe and Mail*, 22 November 2002, A5.

58 Stevens, J.T. and Sumner, D.D., 1991. Herbicides, in *Handbook of Pesticide Toxicology, Vol. 3. Classes of Pesticides*, Toronto: Academic Press Inc, 1317–1408; *Environmental Endocrine Disrupters: A handbook of property data*, 1999.

59 IARC Cancer Epidemiology Database. GLOBOCAN 2000, Cancer incidence, mortality and prevalence worldwide. Ferlay, J., Bray, F., Piesci, P. and Parkin, D.M. (editors).
Frassetto, L.A., Todd, K.M., Morris, R.C., Jr and Sebastian, A., 2000. Worldwide incidence of hip fracture in elderly women: relation to consumption of animal and vegetable foods. *Journal of Gerontology: Medical Sciences*, 55A, 10, M585–M592.

60 Simopoulos, A.P., 1991. Omega-3 fatty acids in health and disease and in growth and development. *Am J Clin Nutr.*, 54, 438–463.

61 Reported in the London *EveningStandard*, 17 March 1989; Willet,W. C., 1994. Micronutrients and cancer risk. *Am J ClinNutr*, 59, (suppl), 1162S–1165S.

62 Dupont, J., White, P.J., Johnston, K.M. and others, 1989. Food safety and health effects of canola oil. *J Am Coll Nutr.*, 8, 360–375.

63 Olivotto, Ivo, Hoffer, Abram and Lesperance, Mary, 2002. In *Breast Cancer Research and Treatment*.

64 Bender, David A., 2002. Daily doses of multivitamin tablets. *BMJ*, 325, 173–174.

65 Kmietowicz, Zosia, 2003. Food watchdog warns against high doses of vitamins and minerals. *BMJ*, 326, 1001.

66 *Archives of Environmental Health*, September/October 1976.

67 Lockwood, K., Moesgaard, S., Hanioka, T. and Folkers, K., 1994. Apparent partial remission of breast cancer in 'high risk' patients supplemented with nutritional antioxidants, essential fatty acids and coenzyme Q10. *Mol Aspects Med*, 15, Suppls, 231–40; Lockwood, K., Moesgaard, S. and Folkers, K., 1994. Partial and complete regression of breast cancer in patients in relation to dosage of coenzyme Q10. *Biochemical and Biophysical Research Communications*, 199, 3, 30

March, 1504–1508; Lockwood, K., Moesgaard, S., Yamamoto, T. and Folkers, K., 1995. Progress on therapy of breast cancer with vitamin Q10 and the regression of metastases. *Biochemical and Biophysical Research Communications*, 212, 1, 172–177.

68 Monographs on the Evaluation of the Carcinogenic Risk of Chemicals to Man, 1982. Geneva: World Health Organization, International Agency for Research on Cancer, 1972–present. (Multivolume work). V29 p. 282; Osihi, Shinshi, 1990. Effects of phthalic acid esters on testicular mitochondrial functions in the rat. *Archives of Toxicology*, March, V64 n2 p. 143(5).

69 Holland, J C., 1996. Cancer's Psychological Challenges. *Scientific American*, Special Issue, What you need to know about Cancer, September, 275, 3, 158–161.

70 Miller, G H. 1996. Can Active or Passive Smoking Increase Breast Cancer Mortality? *Cancer Detect Prevent* 20 (5).

71 Mayor, Susan. 2002. Pregnancy and early smoking increases breast cancer risk. *BMJ*, 325, 12 October 2002, 793.

72 Writing Group for the Women's Health Initiative Investigators. 2002. Risks and Benefits of Estrogen Plus Progestin in Healthy Postmenopausal Women. *Journal of the American Medical Association*, 288, No 3.

73 Schairer, C., Lubin, J., Troisi, R., and others, 2000. Menopausal estrogen and estrogen-progestin replacement therapy and breast cancer risk. *JAMA*, 283 (4), 485–491.

74 *The Times*, 15 December 2006.

75 Ernst, E (editor), 2001. *The Desktop Guide to Complementary and Alternative Medicine: an evidence based approach*. Mosby.

76 Ives, A. and Semmens, J., 2007. Pregnancy after breast cancer: population based study. *BMJ*, 334, 194.

여자가 우유를 끊어야 하는 이유

초판 1쇄 발행 2015년 4월 20일
초판 3쇄 발행 2021년 4월 20일

지은이   제인 플랜트
옮긴이   조남주
디자인   표지 아이디스퀘어, 본문 김수미

펴낸이   윤지환
펴낸곳   윤출판
등록   2013. 2. 26. 번호 제2013-000023호
주소   경기도 성남시 분당구 불곡남로 21번길 3 1층
전화   070-7722-4341   팩스 0303-3440-4341
전자우편 yoonpub@naver.com

ISBN   979-11-950883-6-2   03510

이 도서의 국립중앙도서관 출판사도서목록(CIP)은 e-CIP 홈페이지(http://www.nl.go.kr/ecip)와
국가자료 공동목록시스템(http://www.nl.go.kr/kolisnet)에서 이용하실 수 있습니다.
(CIP 제어번호 : CIP2015009525)